针灸治疗眼病

主　编：庞　荣　张　彬　孙立虹

编　委：霍　双　　贾海波　　马军玲　　刘　静
　　　　孙彦辉　　肖红玲　　徐　媛　　李新华
　　　　马红利　　马虹宇　　梁玉磊　　张书义
　　　　石　斐　　高　飞　　邢　涛　　张　荣
　　　　姜春素　　魏琛琳　　孟　超　　李雅娟
　　　　常胜强　　高洪伟　　张东成　　赵静苗
　　　　王甜甜　　孙小雪　　于　跃　　索双杰
　　　　赵威风　　牛梓鑫　　杜潇怡　　周小红
　　　　庞坤江

人民卫生出版社

图书在版编目（CIP）数据

针灸治疗眼病／庞荣，张彬，孙立虹主编．—北京：人民卫生出版社，2018

ISBN 978-7-117-20039-4

Ⅰ．①针⋯　Ⅱ．①庞⋯　②张⋯　③孙⋯　Ⅲ．①眼病–针灸疗法　Ⅳ．①R246.82

中国版本图书馆 CIP 数据核字（2018）第 209998 号

人卫智网	www.ipmph.com	医学教育、学术、考试、健康，购书智慧智能综合服务平台
人卫官网	www.pmph.com	人卫官方资讯发布平台

针灸治疗眼病

主　　编：庞　荣　张　彬　孙立虹
出版发行：人民卫生出版社（中继线 010-59780011）
地　　址：北京市朝阳区潘家园南里 19 号
邮　　编：100021
E - mail：pmph @ pmph.com
购书热线：010-59787592　010-59787584　010-65264830
印　　刷：保定市中画美凯印刷有限公司
经　　销：新华书店
开　　本：850×1168　1/32　印张：10　插页：4
字　　数：259 千字
版　　次：2019 年 11 月第 1 版　2019 年 11 月第 1 版第 1 次印刷
标准书号：ISBN 978-7-117-20039-4
定　　价：49.00 元

打击盗版举报电话：010-59787491　E-mail：WQ @ pmph.com
（凡属印装质量问题请与本社市场营销中心联系退换）

主编简介

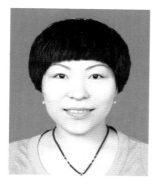

　　庞荣,庞氏中医眼科第五代学术传承人,国家首批中医流派传承工作室——河北庞氏眼科流派传承工作室负责人、传承人。毕业于河北医科大学中医学院,医学硕士。现任河北省人民医院中医眼科副主任医师。自幼深受医家世传的熏陶,年少习医,深得祖父庞赞襄的亲传。从事中医眼科医疗、教学和科学研究工作10余年来,将家传学术思想和经验应用于临床实践,采用中医药、针刺等方法治疗眼病取得了良好的效果,擅长治疗角膜炎、虹膜睫状体炎、麻痹性斜视、上睑下垂、视神经萎缩等疑难眼病。在国家级及省级刊物发表学术论文30余篇。主编《庞氏中医眼科学术思想传承研究》《庞赞襄中医眼科验案精选》和《农村急病防治》,并参编《中小学生眼病防治300问》《五官科金方》等书。

主编简介

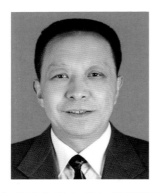

张彬(原名张夏至),男,汉族,河北省邯郸市人,河北省人民医院中医眼科主任中医师,硕士研究生导师。兼任:中华中医药学会眼科分会常务委员兼副秘书长,中国中西医结合学会眼科专业委员会委员,世界中医药学会联合会眼科专业委员会理事,河北省中医药学会理事,河北省中医药学会眼科专业委员会副主任委员,河北省针灸学会常务理事兼副秘书长,《现代中西医结合杂志》《中国全科医学杂志》《河北中医药学报》《河北中医》等杂志编委、特聘编辑和审稿人;从事中医眼科医疗、教学和科学研究工作30年。曾受到先父张宝钧、先叔父张宝林及师叔夏陆勋的指导,1985年1月拜师庞赞襄主任中医师。2003年被河北省针灸学会评为首届河北省"百名针灸杰出人才",2010年被河北省科学技术协会评为先进个人,2011年获河北省中医药学会首届"白求恩式好医生"称号。

主编《庞赞襄中医眼科经验》《中小学生眼病防治300问》《针刺治疗眼病图解》《中西医结合诊治眼病》《中医治疗视神经萎缩》《庞赞襄中医眼科验案精选》等。参编英文版中医教材《中医眼科学》、中医药院校规划教材《中医眼科学》。在《中医杂志》

（中文、日文和英文版）、《中国中医眼科杂志》等国家级及省级刊物发表学术论文 60 余篇。获河北省卫生厅、石家庄市人民政府、河北省中医药学会科学技术奖 10 项。

临床应用中医药、针刺治疗角膜炎、色素膜炎、白内障初发期、麻痹性斜视、上睑下垂、视神经炎、视神经萎缩、视网膜色素变性等病，取得较好效果。

主编简介

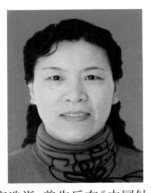

　　孙立虹,河北中医学院针灸推拿学院针灸临床教研室教授、主任中医师,硕士研究生导师。现担任河北省针灸学会常务理事,河北省针灸学会减肥美容专业委员会副主任委员,《现代中西医结合杂志》编委。

　　从事中医教学及临床工作30余年,承担的主要课程有《针灸治疗学》《针灸学》,对针灸治疗各科病证有一定造诣,曾先后在《中国针灸》《针刺研究》《中华中医药杂志》《中国中医基础医学杂志》等刊物发表学术论文60余篇;参编著作7部。承担科研课题9项:国家中医药管理局课题1项;河北省科技厅课题3项;河北省中医药管理局课题5项。获科研成果奖4项:河北省科技厅科技进步三等奖2项;河北省中医药学会科学技术一等奖2项。

前　言

　　针灸作为中医眼科治疗的一种方法,在临床上应用得非常广泛。对于一些以视力下降为主要表现的视神经病、色素膜炎、青光眼后期、慢性青光眼,没有严重屈光间质不清的老年性眼病,如黄斑病变、白内障早期,均可以针刺作为主要治疗手段;一些较急重的眼病,若以缺血为主要病理改变(如动脉阻塞、缺血性视乳头病变),应以针刺、药物并重,双管齐下;而一些急性炎症性眼病、急性青光眼、先天性眼病等,针刺可作为辅助手段;出血性疾病在早期不宜使用针刺,后期出血吸收后可用针刺以提高视力,改善视功能;眼肌病属眼肌功能减弱、视疲劳、假性近视可以针刺为主要治疗方法;外眼炎症,应视情况而定,针刺可刺激泪液分泌,使泪膜破裂时间延长,对慢性角结膜炎有良效。因此针灸对血液循环不良、各种生理功能衰弱的慢性眼病是最佳的治疗方法之一。本书中介绍了眼科临床常见病及多发病的针灸治法和典型案例,可供同道参考。

　　当今眼科学迅猛发展,中医眼科要求得生存和发展,需要各级中医眼科工作者的共同努力。编者长期在医疗单位从事中医眼科的临床工作,并致力于中医眼科的理论研究。本书为编者倾心之作,希冀能为中医眼科事业的继承和发扬尽绵薄之力。书中不妥之处,恳请批评指正。

国家中医药管理局首批中医流派传承工作室河北庞氏眼科
流派传承工作室
河北省首批中医重点专科河北省人民医院中医眼科

庞　荣

2018 年 6 月

目　录

霰 粒 肿

【概述】

霰粒肿又称"睑板腺囊肿",由于睑板腺出口阻塞,腺体的分泌物潴留在睑板内,对周围组织产生慢性刺激而引起的一种炎性肉芽肿。以睑内有不与皮肤粘连的球形硬结为主要特征,病程缓慢,形小者可以自消,较大者则不能自消。多见于青少年或中壮年。属于中医"胞生痰核"范畴,又称"脾生痰核""胞睑肿核""目疣"等。

【病因病机】

西医认为本病病因复杂,可能由于慢性结膜炎或睑缘炎而致睑板腺分泌物组织所引起,也可能与新陈代谢障碍,皮脂腺和汗腺分泌功能旺盛或因维生素 A 缺乏,造成腺体上皮组织过度角化,从而使睑板腺排出管道阻塞有关。

中医对其病因病机的论述,大概归纳为以下几个方面:

1. **痰湿阻结** 脾失健运,蕴湿生痰,湿痰循经上行,阻滞眼睑脉道,气血不行,混结而发。

2. **痰热互结** 过食炙煿厚味,脾胃蕴积湿热,炼湿为痰,痰热互结,阻滞脉络,致气血痰热混结于睑内,隐起痰核。

【临床表现】

患者常无明显自觉症状,初起时可见眼睑皮下有米粒大或绿豆大的圆形肿块,不红不痛,触之发硬,推之移动,与皮肤无粘连,翻转眼睑,于睑内面可见紫红或灰白色隆起结节,发展缓慢,逐渐

1

长大,可大如樱桃,坚硬隆起,可引起胞睑垂坠和胀涩感。多为1个,也有2~3个,可双眼同时发生。少数较小者,可自行消散;亦有复感毒邪而成化脓者,其表现与内睑腺炎相似。

【实验室检查】

病理检查可确诊。从其病理上讲,是一种含有巨细胞的肉芽肿性炎症。肉芽组织主要由浆细胞、上皮样细胞、淋巴细胞、巨细胞和大量纤维化组织所组成。

【诊断要点】

1. 眼睑皮下触及米粒至黄豆大小结节,表面皮肤隆起,相对应处睑结膜呈紫红色或灰白色,未与皮肤粘连,轻压痛或无压痛。

2. 囊肿可向结膜面自然溃破,排出胶样内容物,形成肉芽组织,而有异物感。

【辨证分型】

1. 痰湿阻结证　眼睑内生硬结,推之可移动,与皮肤无粘连,睑皮肤无红痛,皮色如常。硬结较大者,闭睑时可见结节处明显隆起,眼睑有重坠感,翻转眼睑,可见睑结膜有青紫色隆起,舌淡,苔白,脉沉滑。

2. 痰热互结证　眼睑内生硬结,按之微痛,睑皮肤微红,睑结膜面相应部位呈紫红色,舌淡,苔薄黄,脉滑。

【针灸治疗】

1. 辨证治疗

治则:以健脾化痰、清热化痰为治则,以眼区局部取穴为主,针刺泻法。

处方:攒竹、太阳、二间、内庭、公孙、丰隆。

方义:攒竹为足太阳经穴,与太阳穴均位于眼区,长于清泻眼部郁热而散结;二间、内庭分别为手、足阳明经的荥穴,用之以加强清热散结的作用;公孙、丰隆可健脾燥湿化痰。

加减:痰湿阻结者,加脾俞、足三里、太白,以健脾化痰;痰热互结者,加中脘,以清热化痰。

操作:攒竹最宜透鱼腰、丝竹空,或与太阳穴同施点刺出血法;二间、内庭用强刺激重泻手法;公孙、丰隆可实施毫针泻法。

2. 其他疗法

(1)艾灸疗法:用艾条灸脾俞、肝俞、足三里、三阴交,至深层组织感到热度为止,1 次/日。

(2)刺血疗法:用三棱针点刺太阳放血 10 滴左右,1 次/2 日。

(3)耳穴疗法:取脾、胃、内分泌、眼、目$_1$、目$_2$,用王不留行籽贴压或者埋线,局部红肿者加耳尖放血。隔日 1 次,双侧耳穴交替使用。

(4)火针疗法:取胞睑核部,操作时先将胞睑外翻,根据肿核的大小选择相应的针具,在酒精灯上烧红,然后刺入核中心,快速出针,5 天为 1 个疗程,以愈为度。

【验案选粹】

孔某,女,45 岁,工人。1998 年 3 月 2 日门诊。左眼上睑发现有一黄豆大小的硬结已月余,曾服消炎药及外用滴眼、热敷等法,收效不显。检查:左眼上睑皮下可扪及 0.6cm×0.6cm 大小肿块,边界清楚,与周围不粘连,无压痛,相应的睑结膜呈紫蓝色。诊断:左眼上睑霰粒肿。遂采用:①针刺脾俞:患者取俯卧位,针刺背部脾俞穴,行提插捻转手法 5 分钟,手法宜泻,留针 10 分钟后再运针 1 次,出针时摇大针孔。拟隔日 1 次。②耳尖放血:先捏揉耳尖部使其明显充血,耳尖部常规消毒后用三棱针快速刺入 0.2~0.5cm,针尖宜触及软骨,出针时摇大针孔,出针后挤出鲜血 7 滴,再用消毒棉球按压针孔。拟隔日 1 次。治疗 1 次即愈。随访至今,未见复发。[林雪雯.针刺治疗霰粒肿 56 例.浙江中医杂志,2005,(5):217]

【临证点睛与调护】

1. 增加营养,锻炼身体,提高机体抵抗力。

2. 养成良好的卫生习惯,不用手揉眼。

3. 减少风沙、烟尘及化学物质的刺激。

4. 少吃辛辣食物,戒除烟酒。

5. 矫正屈光不正如近视、远视、散光。

6. 劳逸结合,睡眠要充足,注意治疗慢性病如消化不良、便秘等。

7. 如囊肿较大者,可行切开刮除术;已成肉芽者,先剪除肉芽组织,再行刮除术。术后原处复发者,应警惕发生睑板腺癌的可能性。

【现代研究】

1. 取双耳尖穴、双中冲穴。操作方法:用手挤压耳尖穴、中冲穴使穴位局部充血。常规消毒后,用 1 寸毫针点刺出血,每穴放血 4~5 滴。然后嘱患者用蒸汽熏患眼,每天 3~4 次,每次 15 分钟。每治疗 5 次为 1 个疗程。1 个疗程后统计疗效。84 例中,治愈 40 例;显效 24 例,无效 20 例。[吕锦春.刺血疗法治疗霰粒肿84 例的疗效.浙江实用医学.1998,3(5):53]

2. 在双侧足中趾尖部进行常规消毒后,用三棱针行点刺放血 4~6 滴,术后再行消毒,血止即可。未愈者,3 日后再放血治疗 1 次。病情严重者可同时按中医辨证进行治疗。结果:30 例经治疗全部获愈,其中治疗 1 次治愈者 12 例,2 次治愈者 10 例,3 次治愈者 8 例,共有 9 例症状较重者有溃疡倾向而配合中药治疗。[杨功渠.点刺双足中趾治疗霰粒肿 30 例.中国民间疗法,2001,9(1):23-24]

3. 左手拇、示、中指捏住耳唇,右手持三棱针或注射针头迅速刺入耳唇皮内,反复挤压出血 3~4 次,患者当即觉眼部清亮、肿痛减轻。一般 2~3 日治疗 1 次,1~2 次可治愈。[孙娟,矫明逊.耳唇点刺放血治疗霰粒肿.中国民间疗法.2001,9(4):37]

4. 在背部 S_7~T_8,寻找略高起皮肤呈紫红色粟粒大小的反应点,一般有 1 个或几个,且压之褪色,放松即速复原。若无反应点,可在背部第 3、4 胸椎旁开 1.5 寸处刺之出血亦可。右眼疾刺左侧背部,左眼疾刺右侧背部。医者左手拇、示指捏起皮肤,右手持三棱针,针尖对准选好的部位,垂直进针深 0.2~0.3cm,速刺快退,以出血为度,点刺后不按揉针孔,使其出血,并可轻轻地按压针刺部位附近,以排出旧血 0.2~0.3ml(如不出血或出血太少则疗效差),随后用干棉球按压数下即可。同时按中医辨证进行治疗,痰湿阻络者可用化坚二陈汤加减:陈皮 10g,半夏 10g,茯苓 12g,甘草 6g,僵蚕 10g,黄连 6g,薄荷 6g;痰热内结者用清胃汤加减:栀子 10g,生石膏 15g,黄连 6g,连翘 15g,黄芩 10g,甘草 6g,枳壳 10g,苏子 10g,陈皮 10g,当归 10g,荆芥 10g,防风 10g。上药放入生水中浸泡 30 分钟,1 剂煎 3 次,每次取汁 200ml,3 次合调,分早晚各 1 次温服。结果:本组病例病程在 7 天之内且无脓液形成者共 179 例,治疗 1~2 次后,痊愈 170 例,显效 9 例,总有效率为 96.24%。[何巧玲,赵学军.中医中药联合针刺治疗霰粒肿 186 例疗效观察.中国医药导报.2009,6(8):83]

5. 丹栀逍遥散合温胆汤加减:柴胡 6g,当归 10g,赤芍 10g,茯苓 10g,白术 9g,丹皮 10g,栀子 10g,法半夏 7g,竹茹 10g,橘红 10g,枳壳 9g,蒲公英 20g,陈皮 9g,连翘 10g,黄芩 9g,薏苡仁 15g,甘草 6g,白花蛇舌草 18g。舌苔黄腻者去白术加苍术 7g;霰粒肿较硬者加生牡蛎 20g、莪术 10g;肝火旺盛者加夏枯草 12g。儿童减量。水煎服,每日 1 剂,早晚各 1 次,饭前空腹服用,有胃病史者饭后半小时服用。7 天为 1 个疗程,较硬者可多服几个疗程。耳尖放血疗法:取霰粒肿同侧耳尖,按摩使其充血,常规消毒后用三棱针放血,一般挤出 10 滴左右,每日 1 次,7 天为 1 个疗程。治愈(肿粒完全消失)40 例,有效(肿粒较治疗前缩小 1/2 以上)3 例,无效(肿粒无明显缩小)2 例,总有效率 95.56%。[戎志斌.中药结合耳尖放血治疗复发性霰粒肿 45 例.江西中医药.2008,39 (2):33]

睑 皮 炎

【概述】

睑皮炎是眼睑皮肤各类炎症的总称,包括过敏性睑皮炎、湿疹性睑皮炎、带状疱疹病毒性皮炎、单纯疱疹病毒性皮炎等。一般表现为眼痒、疼痛、红肿、湿疹、湿烂等。中医属于"风赤疮痍"等范畴。病理特点为风湿热毒上攻于目。

【病因病机】

西医认为其病因复杂,大概归结为以下几个方面:①多为局部对药物过敏,如局部应用的抗生素、表面麻醉剂、阿托品、汞制剂、磺胺药物等,或化妆品、洗发剂等。②由于慢性泪囊炎、慢性结膜炎、睑内翻等,分泌物或泪液经常刺激眼睑皮肤引起。③由颜面或全身湿疹而来。

中医对其病因病机的论述,大概归纳为以下几个方面:①风热毒邪直接侵犯胞睑皮肤孙络,致邪毒郁滞,气血不行而发生本病。②脾胃湿热,循经上犯,外受风邪,风湿热邪停于睑肤而为病。

【临床表现】

1. 急性　初起眼睑皮肤潮红,继而出现丘疹、水疱、脓疱、糜烂而浸淫一片,最后结疤、脱屑而愈。发病较急,病势较重,严重病例波及患侧面颊。自觉奇痒、灼热感。

2. 慢性　眼睑皮肤增厚粗糙,出现丘疹、润湿、糜烂。多由急性转变,或开始即为慢性,病程较长,时重时轻。

【实验室检查】

1. 病毒性睑皮炎　如带状疱疹。

（1）免疫荧光法：测定血清中特异病毒抗体。

（2）急性期在眼睑病变初期进行病毒培养。

2. 单纯疱疹　病变基底刮片常证实有多核巨细胞。

3. 接触性睑皮炎　血常规检查可见嗜伊红细胞增多。除嗜酸性粒细胞增加外，有报告用抗原皮肤试验呈阳性反应者，作变应原排除试验使皮肤试验症状改善；亦可用嗜碱性粒细胞脱敏试验、淋巴细胞转化试验、IgE 的测定等以协助诊断。

【诊断要点】

胞睑皮肤焮红，痒痛难忍。继而逐渐出现水疱或脓疱，疱内有黄色液体，液体干涸或黄色结痂；或破溃流出黄稠液体或淡红血水，结成痂皮；或白睛红赤，或黑睛生翳，或兼有全身皮肤红疹痒痛等。此外，邪染白睛，黑睛患病，分别列入相应章节叙述。

【辨证分型】

1. 风火上攻　起病急重，胞睑红赤，焮痛难忍，局部溃破，伴有口苦心烦、便秘、尿短赤等症状。舌尖红赤、苔黄，脉数。

2. 脾经风热　症见胞睑皮肤红赤刺痒，灼热疼痛，水疱簇生，有黏液渗出。舌质红、苔薄白，脉浮数。

3. 湿热炽盛　胞睑淡红浮肿，出现脓性疱疹，破损后溃疡糜烂，渗出黏液明显。兼见胸闷便溏，女性患者白带增多。舌苔黄腻，脉滑数。

4. 血虚生风　病情迁延不愈，胞睑皮肤粗糙增厚作痒。

【针灸治疗】

1. 辨证治疗

治法：分别以疏风清热解毒、补脾祛风、清热除湿、养血散风为治则；以取太阴、阳明及太阳经穴为主，多针少灸，针用泻法。

处方：少商、隐白、合谷、四白、攒竹、风池、中渚。

方义：少商、合谷、风池以疏风清热；隐白以清热除湿；四白、攒竹、中渚可通经活络、祛风止痒。

加减:风热毒邪犯胞睑者,加大椎、印堂、丝竹空、身柱,以加强疏风清热解毒之功;风湿热邪结聚者,加头维、阳白、阴陵泉、太阳,以加强疏风清热、除湿止痒之功;药物过敏者,加血海、曲池、神阙,以通调太阴、阳明及任脉经气,疏风通络,散瘀止痒。

操作:少商刺血,隐白灯火灸,神阙拔火罐,均每日 1 次,连治 3~5 次。其余各穴均针用泻法,一般留针 15~30 分钟,连治 1~2 个疗程,每个疗程 6 天。

若为湿邪偏盛,局部湿、烂、痒为主,可采用艾条温和灸,皮肤稍红晕即止。

2. 其他疗法

三棱针法:用左手提起眼睑,拇指与食指轻夹睑缘,右手持三棱针逐个将病变处挑破,流出瘀血,然后用消毒棉花揩干,搽药。

【临证点睛与调护】

1. 减少风沙、烟尘及化学物质的刺激。

2. 少吃辛辣食物,戒除烟酒。

睑 腺 炎

【概述】

睑腺炎,因其表现形如麦粒,故亦称麦粒肿。本病为化脓性细菌(如葡萄球菌)侵入眼睑内的腺体而引起的一种急性化脓性眼睑病。眼睑皮脂腺或毛囊感染者,称为外睑腺炎或外麦粒肿;睑板腺感染者称为内睑腺炎或内麦粒肿。中医称"针眼""眼丹""土疳""土疡",俗称"偷针眼"。本病有习惯性,每多反复发作,其发病较急,多发生于一眼,但也有两侧眼同时发生的。

【病因病机】

西医认为,该病大多为葡萄球菌,特别是金黄色葡萄球菌感染眼睑腺体而引起。《外科正宗》中指出:"眼丹,脾经有风,胃经多热,共结为肿,风多则浮肿易消,热盛则坚肿难散。"结合临床概括如下:

1. 风热之邪直袭眼睑,滞留局部脉络,气血不畅而发病。

2. 喜食辛辣炙烤,脾胃积热,火热毒邪上攻。

3. 小儿脾虚,运化不利,积而化热,夹湿上炎而发此病。

【临床表现】

外睑腺炎:初起发痒逐渐加剧,眼睑局部水肿、充血,有胀痛或眨眼时疼痛,伴压痛,近睑缘处可摸到硬结,如发生于外眦部者疼痛尤为明显,外侧球结膜也发生水肿。炎症严重时可上睑或下睑弥漫性红肿。轻者经治疗或未治疗可自行消退,或3~5日后硬结逐渐软化,在睫毛根部有黄色脓头,积脓一旦穿破皮肤,向外排

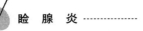

出,则红肿迅速消退,疼痛也随之消失;重者常伴耳前或颌下淋巴结肿大并有压痛,致病菌毒力强者或身体抵抗力弱者,炎症可由一个腺体扩展到其他腺体,形成多个脓点,可发展为睑蜂窝织炎,伴畏寒、发热等全身性症状。

内睑腺炎:眼睑红肿、疼痛,红肿一般较外睑腺炎轻,但疼痛却较之为重。在脓肿尚未穿破之前,相应的睑结膜面充血,常隐见黄色脓头,可自行穿破。少数情况下,脓液可从睑板腺的管道向外排出,但较为常见的是脓液突破睑板和结膜的屏障,而流入结膜囊内,脓液排出后,红肿即消退。如果致病菌毒性强烈,则在脓液未向外穿破前,炎症已扩散,侵犯整个睑板而形成眼睑脓肿。

【实验室检查】

细菌培养和药物敏感实验可协助病因诊断。

【诊断要点】

1. 患处呈现红、肿、热、痛等急性炎症典型表现。疼痛程度常与水肿程度成正比。

2. 局部肿块　外麦粒肿常位于睫毛根部的睑缘处,触诊可发现明显压痛的硬结。患者疼痛剧烈,可引起反应性球结膜水肿。内睑腺炎局限于睑板腺内,病变较深,故眼睑红肿不很明显,可见睑结膜面的局限性充血、肿胀。2～3天后,局部肿块化脓。外麦粒肿向皮肤方向发展,局部皮肤出现脓点,硬结软化,可自行破溃。内睑腺炎常于睑结膜面形成黄色脓点,向结膜囊内破溃。脓液排出后,红肿迅速消退。

【辨证分型】

1. 风热外袭　初起,痒痛微作,局部硬结微红肿,触痛明显。伴有头痛发热、全身不适,苔薄黄,脉浮数。

2. 热毒炽盛　胞睑红肿,硬结较大,灼热疼痛,有黄白色脓点,白睛壅肿。口渴喜饮,便秘溲赤,舌红、苔黄或腻,脉数。

3. 脾虚湿热　多见于儿童针眼反复发作,但症状不重。面色少华,偏食,腹胀便结,舌红、苔薄黄,脉细数。

【针灸治疗】

1. 辨证治疗

治法:分别以疏风清热,清热解毒,消肿止痛,健脾祛湿为治则;以取太阳、阳明、少阳、太阴经穴为主。只针不灸,针用泻法。

处方:睛明、攒竹、风池、丝竹空、合谷、太阳、血海、内庭。

方义:睛明、攒竹、太阳善于清泻眼部热毒而消肿散结止痛;风池、合谷、丝竹空以疏风清热,消肿止痛;血海、内庭、合谷以清泻太阴、阳明之积热。全方共奏疏风清热祛湿,解毒散结止痛之功。

加减:风热外袭者,加大椎、印堂、曲池、耳尖,以疏风清热,消肿止痛;热毒炽盛者,加大椎、曲池、行间、耳尖以泻热解毒、消肿止痛;脾虚湿热者,加脾俞、胃俞、足三里、三阴交、阴陵泉健脾、清热、利湿。若生于上睑内眦部,可加睛明;生于外眦部,可加瞳子髎;在两眦之间,加鱼腰;在下睑者加承泣、四白。

操作:睛明选用 1 寸细针,严格消毒。嘱患者闭目,医生左手轻推眼球向外侧固定,右手缓慢进针,紧靠眶缘直刺 0.5~1 寸,不作提插捻转,得气后出针,出针后用干棉球按压针孔,以预防出血,每日 1 次。大椎、攒竹、印堂、耳尖可用三棱针刺血。其余各穴均用毫针泻法,留针 30 分钟。

2. 其他疗法

(1)三棱针法:在肩胛区第 1~7 胸椎脊突两侧查找淡红色丘疹或敏感点,用三棱针点刺,挤出黏液或血水(反复挤 3~5 次);亦可挑断疹点处的皮下纤维组织。

(2)刺络拔罐法:取大椎穴,用三棱针点刺出血后拔罐。

(3)耳针法:取眼、肝、脾、耳尖。毫针强刺激,留针 20 分钟;亦可在耳尖、耳背小静脉刺络出血。

(4)综合疗法:主穴取耳尖,配太阳、大椎,分别于三穴进行点刺放血,大椎放血后拔罐 10 分钟左右。结合耳穴贴压法:取穴眼、目$_1$、目$_2$、肝、皮质下、神门、肾、心。

(5)针药并用法:取患眼侧太阳、耳尖。用三棱针点刺放血,每穴放 5 滴血左右,每日 1 次。根据发病的位置,上睑可配针刺攒竹、鱼腰、阳白,下睑可配针刺承泣、瞳子髎、四白透睛明等。每穴均行针得气后起出,不留针,每日 1 次,针用泻法。药物:氧氟沙星滴眼液每小时 1 次点患眼;红霉素眼药膏每晚涂患眼;雷夫奴尔溶液湿敷每日 3 次;口服抗生素。

【验案选粹】

张某,女,18 岁。初起左眼下睑痒痛,有异物感,继则有一粟粒样红肿硬结,10 日未见黄色脓头,口渴、便秘、舌红、苔黄。证属脾胃蕴热,治以疏风、清热、解毒。取陷谷、内庭、合谷,用提插捻转泻法,留针 30 分钟;另取耳穴眼、肝、脾、神门行药丸贴压;再用三棱针在双侧耳尖点刺出血。仅治疗 1 次,红肿硬结便逐渐消散而痊愈。[舒育芳.针刺配合耳压在眼科疾病的临床应用.上海针灸杂志,1997,16(3):26]

【临证点睛与调护】

1. 针灸治疗本病初期疗效肯定。但成脓之后,宜转眼科切开排脓。

2. 睑腺炎初起至酿脓期间,切忌用手挤压患处,以免脓毒扩散。平时应注意眼部卫生。患病期间饮食宜清淡。

3. 本病的发生与饮食和体质有密切关系,亦与屈光不正有密切的关系。应提高抵抗力,预防发病,防止复发。

【现代研究】

1. 太阳穴针刺放血治疗早期麦粒肿。取患侧太阳穴,于太阳穴直刺进针至骨面,稍退针后用泻法持续运针至患者感到针刺酸胀感已扩散至眼及颞部,留针 10 分钟,每 5 分钟行针 1 次。结束后边退针边摇大针孔,将针退至皮下,再倾斜针身与皮肤约成 15°向病变处进针约 0.8~1 寸,行泻法至出现轻微胀感,留针行针方法同前,结束后同样边退针边摇大针孔将针退出。让针孔自行出血 1~3 滴,不出血时可从眶周向针孔处挤按。配穴:患侧合谷、内庭,针尖向头侧方向斜刺,行泻法,留针 20 分钟,每 5~10 分钟行针 1 次,出针时不按针孔,或使之出血少许。太阳穴可用三棱针点刺出血 2~3 滴,合谷及内庭疾刺疾出,不按针孔。总治愈率为 94.1%。[陈建国,汤远林.太阳穴针刺放血治疗早期麦粒肿 68 例.中国民间疗法,2006,14(5):17]

2. 采用脾俞穴埋皮内针法治疗麦粒肿。取背部第 12 胸椎棘突下旁开 1.5 寸部位选取双侧脾俞穴埋针。留置 24 小时,隔日 1 次。治疗后均为显效,显效率达 100%,一般需 1~2 次即可治愈,最短 1 次,最多 3 次。[苗金娣,杨永红,张会芳.脾俞穴埋皮内针治病麦粒肿 44 例疗效观察.黑龙江医药科学,2002,25(4):118]

3. 采用背俞穴点刺放血治疗复发性麦粒肿,取双侧肝俞、脾俞,用三棱针点刺并挤出血 5~10 滴。对复发 5 次以上的青壮年点刺后拔罐 5~10 分钟,隔日 1 次,治疗 3 次。1 次治愈 26 例,2 次治愈 12 例,3 次治愈 3 例,4 例无效。[石红.背俞穴点刺为主治疗复发性麦粒肿 45 例.上海针灸杂志,2002,21(2):46-47]

4. 挑刺放血治疗顽固性麦粒肿。取眼睑患处、耳尖、曲池、足中趾尖。选用小号三棱针对准红肿硬结处向上挑刺(应防刺到眼珠),略见出血,每次挑治 1 个红肿硬结处。挑刺后,再在耳尖、曲池、足中趾尖处各点刺放血 3~5 滴。隔日 1 次,3 次为 1 个疗程。28 例全部治愈,其中 1~2 次治愈 15 例,3 次治愈 10 例,4 次治愈 3 例。[张俊,张德基.挑刺放血治疗顽固性麦粒肿 28 例.中国针灸,2007,27(9):694]

5. 点刺治疗小儿麦粒肿。选直径为 0.3mm 不锈钢针。取穴:颞区刺激线(共 4 条);耳周线;耳背紫络。按照先上后下的原则,在每条刺激线上以"轻、快、点"的手法进行针刺,每条线上以 0.5~1cm 为距,平均刺 3~7 点。另外,点刺耳背紫络,挤血 2~3 滴,全部患者均有效。[张占玲.点刺治疗小儿麦粒肿 60 例.上海针灸杂志,2006,25(3):26]

6. 取眼炎穴治疗麦粒肿。眼炎穴位于小指末端关节横纹尺侧尽端。用三棱针刺眼炎穴,放血数滴,左眼炎症刺右手,右眼炎症针刺左手。每日 1 次,3 次为 1 个疗程。本组 230 例(282 眼),

治愈 221 例(272 眼),好转 9 例(10 眼),总有效率 100%。[王慧敏.针刺眼炎穴治疗常见外眼炎症 230 例临床观察.河北中医,2008,30(6):592]

7. 采用耳针治疗麦粒肿患者,随机分为治疗组和对照组。治疗组取耳部眼、肝区穴位,强刺激,留针 20 分钟。肿痛甚者耳背小静脉刺络放血 2~3 滴。每日 1 次,连续 2 日。同时给予氧氟沙星眼药水点眼,每日 4 次。对照组:给予氧氟沙星滴眼液点眼,每日 4 次。雷夫奴尔溶液湿敷,每日 3 次。结果显示,耳针干预治疗麦粒肿疗效明显优于对照组。[李伟,李秀梅.耳针治疗麦粒肿50 例.中国民间疗法,2006,14(1):19~20]

急性结膜炎

【概述】

急性结膜炎是以结膜明显充血,有脓性和黏液脓性分泌物为特征的急性传染性眼病,俗称"红眼""火眼"。好发于春、夏、秋季,可散发感染,也可流行于学校、工厂等集体生活场所。本病各年龄段均可发生,起病急,潜伏期 1~3 日,两眼同时或相隔 1~2 日发病。呈散发或小流行,不易造成大流行。属于中医学"暴风客热"的范畴。

【病因病机】

西医认为常由肺炎链球菌、Koch-Weeks 杆菌、流感嗜血杆菌、金黄色葡萄球菌等感染所致。

中医认为多因风热毒邪,由外而袭,客于内热阳盛之人,内外合邪,风热相搏,客留肺经,上犯白睛而猝然发病。

【临床表现】

1. 自觉症状　骤然发病,患眼痛痒交作,羞明难睁,热泪频流,眵多黏稠,晨起胞睑可被眼眵封住。

2. 局部症状　胞睑肿胀或红肿,白睛红赤浮肿,甚至高过黑睛,睑内面红赤,可有乳白色伪膜附着,拭之可去,若病损黑睛,可在黑睛边缘出现混浊,甚至溃陷。

【实验室检查】

发病早期和高峰期,眼分泌物图片及细菌分离培养可发现病原菌;结膜刮片可见多形核白细胞增多。

【诊断要点】

1. 发病急骤,患眼痛痒交作,羞明流泪,眵多黏稠。

2. 胞睑肿痛,白睛红肿,甚则高过黑睛。

3. 睑内面红赤,可有拭之而去的伪膜,病重者可损及黑睛。

【辨证分型】

1. 风重于热 痒涩刺痛,羞明多泪,生眵且稀,胞睑肿胀,白睛红赤。多伴有头痛鼻塞,恶风发热,舌苔薄白或微黄,脉浮数等。

2. 热重于风 眵多胶结,热泪如汤,怕热畏光,胞睑红肿,白睛肿胀,赤痛较甚。可兼见口渴溺黄,舌质红,苔黄,脉数等。甚则可有大便秘结,烦躁不宁。

3. 风热并重 眼部焮热疼痛,刺痒交作,羞明怕热,泪热眵稠,胞睑赤肿,白睛赤壅高起。可兼见头痛鼻塞,恶寒发热,便秘溲赤,口渴思饮,舌质红,苔黄,脉数有力等。

【针灸治疗】

1. 辨证治疗

治法:分别以祛风、清热、泻火、解毒、消肿、止痛、止痒为治则;以取膀胱经、肺经、大肠经、胆经、肝经穴位为主,以针刺为主,针用泻法。

处方:攒竹、列缺、合谷、风池、太冲。

方义:风池、列缺以祛风清热,攒竹、合谷、太冲以清热泻火解毒。全方共奏祛风清热,祛风止痒,泻火解毒,消肿止痛之功。

加减:①风重于热者,加太阳、风门、角孙、迎香、尺泽,以祛风清热。②热重于风者,加大椎、印堂、曲池、少商、商阳、四白、丝竹空,以清热泻火。③风热并重者,加天柱、角孙、大椎、上星、曲池、身柱、睛明、光明,以清热解毒,消肿止痛,祛风止痒。

操作:攒竹、印堂、少商、商阳、大椎等穴,均用三棱针刺血,余穴均针用泻法,动留针,30 分钟后出针,每日 1～2 次。

2. 其他治疗

(1)刺血疗法:取耳尖、耳背、眉弓、眉尖、太阳穴任一处,常规皮肤消毒后,用三棱针点刺,挤出血 2~3 滴,每日 1 次。

(2)拔罐疗法:肩髃、大椎、缺盆穴(双侧),一松一紧使皮肤充血,然后用 75%乙醇棉球常规消毒,用三棱针刺破表皮出血,用中号火罐扣在上述三穴上,闪火拔罐,每次 10~15 分钟,可见吸出暗红或紫黑色血液,皮肤呈瘀血状,每日拔罐 1 次。

(3)耳针疗法:①取耳穴眼、肝、肺、神门,每日针 1 次,每次留针 15~30 分钟,每 5 分钟捻转 1 次。②耳穴心、肺、肝、胆、目$_1$、目$_2$、眼。采用耳针,针用泻法,每日 1 次,留针 30 分钟,两耳交替进行,连治 3~5 次。同时配以耳尖刺血。

(4)放血结合穴位注射治疗

放血:取穴:耳尖(双)、太阳(双)、瞳子髎(双);操作:嘱患者取坐位,选用 2 个穴位,用 2%碘酒消毒后,然后用 75%乙醇消毒 2 遍,每穴放血 5~7 滴。每日 1 次,3 次为 1 个疗程,未愈者可续行第 2 个疗程。

穴位注射:取穴:肝俞(双);操作:嘱患者取俯卧位,穴位常规消毒后,用 5ml 注射器,抽取板蓝根注射液 2ml,刺入穴位得气后各注入药液 1ml。每日 1 次,疗程同上。

【验案选粹】

患者王某,女,14 岁,2009 年 3 月 16 日初诊。患者于 3 天前无明显诱因出现左眼涩痛,羞明流泪,某诊所给予氯霉素眼药水和氧氟沙星眼药水每隔 2 小时交替点眼,用后症状未减,且逐渐加重。查体:左眼结膜明显充血,流泪。舌边尖红,脉浮数。证属风热阻络,眼脉不畅。给予左侧耳尖放血,约五六滴,当时即觉眼睛涩痛减轻。第 2 日就诊时,结膜充血已明显减轻,症状缓解。继续给予右侧耳尖放血。2 日后随访,患者病已痊愈。[王巧花.耳尖穴放血临床治验举隅.针灸临床杂志,2010,26(9):38]

【临证点睛与调护】

1. 流行季节,常用消炎眼药水点眼,或用 1%～2%冷盐水洗眼,保持眼部卫生。亦可用菊花、夏枯草、桑叶等煎水代茶饮。

2. 游泳季节,严禁患者到公共游泳场所游泳。

3. 患者的手帕、洗脸用具、枕套等物均须隔离和消毒。

4. 临床诊治时,医务人员双手及接触过患眼分泌物的医疗器械、污物等均须严加消毒处理,以防通过医务人员传染他人。

5. 本病流行季节或患病以后,一定要让眼睛得到充分的休息,避免熬夜或长时间用眼工作。

6. 饮食上,不要吃辛辣、香燥等助火的饮食物,戒烟酒。

【现代研究】

1. 针刺放血治疗急性结膜炎

(1)三棱针刺少商放血疗法治疗急性结膜炎。取主穴少商,配穴根据患者体质虚实而定。用三棱针快速刺入少商(约皮下0.2cm),然后拔针,见局部出血为佳。若虚者配足三里温针灸,实则取曲池强刺激。每日1次,一般1~2次即可治愈。治疗总有效率达99.4%。[黄继良.三棱针放血疗法治疗急性结膜炎360例.中国针灸,2007,27(9):98]

(2)太阳穴针刺放血治疗急性结膜炎。用三棱针点刺太阳穴局部的小静脉,深约0.3cm,点刺后在该部位拔小火罐吸紧,令出血3~5ml后即可起罐。以上治疗只施行1次即可。22例患者均在治疗1次后即感患眼清爽,刺痛及畏光感明显减轻。[朱红刚.太阳穴针刺放血治疗急性结膜炎22例.中国民间疗法,2004,12(2):18]

(3)针刺配合耳尖点刺放血治疗急性结膜炎疗效观察。取太阳、睛明、合谷,重刺激,留针20分钟配合耳尖点刺放血,每日1次,总有效率为96.7%。[牛桦.针刺放血治疗急性结膜炎疗效观察.宁夏医学院学报.2003,25(6):446]

2. 耳穴针刺治疗急性结膜炎

(1)运用耳穴针刺及放血治疗急性结膜炎。方法:针刺耳穴眼、目$_1$、目$_2$,留针20分钟,间歇运针1次,配合耳尖或耳后静脉点刺放血,每日或隔日1次。20例患者(36眼)治疗总有效率为97.2%。[李国萍.耳穴针刺及放血治疗急性结膜炎20例.上海针灸杂志,2006,25(11):23]

（2）耳穴针刺治疗急性结膜炎。取耳穴口、眼、肝、耳尖、耳背血管，太阳穴。先用 26 号毫针针刺耳尖，挤出 1~2 滴血，再取耳背明显血管以三棱针点刺出血、耳垂之眼区过敏点用 26 号毫针捻刺 1 分钟左右，出针后挤出少许血；然后再用三棱针点刺太阳穴出血，拔罐 3~5 分钟，同时针刺肝区过敏点，留针 20~30 分钟，每日 1 次。结果总有效率 96.4%，其中治愈率占 88%。［曹寅华. 耳穴针刺治疗急性结膜炎 58 例疗效观察. 针灸临床杂志, 2005, 21（2）:53］

3. **耳针结合中药治疗急性结膜炎**

（1）运用耳针结合中药治疗急性结膜炎。取耳穴:眼、肝、脾，配穴目$_1$、目$_2$、耳尖，均取双侧穴。耳尖穴点刺放血数滴，其余穴位用毫针针刺，得气后留针 30 分钟，中间行针 2 次，每日 1 次，10 次为 1 个疗程。同时服用中药基本方疏风清热利湿汤:金银花 15~20g，连翘、黄芩、夏枯草、茵陈、牡丹皮、白鲜皮、赤芍各 15g，生地黄 20~30g，藿香 10g，木贼、枳壳各 12g，生甘草 6g。舌淡者牡丹皮易当归 10g，白鲜皮易土茯苓 25~30g;眼睑浮肿明显者加蝉蜕 10g;便秘者加生大黄（后下）10~15g。日 1 剂，水煎分 2 次服用。治疗结果:83 例 166 眼的自觉症状、睑球结膜充血及分泌物均消失，全部治愈。［吕文霞. 耳针结合中药治疗急性结膜炎 83 例. 四川中医. 2008, 26（6）:117］

（2）采用刺血及中药外敷治疗急性结膜炎。方法:耳廓浅表静脉刺血，配合中药（新鲜仙人掌 30~50g，白矾 15~30g 放在一起捣碎）外敷眼部。治疗总有效率为 100%。［阎昱江. 刺血及中药外敷治疗急性结膜炎 42 例. 陕西中医函授. 2000, 6:38］

慢性结膜炎

【概述】

慢性结膜炎为由多种原因引起的结膜慢性炎症,是常见的眼病。本病多双眼发病,迁延不愈,但很少发现并发症,亦无季节性。属于中医眼科"白涩症"的范畴。

【病因病机】

西医认为其病因复杂,可分为感染性和非感染性两大类。①感染性:常见的致病菌包括葡萄球菌、卡他球菌、大肠杆菌、链球菌、变形杆菌和 Morax-Axenfeld 双杆菌等。②非感染性:多因灰尘、风沙、强光等长期刺激,或泪道阻塞、睑缘炎、倒睫、睑外翻以及屈光不正等多种因素可引起或影响本病。

中医对其病因病机的论述,大概归结为以下几个方面:

1. 暴风客热或天行赤眼治疗不彻底,余热未清,隐伏肺脾之络所致。

2. 肺阴不足,目失濡润。

3. 饮食不节,或嗜烟酒或偏好辛辣之品,致使脾胃蕴积湿热,气机不畅,目窍失养。

4. 肝肾不足,阴血亏损,目失濡养。

【临床表现】

1. 自觉症状 患眼干涩不爽,瞬目频频,或微畏光,灼热微痒,不耐久视。

2. 眼部检查 白睛赤脉隐隐,或白睛不红不肿。患眼荧光素染色后于裂隙灯显微镜下可查见黑睛有点状染色。

【实验室检查】

分泌物较多者可行眼分泌物涂片及细菌分离培养。

【诊断要点】

1. 有外障眼病史,或有风沙、烟尘、有害气体等长期接触。

2. 患眼有干涩、发痒等不适感,畏强光,不耐久视。

3. 睑内面淡红,可有粟粒样小泡,白睛微红,赤脉隐隐。

【辨证分型】

1. 邪热留恋　常见于暴风客热或天行赤眼治疗不彻底,微感畏光流泪,少许眼眵,眼干涩不爽,白睛遗留少许赤丝细脉,迟迟不退,睑内亦轻度红赤;舌质红,苔薄黄,脉数。

2. 肺阴不足　眼干涩不爽,不耐久视,白睛如常或稍有赤脉,黑睛可有细点星翳,反复难愈;可伴干咳少痰,咽干便秘;苔薄少津,脉细无力。

3. 脾胃湿热　眼内干涩隐痛,眦部常有白色泡沫样眼眵,白睛稍有赤脉,病程持久难愈;可伴口黏或口臭,便秘不爽,溲赤而短;苔黄腻,脉濡数。

4. 肝肾阴虚　眼内干涩不爽,双目频眨,羞明畏光,白睛隐隐淡红,久视后则诸症加重,黑睛可有细点星翳;可伴口干少津,腰膝酸软,头晕耳鸣,夜寐多梦;舌红,苔薄,脉细。

【针灸治疗】

1. 辨证治疗

治则:分别以滋养肺胃,润燥生津,健脾祛湿,滋养肝肾为治法,以取肺经、胃经、肝经、膀胱经穴为主,多针少灸,实证针用泻法,虚证针用补法。

处方:尺泽、孔最、四白、足三里、肝俞。

方义:尺泽、孔最、四白、足三里以滋养肺胃,润燥生津;肝俞以滋养肝血,养血息风止痒。

加减:①邪热留恋者,加睛明、丝竹空、太阳、风池、耳尖、光明、大椎,以祛风清热止痒。②肺阴不足者,加肺俞、承泣、太溪、三阴交,以滋养肺阴,润燥生津,津以濡目。③脾胃湿热者,加隐白、阴陵泉、内庭,以清利脾胃湿热。④肝肾阴虚者,加肾俞、太溪、三阴交,以滋阴补肾,养肝明目。

操作:主方各穴均用针法,大椎、耳尖点刺出血,其余各穴常规针刺,睛明、承泣及背俞严格掌握进针深度与角度,确保针刺安全。

2. 其他治疗

(1)雷火灸疗法:患者取坐位,头直立。点燃艾炷顶端,将火头对准应灸部位,距离皮肤 2~3cm 悬灸(注意随时吹掉灰尘,保持红火),灸至皮肤发红,深部组织发热为度(注意掌握用灸适度,避免烫伤)。①双眼闭目灸:平行移动,旋转移动,灸左右双眼共 8 分钟,至皮肤发热微红为度。②双目睁眼灸:平行移动,旋转移动,灸左右双眼共 8 分钟,眼球随灸条转动。③闭目点眼穴:采用雀啄式灸法对眼部睛明、攒竹、鱼腰、四白等穴位点穴,每穴各点 20 次。同时配合穴位按摩(以拇指或食指指腹轻揉穴位)。④轮换灸双耳部:对准耳廓旋转灸各 2~3 分钟。灸红后再采用雀啄式灸法对准耳门、耳垂、翳风点穴,每穴各点 20 次。以上方法反复操作,每次共灸疗 20~30 分钟,每天 1 次。⑤配合 0.1% 玻璃酸钠滴眼液点眼,每次 1 滴,每天 4 次。

(2)耳针疗法:耳穴取肝、肾、肺、心、脾、眼、内分泌,采用耳穴压丸,丸用精制杞菊地黄丸,胶布固定,保留 1 周,间断用手按压,连用 1~2 周。

(3)电针疗法:取穴:①攒竹、睛明、四白、太阳、百会、合谷、足三里、三阴交、太冲;②风池、翳风、太阳、百会、合谷、肝俞、肾俞。接 6805C 型电针仪,采用连续波,频率 1.0~1.5Hz,留针 30 分钟。两组穴位交替使用,每日 1 次,10 次为 1 个疗程,一般治疗 3 个疗程。

(4)滚针疗法:头部胆经、膀胱经及督脉循行分布区运用滚针,每日 1 次,从前至后,每次滚动 300~500 遍,以疏通少阳、太阳及督脉经气,实现滋阴养血、祛风清热主治本证之功。

(5)综合疗法:用四物五子丸为主加黄芪、黄精、麦门冬、天花粉、鬼针草。用法:每日 1 剂,每剂煎 2 次,早晚口服,30 天为 1 个疗程。服中药期间,停用抗生素滴眼液,停戴隐形眼镜,改善干燥的工作环境。对干涩较重者,适当补充人工泪液,每日 1～3 次。同时对患者予雷火灸进行治疗:将点燃的雷火灸药条,先熏患者前额,再先左后右,由上向下,用旋转式方法施灸,10 分钟左右;再熏双眼和泪腺部位,同样从左向右,从上向下,旋转灸法,然后采用啄式灸法(点灸)对眼周围每一穴位啄式灸 7 次(穴位:印堂、瞳子、四白、睛明穴),再熏双耳部,并用啄式灸法点灸耳门、耳下垂及翳风,最后点灸双手合谷。整个灸治过程 30 分钟。在灸熏时配合用手按摩以上穴位,治疗后 2 小时内不要洗脸,每日灸治 2 次,7 天为 1 个疗程,治疗 3 个疗程。

【验案选粹】

患者,女,71 岁。两眼干涩不舒 3 年,轻度畏光,视物较久感觉疲劳,闭目休息片刻即感舒适。配戴远视加散光镜后症状无改善。近半年来症状加重,瞬目频频,不愿睁眼。经眼科检查眼底无异常,诊断为慢性结膜炎。曾用氯霉素、利巴韦林(病毒唑)、可的松、珍珠明目液等眼药水及红霉素眼膏治疗,效果不显。遂用自血足三里穴位注射治疗,隔日 1 次。治疗 2 次后,眼部干涩症状明显减轻,注射 3 次后,病人眼部诸症消失。为巩固疗效,继续治疗 2 次。随访半年未见复发。

按:足三里穴为足阳明胃经之合穴,有强壮身体和提高机体免疫力的功能。加上自血注入更能有效地调整气血,扶正祛邪,提高机体抗病能力,以达到治疗目的。[王艳英.自血穴位注射治疗慢性结膜炎 1 例.上海针灸杂志,2000.6(19):44]

【临证点睛与调护】

1. 增强体质,进行有氧锻炼,避免眼疲劳,不要熬夜,避免长时间面对电脑屏幕。

2. 敷眼部,勤做眼保健操,以增强眼睑血液循环。

3. 洗脸时可在大眼角鼻根部的泪囊区做揉搓按摩,以使泪道

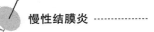

通畅,加强泪液的新陈代谢。

4. 养成良好的眼部卫生习惯,不用手和脏手帕揉眼,毛巾经常煮沸消毒。

5. 出门戴好防护眼镜,避免风沙、强光等对眼部的刺激,眼部化妆品避免入眼,不用劣质化妆品。

6. 隐形眼镜注意消毒,尽量不用隐形眼镜,最好佩戴框架眼镜。

7. 不用公共毛巾和面盆。患者的毛巾、手帕、面盆要单独使用,用后煮沸消毒,以免再传染。

8. 忌食葱、韭菜、大蒜、辣椒、羊肉、狗肉等辛辣、热性刺激食物。

9. 酒酿、芥菜、雪里蕻、象皮鱼、鲫鱼、鲨鱼、带鱼、黄鱼、鳗鱼、虾、蟹等海腥发物,以不吃为宜。

10. 马兰头、枸杞子、茭白、冬瓜、苦瓜、绿豆、菊花、荸荠、香蕉、西瓜等具有清热利湿解毒功效,可作辅助性治疗食用。

11. 最好闭眼休息,以减少对眼球的刺激。

【现代研究】

1. 耳穴眼点定点围刺法治疗急、慢性结膜炎。方法:以患侧耳垂眼点为中心直刺1针,然后在其周围约1~3mm处直刺6针,形如梅花状,使针尖达耳垂背面皮下但勿穿透,再施以九六补泻法后,猛提出针,并挤压出血,新病且重者令其多出血反之则少出血。重者每日针刺1次,轻者隔日1次。治疗总有效率为98.27%。[张生全.耳穴眼点定点围刺法治疗急慢性结膜炎58例.中国针灸,2004,(增刊):137]

2. 体针合梅花针治疗慢性结膜炎。方法:体针取穴以双侧肝俞、光明、太溪为主穴,配穴:眼中赤丝未尽者加双侧合谷,头昏眼胀者加双侧风池,气血亏虚者加双侧脾俞、足三里。平补平泻;肝俞、肠俞、风池三穴刺后迅速出针,其余几穴均留针10~15分钟,每日1次,10次为1个疗程。梅花针取穴为双侧太阳、鱼腰及脊柱两侧膀胱经循行线。针刺太阳穴需重叩,血珠出现时,再以火

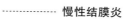

罐吸拔,使放血 0.5~1ml,刺鱼腰穴需中等刺激叩击,以见小血珠为度,刺颈后两侧膀胱经循行线需轻刺激,以皮肤微红为度。疗效显著。[王远华.体针合梅花针治疗慢性结膜炎 50 例.浙江中医杂志,1995,(2):82]

泡性结膜炎

【概述】

泡性结膜炎是一种由微生物引起的迟发型变态反应性疾病。主要发生于春夏季节,本病可自愈,但易复发。一般预后良好,多见于女性儿童及青少年,特别是偏食、营养不良、体质衰弱或患有结核病史者,常单眼为患,亦有双眼发病者。属于中医学"金疳""金疡玉粒"的范畴。

【病因病机】

西医认为泡性结膜炎的发生,多是一种迟发型变态反应。如结核菌素、衣原体或寄生虫、金黄色葡萄球菌及真菌可引起迟发型变态反应。

中医认为本病多因肺经燥热,宣降失职,或肺阴亏虚,虚火上炎,或禀赋不足,肺脾两虚,气化不利引起气血郁滞所致。

【临床表现】

1. 自觉症状　患眼隐涩不适,微痛畏光,或碜痛灼热,眵泪不多。

2. 局部体征　白睛或黑白交际处突起 1 个或数个灰白色颗粒,形如玉粒,周围绕以赤脉,推之可移,压之微痛,小泡顶端可破溃,形成凹陷,可于数日内愈合而不留痕迹。

【实验室检查】

部分患者结核菌素试验阳性。

【诊断要点】

1. 患眼碜涩不适,或微有疼痛及畏光,眵泪不多,无碍视力。

2. 白睛表层一处或数处突起灰白色颗粒,周围绕以赤脉,推之可移。

【辨证分型】

1. 肺经燥热　患者自觉涩痛畏光,泪热眵结,白睛上小泡样颗粒隆起,其周围丝脉红赤怒张。可兼有口渴鼻干,便秘溲赤,舌红苔黄,脉数有力等。

2. 肝肺热盛　羞明流泪,涩痛较甚,白睛颗粒生于黑睛边际,或顶端溃陷,赤脉成丛,可兼见口苦、咽干,舌红苔黄,脉弦数。

3. 肺阴不足　自觉隐涩微疼,眵泪不结,白睛颗粒不甚高隆,或破溃形成凹陷,周围血丝淡红,且病久难愈,或反复发生。可兼见干咳无痰,口干咽燥,手足心热,舌质红或少苔,脉细数。

4. 肺脾两虚　眼干涩不爽,白睛小泡反复难愈,周围赤脉淡红,可兼见乏力、便溏、食欲不振,咳嗽有痰,腹胀不舒,舌淡苔薄白,脉细无力等。

【针灸治疗】

1. 辨证治疗

治则:分别以清燥润肺、清肝泻肺、滋阴养肺、补脾益肺、通络止痛为治则;以取手太阴肺经、足太阳膀胱经、足少阳胆经穴位为主。实证针用泻法,虚证针用补法,肺脾两虚可针灸并用。

处方:尺泽、偏历、睛明、肝俞、光明。

方义:尺泽为肺经合穴配大肠经络穴偏历以清燥润肺;肝俞、尺泽以滋养肝肺,生津濡目,配睛明、光明以通络止痛以主治金疳。

加减:①肺经燥热者,加侠白、经渠、肺俞、曲池、丝竹空,以清燥润肺,通络止痛。②肝肺热盛者,加行间、肺俞、瞳子髎、丝竹空、合谷、耳尖,以清泻肝肺。③肺阴不足者,加肺俞、孔最、太溪、肾俞,以滋阴清肺,生津濡目。④肺脾两虚者,加肺俞、太渊、足三里、脾俞,以补益脾肺。

操作:睛明严格消毒,选用 1 寸细针,缓慢进针,紧靠眶缘直刺 0.5~1 寸,得气后出针,不留针。耳尖刺血,其量 5~7 滴,连用

3 次。其余各穴常规针刺,留针 15~30 分钟,每日 1 次,连治 2~
4 日。

2. 其他治疗

(1)耳针疗法:①取穴眼、肝、交感、神门、内分泌,每日针 1
次,每次取 2~3 穴,留针 15~20 分钟。②取穴眼、目$_1$、目$_2$、肺、肝、
脾、肾、胆,采用耳穴压丸,丸用蔓荆子,胶布固定,保留 1 周,每日
用手按压 4~6 次。

(2)指针疗法:取肺俞、肝俞、脾俞、心俞、肾俞、太阳、阳白、攒
竹、四白、合谷、中渚、足三里、足临泣、太冲等穴,采用指针,每日 1
次,连用 2~4 次,配合针灸治疗,可以调整脏腑经络功能,提高治
愈金疳疗效,缩短病程。

【验案选粹】

潘某,工人,男,17 岁。1960 年 3 月 27 日就诊于本院门诊部。
现病史:左眼有异物感,刺痛,怕光,流泪,已有 10 余天。既往史:
在 8 个月前,两眼均有此类病史,历时半个月,自行痊愈。否认有
咳嗽、咯血史。眼部检查:远视力:右 1.2,左 1.2,左眼角膜缘 4 点
钟处,结膜隆起,有一白色水泡,外围结膜充血,及轻度睫状充
血;右眼正常。诊断:泡性结膜角膜炎。治疗经过:3 月 27 日
用艾条在健侧(右)耳廓上部行灸 15 分钟。灸时诉有轻微痛。
灸后,嘱患者下午复诊。当日下午检查,水泡面积有所缩小,
自觉症状减轻,刺痛消失,怕光、流泪仍存在。3 月 29 日,又在
原部位灸一次,历时 10 分钟。当日下午,患者自觉已痊愈,但检
视仍有轻度充血。3 月 30 日上午,自觉症状和临床检查所见,完
全正常。前后共 3 天,行灸 2 次,未用其他药物。[钱江市谏壁人
民医院.耳灸对泡沫性结膜炎的疗效观察报告.江苏中医.1960.5
(7):23]

【临证点睛与调护】

1. 本病因系变态反应性炎症,局部使用相应眼药点眼,数日
炎症即可消退,但可复发。

2. 为减少复发,需注意锻炼身体,加强营养,增强体质。

【现代研究】

祛风止痒方联合针刺治疗变应性结膜炎临床观察。祛风止痒方：黄芪 20g，荆芥 10g，牡丹皮 10g，防风 10g，蒺藜 10g，生地黄 15g，蝉蜕 15g，地肤子 15g。热甚者加菊花、黄芩、金银花；湿甚者加茵陈、泽泻、白鲜皮；肝胆湿热者加龙胆草、栀子。将所有草药用温水浸泡 30 分钟后，文火水煎 20 分钟，取汁 200ml，分早、晚 2 次饭后 30 分钟温服。针刺疗法：主穴睛明、四白、阳白、太阳；配穴尺泽、外关、头维、风池、曲池、合谷、光明、太冲、足三里、三阴交。每次取主穴联合配穴 2~3 穴，均取双侧，平补平泻手法，留针 20 分钟，每日 1 次。结果：临床治愈 48 眼，占 80%；显效 6 眼，占 10%；有效 6 眼，占 10%；无效 0 眼。[徐秀华、徐宏芳、陈粉扣.祛风止痒方联合针刺治疗变应性结膜炎 30 例临床观察.河北中医.2014.36(6):880-881,887]

春季卡他性结膜炎

【概述】

春季卡他性结膜炎为一种季节性、反复发作的变态反应性结膜炎。每逢春夏季节发病或加重，秋冬季节缓解，常定期发作，过期减轻或症状消失，翌年即期再发。本病好发于20岁以下的男性青少年，多为双眼患病，其病程可迁延数年，随年龄增大而逐渐缓解或自愈，无传染性。属于中医学"目痒"的范畴。

【病因病机】

西医认为确切病因尚不明。可能是对空气中游离的花粉或其他物质发生变态反应所致。

中医对其病机归纳为以下三个方面：

1. 肺卫不固，风热外侵，上犯白睛，往来于胞睑肌肤腠理之间而致。

2. 脾胃湿热内蕴，复感风邪，风湿热邪相搏，滞于胞睑、白睛所致。

3. 肝血不足，虚风内动，上犯于目而致。

【临床表现】

1. 自觉症状　双眼奇痒难忍，灼热微痛，碜涩不适，甚则羞明流泪，天热时症状加重，眼眵色白，状如白丝。

2. 局部体征　睑内面有状如去皮石榴子样白颗粒隆起，亦可见黑睛边缘及其附近白睛色显淡红，并出现灰黄或暗红色胶样隆起。

以上两种症状也可同时出现在同一患眼。

【实验室检查】

结膜刮片可见嗜酸性粒细胞或嗜酸性颗粒。

【诊断要点】

1. 周期性复发,一般春夏天气温暖时发病或症状加重,秋冬自然缓解,常双眼发病。

2. 眼内奇痒难忍,碜涩灼热,甚则羞明流泪,眼眵色白如丝。

3. 睑内有石榴子样的巨大颗粒,或见黑睛边缘及附近白睛有胶样隆起。

【辨证分型】

1. 外感风热　眼痒难忍,灼热微痛,有白色黏丝样眼眵,胞睑内有遍生状如小卵石样颗粒,白睛污红;舌淡红,苔薄白,脉浮数。

2. 湿热夹风　患眼奇痒难忍,风吹日晒、揉拭眼部后加剧,泪多眵稠呈黏丝状,睑内面遍生颗粒,状如小卵石排列,白睛黄浊,黑白睛交界处呈胶样结节隆起;舌质红,苔黄腻,脉数。

3. 血虚生风　眼痒势轻,时作时止,白睛微显污红,面色少华或萎黄,舌淡,脉细。

【针灸治疗】

1. 辨证治疗

治法:分别以祛风清热止痒,清热除湿止痒,养血祛风止痒为治则;以取足太阳膀胱经、足少阳胆经、手阳明大肠经、足阳明胃经、足太阴脾经及足厥阴肝经穴位为主,实证多针少灸、且用泻法,虚证针灸并用、均用补法。

处方:睛明、风池、合谷、承泣、阴陵泉、血海。

方义:睛明以通调太阳经气而祛风止痒,风池以调理少阳经气而长于祛风清热;合谷、承泣以泻阳明邪热,配风池而长于祛风清热止痒;阴陵泉为脾经合穴,长于清热除湿,配膀胱经睛明穴则长于清热除湿止痒;血海以养血止痒。全方共奏祛风清热,除湿止痒之功。

加减:①外感风热者,加大椎、耳尖、攒竹、太阳、曲池,以祛风清热止痒。②湿热夹风者,加太阳、脾俞、内庭,以清热除湿止痒。③血虚生风者,加足三里、脾俞、胃俞、中脘,以养血祛风止痒。

操作:睛明、承泣每次只选用一穴,严格消毒,选用细针,固定眼球,针入眼球与眼眶之间,不作大幅度捻转,留针 30 分钟后出针,留针期间嘱患者闭目。耳尖用三棱针刺血,其量为每次 5~7滴。其余各穴常规针刺。

2. 其他治疗

(1)耳针疗法:耳穴目$_1$、目$_2$、眼、肝、肺、膀胱、脾、胃,采用耳针与耳穴压丸相结合。左侧耳针(男左女右),每日 1 次,动留针,半小时后出针,注意严格消毒,预防耳廓感染。右侧压丸,丸用蔓荆子,胶布固定,保留 3~5 天,嘱患者用手每日按压 4~6 次,以加强对耳穴刺激以祛风止痒。

(2)三棱针法:取耳尖、耳背静脉、太阳用三棱针点刺放血 10滴左右,隔日 1 次。

【验案选粹】

彭某,男,15 岁。主症:双眼发痒,发红,干涩,畏光,历时已有7~8 年,每至春夏二季症状即加重,秋季之后,症状缓解,但未痊愈。初用可的松液滴眼效果很好,但久而久之,已无效果,故来院要求中医治疗。检查:双眼视力 1.5,双眼白睛污秽呈灰红色调,在黑睛周围呈灰白色胶状隆起,翻转上睑见其内表面如石子样肥大乳头累累,呈蓝灰色,其上附有透明黏丝状眼眵。诊断:太阴湿热,夹风感虫。治则:分解湿热,祛风杀虫。治法:针刺四白、睛明、承泣、足三里、阴陵泉、照海、二间、角孙,每日 1 次。方用三仁汤加减,患者 3 周而愈。次年春天,有小发作,照原法治疗 4 次而愈。[罗国芬.陈达夫中医眼科临床经验.成都:四川科学技术出版社,1985:93]

【临证点睛与调护】

1. 春季可戴有色保护眼镜,尽量避免接触花粉、强烈的阳光和烟尘,避免过敏原。

2. 注意休息,不要过度劳累。

3. 不要吃辛辣刺激性食物,忌烟酒;多吃水果蔬菜。

4. 注意眼部卫生,以免继发感染。

【现代研究】

1. 耳尖放血治疗急性卡他性结膜炎。取用三棱针点刺耳尖穴,深度在1mm左右,挤出3~6滴血,用消毒棉球压迫针孔,每日1次,每取一侧耳穴,双耳交替,3次为1个疗程。并嘱患者当日之内勿将伤口弄湿,以防感染。结果:46例治疗后,痊愈42例,好转4例;其中1次治愈18例,2次治愈20例,3次治愈4例。[张大舜.运用耳尖放血治疗急性卡他性结膜炎46例.云南中医中药杂志,2010,31(4):46]

2. 隔核桃灸治疗急性卡他性结膜炎。其取穴分两组,第1组取阿是穴(患眼);第2组取攒竹、鱼腰、睛明、曲池、手三里、合谷、风池、大椎、耳尖、耳穴神门。用小铁丝制成眼镜架,镜框外在鼻托处再固定一长铁丝,向正前方伸出,然后弯至双眼瞳孔正中点呈钩形,作插艾段用。同时,在镜架周围缠绕棉花、绷带隔垫防止烫伤皮肤。将大核桃破成半圆形核桃壳,做施灸隔物。准备一支长3.5~5cm的艾卷段。将白菊花10g、冬桑叶9g、鲜生地10g、桑白皮10g、黄芩12g、荆芥10g、薄荷9g、木贼草10g、金银花6g,用纱布包在一起放入药锅,倒入1 000ml开水浸泡30分钟,再将新核桃放入药液的纱布下面,浸泡20分钟后取出使用。施灸时,将浸泡好的核桃壳之半圆面朝外,套在镜架上,再插上艾卷段,点燃一端后,将眼镜耳挂挂在耳廓上,对阿是穴(患眼)施灸。每次灸20分钟,每日2次,6天为1个疗程,一般需2~4个疗程。灸时以患眼部有温热感为宜。患者取坐姿,随时注意施灸情况,以防灸火脱落烧伤面部。同时嘱患者每日按摩眼眶周围穴位,每次10分钟,每天3次。局部不用药。结果:治愈(自觉症状完全消失,结膜无充血,结膜增殖病变减退,角膜荧光素染色阴性,停止治疗1年无复发)2例,有效(自觉症状基本消失,角膜荧光素染色略有光点)34 例,无效(症状和体征无变化)5 例。大部分病例的异物感和痒感于治疗 1 个疗程后减轻。其他症状在治疗 2~4 个疗程后消失。[李菊琦.隔核桃灸治疗急性卡他性结膜炎 41 例.江西中医药.1991,22(5):37]

沙 眼

【概述】

沙眼是由沙眼衣原体引起的一种慢性传染性眼病,因其睑结膜表面粗糙不平,形似沙粒,故名。可发生于任何人群,主要见于卫生状况差的地区。本病常双眼发病,病程较长,可迁延数年,具有传染性。晚期常因并发症和后遗症严重影响视力,甚至导致失明,是致盲的重要原因。属于中医学"椒疮"的范畴。

【病因病机】

西医认为沙眼由 A、B、C 或 Ba 抗原型沙眼衣原体感染所致。

中医认为多因眼部不洁,外感风热毒邪,内有脾胃湿热,内外合邪,上壅胞睑,脉络阻滞,气血失和,气血不畅,邪毒瘀积成疮,发为本病。

【临床表现】

潜伏期约为 5～12 日。通常侵犯双眼。多发生于少年儿童时期。

1. 症状　多为急性发病,患者有异物感、畏光、流泪,很多黏液或黏液性分泌物。数周后急性症状消退,进入慢性期,此时可无任何不适或仅觉眼易疲劳。如于此时治愈或自愈,可不留瘢痕。但在慢性病程中,于流行地区,常有重复感染,病情加重。角膜上有活动性血管翳时,刺激症状变得显著,视力减退。晚期常因后遗症,如睑内翻、倒睫、角膜溃疡及眼球干燥等,症状更为明显,并严重影响视力,甚至失明。

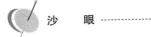

2. 体征

（1）急性沙眼：呈现急性滤泡结膜炎症状，睑红肿，结膜高度充血，因乳头增生睑结膜粗糙不平，上下穹隆部结膜满布滤泡，合并有弥漫性角膜上皮炎及耳前淋巴结肿大。数周后急性炎症消退，转为慢性期。

（2）慢性沙眼：可因反复感染，病程迁延数年至十多年。充血程度虽减轻，但于皮下组织有弥漫性细胞浸润，结膜显污秽肥厚，同时有乳头增生及滤泡形成，滤泡大小不等，可融合而显得不透明，有时病变以上穹隆及睑板上缘结膜显著。同样病变亦见于下睑结膜及下穹隆结膜，严重者甚至可侵及半月皱襞。角膜血管翳：它是由角膜缘外正常的毛细血管网，越过角膜缘进入透明角膜，影响视力，并逐渐向瞳孔区发展，伴有细胞浸润及发展为浅的小溃疡，痊愈后可形成角膜云翳。细胞浸润严重时可形成肥厚的肉样血管翳。

①沙眼滤泡：在慢性病程中，结膜的病变逐渐为结缔组织所取代，形成瘢痕。最早出现在上睑结膜的睑板下沟处，呈水平白色条纹，以后逐渐呈网状，待活动性病变完全消退，病变结膜全部成为白色平滑的瘢痕。

②沙眼瘢痕：沙眼的病程和预后，因感染轻重与是否反复感染有所不同。轻者或无反复感染者，数月可愈，结膜遗留薄瘢或无明显瘢痕。反复感染的重症患者，病程可缠绵数年至十多年，可由其他细菌感染和重复感染时则常呈急性发作。最后广泛结瘢不再具有传染性，但有严重的并发症和后遗症，常使视力减退，甚至失明。

【实验室检查】

1. 分泌物涂片或结膜刮片染色检查有沙眼包涵体。

2. 荧光抗体染色、酶联免疫测定等方法检测到沙眼衣原体抗原。

3. 上睑结膜血管模糊，乳头肥大及滤泡形成等，主要是出现在睑板部上缘，或上穹隆部及内、外眦部。

4. 用放大镜或裂隙灯角膜显微镜检查可见角膜上缘有血管翳。

5. 上睑结膜、上穹隆部出现瘢痕。

6. 必要时作睑结膜刮片,在结膜上皮细胞中可找到包涵体,或培养分离出沙眼衣原体。

【沙眼分期】

Ⅰ期——进行期:即活动期,乳头和滤泡同时并存,上穹隆结膜组织模糊不清,有角膜血管翳。

Ⅱ期——退行期:自瘢痕开始出现至大部变为瘢痕,仅残留少许活动性病变为止。

Ⅲ期——完全结瘢期:活动性病变完全消失,代之以瘢痕,无传染性。

根据活动性病变(乳头和滤泡)占上睑结膜总面积的多少,分为轻(+)、中(++)、重(+++)三级。占 1/3 面积以下者为(+),占 1/3~2/3 者为(++),占 2/3 以上者为(+++)。

【诊断要点】

1. 上穹隆部和上睑结膜血管充血,乳头增生或滤泡形成,或二者均有。

2. 在放大镜或裂隙灯显微镜下可见到早期的角膜血管翳。

3. 上穹隆部或上睑结膜出现白色线状、网状或片状瘢痕。

4. 结膜上皮细胞涂片,有沙眼包涵体。

在第一项基础上,凡兼有后三项中之任何一项者,均可诊断为沙眼。

【辨证分型】

1. 风热客睑　患眼微痒不适,干涩眵少,胞睑内层脉络模糊,近眦部有少量细小红赤而坚、状如花椒皮之颗粒,或见舌尖红,苔薄黄,脉浮数。

2. 脾胃湿热　眼涩痒痛,眵泪胶黏,睑内红赤,椒皮样颗粒累累,并见粟样颗粒,兼见胃脘痞满,呕恶厌食,肢体困倦,舌质红,苔黄腻,脉濡数。

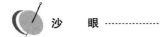

3. 血热壅滞　胞睑厚硬,睑内颗粒累累成片,疙瘩不平,红赤显著,胞睑重坠难开,眼内刺痒灼痛,沙涩羞明,流泪眵多,黑睛赤膜下垂,舌质红,苔薄黄,脉数。

【针灸治疗】

1. 辨证治疗

治法:分别以疏风清热,清泄湿热,活血化瘀为治则,以取足太阳膀胱经、手阳明大肠经、足阳明胃经、足太阴脾经、足少阳胆经穴位为主。多针少灸。针用泻法。

处方:睛明、攒竹、四白、风池、曲池、内庭、血海、阴陵泉。

方义:风池、曲池疏风清热通络;睛明、攒竹、四白、血海以清热凉血,活血化瘀,明目开窍;内庭、血海、阴陵泉,以清泄脾胃湿热。

加减:①风热客睑者,加合谷、尺泽,以疏风清热;②脾胃湿热者加脾俞、三阴交以清泄湿热;③血热壅滞者,加大椎、脾俞、膈俞、光明、耳尖、太阳,以清热凉血,活血化瘀,明目开窍。

操作:睛明穴针刺一般用 1 寸毫针针刺,适宜指切进针法,紧靠眶缘直刺 0.5~1 寸,不捻转,不提插;脾俞、膈俞斜刺 0.5~0.8寸;耳尖、太阳点刺放血,每次放血 5~7 滴;余穴常规针刺。每日1 次。

2. 其他治疗

耳针疗法:取耳穴肝、胆、脾、胃、眼,采用耳穴压丸,丸用王不留行籽,胶布固定。保留 3~5 天,连治 2~6 周。

【验案选粹】

1. 卫某,女,40 岁,原籍鞍山,现住道里区安静街。主诉:在1947 年初的时眼睛发红,经常流泪,以后渐渐摩痛,眼皮内有沙样的东西摩擦眼球,眼边湿烂,多家治疗不效,迅速加重。1958 年12 月来针灸,检查:上、下眼睑内颗粒红厚,眼球红,眼边糜烂多泪。治疗经过:据以上症状诊为沙眼(脾胃风热上攻于目)。治宜通肝泻胃,清热散风。刺内睛明,散风清热。取穴:太阳、合谷、光明、风池、大椎、瞳子髎、脾俞、胃俞、肝俞等穴轮流配用。破瘀顺气明目取穴:睛明用泻法。强身壮体取穴:大椎、膏肓、风池、曲池、足三里、肺俞、三阴交等穴轮流配用(补法、留针)。效果:针3次时效果良好,4次时眼内颗粒减少,10次滤泡逐渐恢复,结膜也渐趋平,25次痊愈。

2. 赵某,27岁,原籍肇州,现住本市南岗区。主诉:初起时,眼皮内发红,隐隐摩痛,泪多,以后上下眼皮内都起小红疙瘩,眼睛睁闭困难,有10年多。经本医院眼科检查确诊为沙眼,手术、点药、服药等都无效。经中医汤药治疗也不见好,来针灸。检查:上、下眼睑颗粒红厚,白眼球红赤,并有云翳,沙涩摩睛,目开合困难,流泪(两眼)。治疗:宜刺出血以散瘀,除风清脾以去热。用针刺胞内颗粒出血,然后用针柄摩擦瘀肉使之出血后,针内睛明穴,不留针,刺时应用左手翻开患者应针的眼上下眼睑,右手持针挨大眦角(泪孔)靠眼球进针(斜进)1寸。取穴:攒竹、丝竹空、合谷、鱼腰、大骨空、小骨空、光明、四白、阳白、太阳、瞳子髎、列缺用泻法。散风清热强身壮体取穴:风池、大椎、脾俞、三阴交、足三里等穴每日轮流配伍用,留针20~30分钟,并针用补法。针刺4次减轻,9次症状显著好转,10次后上、下眼胞内结膜面均趋平滑,肉色粉红,云翳也逐渐变薄,前后共13次痊愈。[沙有忠.针灸治疗沙眼的经验介绍.黑龙江医刊,1959,(7):104-105]

【临证点睛与调护】

1. 沙眼衣原体常附在患者眼的分泌物中,任何与此分泌物接触的情况,均可造成沙眼传播感染的机会。

2. 应加强宣传教育,将防治眼病的知识宣传给群众,贯彻预防为主的方针,培养良好卫生习惯。

3. 不用手揉眼,毛巾、手帕要勤洗、晒干;托儿所、学校、工厂等集体单位应分盆、分巾或流水洗脸,对沙眼患者应积极治疗,加强理发室、浴室、旅馆等服务行业的卫生管理,严格毛巾、脸盆等消毒制度,并注意水源清洁。

巩膜炎

【概述】

巩膜炎多为巩膜过敏反应性疾病,其共同特点是自觉疼痛、畏光流泪,炎症局部有深红色结节隆起并有压痛,伴结膜充血水肿。一般不形成溃疡,病程缓慢,易复发,有深浅之分。本病好发于20~60岁,女性多见,50%以上为双眼。属于中医学"火疳"及"白睛青蓝"的范畴。

【病因病机】

西医认为巩膜炎的病因多不明确,常见病因有:①与多种全身感染性疾病如结核、麻风、梅毒、带状疱疹有关,也可能与感染病灶引起的过敏反应有关。②与自身免疫性疾病有关,如风湿性关节炎、系统性红斑狼疮、多发性结节性动脉炎等。③其他原因,如外伤或结膜创面感染扩散,常见病原体为细菌、真菌和病毒。附近组织如结膜、角膜、葡萄膜或眶内组织炎症直接蔓延也可引起巩膜炎。

《证治准绳·杂病·七窍门》认为:"火之实邪在于金部,火克金,鬼贼之邪,故害最急。"后世医家多宗其说,结合今之临床可归纳为:

1. 肺热亢盛,气机不利,以致气滞血瘀,滞结为疳,病从白睛而发。

2. 心肺热毒内蕴,火郁不得宣泄,上逼白睛所致。

3. 素有痹证,风湿久郁经络,郁久化热,风湿热邪循经上犯于白睛而发病。

4. 肺经郁热,日久伤阴,虚火上炎,上攻白睛。

【临床表现】

1. 浅层巩膜炎

(1)自觉症状:患眼碜涩难睁,羞明流泪,疼痛较剧,入夜尤甚。

(2)局部体征:白睛里层隆起紫红色结节,其形圆或椭圆,大小不均,推之不移,压之痛增,结节之周围布有紫赤血脉。结节可由小逐渐增大,但多不溃破,病程缓慢。经数周后,结节可逐渐消失,但易于复发。本病失治或误治常可危及黑睛和瞳神。

2. 深层巩膜炎

(1)自觉症状:初起眼珠胀痛,羞明流泪,可伴有视物模糊。

(2)局部体征:白睛深层,黑睛边际形成隆起,四周紫红肿胀,压痛明显,此起彼伏,反复发作,致使黑睛四周病变如环形堤状,患处白睛变薄,失去光泽且变青蓝。在反复发作过程中,病变常侵及黑睛甚至瞳神,造成黑睛边发生尖端向着中央的舌形混浊,以及发生瞳神紧小甚则黏着变形。

【实验室检查】

1. 血常规、血沉、肝功能、血清尿酸测定、梅毒血清学试验、结核菌素皮内试验等,免疫指标:类风湿因子、外周血 T 淋巴细胞亚群、外周血免疫球蛋白、免疫复合物测定、抗核抗体、补体 C3 等,通过以上检查结果来明确病因。

2. 眼底荧光血管造影　有视网膜下渗出液者,荧光血管造影早期可见脉络膜背景荧光呈斑驳状,继而出现多个针尖大小的强荧光区,随后此强荧光区逐渐变大变亮。造影晚期,这些病灶的荧光素渗入视网膜下渗出液内。当然,这种荧光造影所见对后巩膜并非特异性的,但这些表现有助于后巩膜炎的诊断。

3. 超声扫描检查　超声扫描是近年诊断后巩膜炎症肥厚不可缺少的方法。B 型超声扫描可见球后部变平,眼球后部各层变厚,以及球后水肿。若球后水肿围绕视神经,则可见"T"形征。这

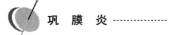

种体征表示沿巩膜扩展的水肿与正常圆形视神经阴影成直角。

4. CT 扫描检查　CT 显示巩膜厚度,注射增强剂可使其影像增强。也可见球后水肿。但特发性炎性眶假瘤、急性巩膜周围炎和眶蜂窝织炎病例也可有类似表现。

【诊断要点】

1. 患眼疼痛、羞明、流泪。

2. 白睛里层有圆形或椭圆形或其他形状结节隆起,色紫红,推之不动,压痛,拒按,甚则围绕黑睛一圈呈堤状隆起。

3. 病程长,容易反复发作,常致白睛青蓝或并发黑睛翳膜以及瞳神紧小甚则黏着变形。

【辨证分型】

1. 肺经郁热　眼痛碜涩,入夜加剧,羞明流泪,白睛里层结节隆起,色呈紫红,可兼见咽痛、咳嗽,便结溺赤,舌红苔黄,脉数。

2. 火毒炽盛　目痛较剧,轻按痛极,羞明难睁,视物不清,结节粒大赤红,边界不清,周围白睛混赤,甚则黑睛四周环赤高肿,或侵犯黄仁,致瞳神紧小。可兼见心烦口燥,便结溺赤,舌红苔黄,脉弦数有力。

3. 风湿凌目　目珠胀痛,羞明流泪,白睛结节秽赤,病程缠绵,兼见肢节窜痛,身重酸楚,舌质红,苔白腻,脉濡或滑。

4. 湿热困阻　眼痛碜涩,白睛结节暗红,久治不愈,并易反复,兼见胸闷纳呆,肢节酸软,舌质红,苔黄腻,脉濡数。

5. 阴虚火旺　反复发作,病至后期,眼干痛,白睛结节红赤难尽,口咽干燥,舌红少苔,脉细数。

【针灸治疗】

1. 辨证治疗

治法:分别以宣肺利气、活血散结、清热解毒、祛风除湿、祛风清热除湿、养阴清热为治则。以取心经、肺经、大肠经、膀胱经、胆经穴位为主。多针少灸,针用泻法。

处方:通里、太渊、合谷、睛明、风池。

方义:通里以泻心火,太渊清肺热,合谷配风池长于祛风清

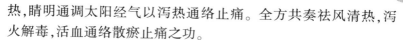

热,睛明通调太阳经气以泻热通络止痛。全方共奏祛风清热,泻火解毒,活血通络散瘀止痛之功。

加减:肺经郁热者,加肺俞、尺泽、少商、曲池、大椎,以泻肺利气,活血散结;火毒炽盛者,加少冲、少商、心俞、肺俞、四白、丝竹空、大椎、耳尖,以泻火解毒,凉血散结;风湿凌目者,加肺俞、阴陵泉、光明、足三里、承泣、鱼腰、太阳,以祛风清热除湿,活血通络散结;湿热困阻者,加足三里、阴陵泉、三阴交、丰隆、曲池,以清热祛湿;阴虚火旺者,加肺俞、心俞、肾俞、肝俞、太溪、复溜、行间、神门、四白、瞳子髎以养阴清热,消疳散结。

操作:睛明严格消毒,选用1～2寸细毫针,针入眼眶与眼球之间1寸左右,留针10～20分钟,嘱病者闭目养神。出针后用干棉球压迫2～3分钟,以预防出血。少商、少冲、大椎、耳尖刺血。余穴均用常规针刺,留针10～20分钟。每日1次。

2. 其他治疗

(1)三棱针疗法:取太阳、上星、四白、承泣、合谷、睛明穴,每次取穴位2个,轮流使用,以三棱针点刺,出血5～7滴,每日1次。

(2)耳穴疗法:①取耳尖、眼、目$_1$、目$_2$、肝。常规消毒后,用右手或左手拇指、食指对揉穴位,使之充血,然后右手持三棱针快速点刺穴位,如穴位处有充血的小血络,点刺之效果更好,使出血1～2滴,然后用消毒干棉球擦去。一周2～3次。两耳交替使用。②取内分泌、皮质下、交感、神门等埋针,一周2～3次。

【验案选粹】

患者男性,29岁,双眼红赤胀痛,伴视物模糊,反复发作5年。曾就医确诊为"巩膜炎",应用皮质类固醇以控制病情,但减少剂量或停用药物后,病情反复发作或加重。半个月前,病情再次发作,于1991年5月24日以"巩膜炎"收住院。既往有慢性关节疼痛病史。

主证:双眼视物模糊,眼前黑影飘动,混合性充血,眼球疼痛,怕光流泪,头痛,夜卧不宁,心情急躁,易怒,口干口苦,大便秘结。

检查:视力右0.6,左0.9。双外眼检查无异常,双结膜混合性充血(+++),双眼巩膜部分透见脉络膜呈蓝色改变,并伴有暗紫色结节,压痛(+)。左眼6点处巩膜较薄并有溃烂坏死状改变;右角膜5点处、左角膜12点处可见灰白色炎性浸润。前房尚透明,虹膜未见异常,双玻璃体轻度絮状混浊,双眼底视网膜未见明显异常改变。检查:胸透(−),心电图(−),三大常规正常,血沉10mm/h,抗"O"250U以下,类风湿因子(−)。

诊断:双眼巩膜炎。

治疗:清热泻火,解毒消滞。

处方:桑叶、地骨皮、菊花、连翘、黄芩、木贼、决明子、丹皮、赤芍、桑白皮各9g,蒲公英20g,生大黄(后下)6g。日1剂,水煎服。同时以桑叶、菊花各9g,元明粉15g,蒲公英30g,煎汤熏蒸,湿热敷。

3剂后病情未见改善,左眼痛剧,心烦口渴,舌红脉弦。以清热泻火、凉血解毒为主,方用黄连解毒汤合泻白散加减。方用:黄连、生草各3g,黄芩、龙胆草、车前子(包)、山栀、当归、黄柏、桑白皮、生地各12g,白茅根15g,丹皮10g,赤白芍各9g,生石膏(先煎)24g。配合针刺治疗,取穴:合谷、列缺、曲池、太阳、攒竹,均为双侧。

9天后视力提高到右0.9、左1.5,双眼疼痛减轻,结膜充血减轻,心情平稳,精神转佳,但口干口苦,舌红有芒刺,苔欠津,脉弦。遂以养阴清热、凉血散结、化瘀为法。方用:茅根、生地、玄参各12g,黄芩15g,桑白皮、夏枯草、龙胆草、赤白芍、天花粉、丹皮、归尾各9g,生甘草3g。针刺取穴同前。

又服9剂后,双眼视力提高至1.5,双眼疼痛消失,结膜充血消失,全身症状好转,情绪稳定。中药、针刺治疗1个月未见复发,痊愈出院。1年后随访,病情平稳。[王鸿雁.针药并用治愈复发性巩膜炎1例报道.新疆中医药,1999,17(1):35]

【临证点睛与调护】

1. 本病患者眼睛疼痛较甚者,可配合犀黄散点眼,每日早晚各1次,每次点药粉约半粒芝麻大小于内眼角处,然后闭眼5~10

分钟,或配以中药内服。

2. 本病常是某些全身性疾病的伴随症,一旦出现,应积极查找相关的原发病,治疗原发病,才能有效地控制本病。

【现代研究】

运用梅花针疗法治疗巩膜炎。治法:于患者背部第 3~7 胸椎两侧旁开 1.5 寸(相当于肺俞与膈俞之间),常规消毒后,用拇指、食指平握梅花针柄后端,用腕力由轻到重敲打至皮肤发红且有间断针尖状出血为止,再用乙醇棉球消毒皮肤,覆盖无菌纱布,隔日再治。根据合并症情况可分别给予 1%阿托品滴眼,球结膜下注射泼尼松 0.3ml,异烟肼 0.5ml,4 日 1 次,或用其他西药或中药治疗。治疗 28 例 29 眼中,治愈 22 眼,显效 7 眼。[夏晖.梅花针疗法治疗巩膜炎.中医杂志,1990,31(4):42]

翼状胬肉

【概述】

翼状胬肉是增殖的球结膜侵袭到角膜的病变组织,呈三角形,因形似昆虫之翼而得名。胬肉仅见于睑裂部,多见于鼻侧,也有在颞侧及双侧同时发生者。相当于中医的胬肉攀睛,是指眼眦部长赤膜如肉,其状如昆虫之翼,横贯白睛,攀侵黑睛,甚至遮盖瞳神的眼病。又名胬肉侵睛外障、蚂蟥积证、肺瘀证、目中胬肉等。本病名首见于《银海精微·卷之上》,而《张氏医通·七窍门》中对其症状及治法记载简单明了,谓:"胬肉攀睛证,多起于大眦,如膜如肉,渐侵风轮,甚则掩过瞳神,初起可点而退,久则坚韧难消,必用钩割。"胬肉多起于大眦,也有起于小眦或两眦同时发生者;常见于中老年人及户外工作者,男性多于女性,若遮盖瞳神则影响视力,按病变进展情况可分为进行期和静止期。

【病因病机】

西医认为其发病机制不明,可能与紫外线照射损害角膜缘干细胞、气候干燥、接触风沙或尘烟及慢性结膜炎长期刺激等有一定关系。多在睑裂斑的基础上发展而成。

中医认为其病理性质多为热(火),但有虚实之分,亦有虚实夹杂者。《银海精微·卷之上》对其发病之因记载甚详,云:"此症者,脾胃热毒。脾受肝邪,多是七情郁结之人,或夜思寻,家筵无歇,或饮酒乐欲,使三焦壅热,或肥壮之人,血滞于大眦。胬肉发端之时多痒,因乎擦摩,胬肉渐生侵黑睛。"结合临床归纳如下:

1. 心肺蕴热,风热外袭,内外合邪,热郁血滞,脉络瘀滞,渐生胬肉。

2. 嗜食五辛酒浆,脾胃蕴积湿热,邪热壅滞目眦。

3. 忧思恼怒,五志过极,气郁化火,心火上炎,克伐肺金,致目眦生胬肉。

4. 劳欲过度,心阴暗耗,肾精亏虚,水不制火,虚火上炎,脉络瘀滞,致生胬肉。

【临床表现】

1. 自觉症状　初起多无不适,或仅有微痒微涩感,甚者妨碍视力。

2. 局部体征　眦内赤脉如缕,睑裂部白睛表层起膜,日渐变厚,呈三角形肉膜状隆起,尖端朝向黑睛,横贯白睛,攀侵黑睛。若胬肉头尖体厚,红赤显著,多发展迅速,每可侵及黑睛中央,遮蔽瞳神;若胬肉头呈钝圆,色白而菲薄如蝇翅者,发展缓慢,或始终停留在黑白睛交界处。

【实验室检查】

病理:胬肉组织的结膜上皮可增厚或变薄,偶尔显示发育不良,上皮下纤维血管组织属于胶原纤维变性,角膜的 Bowman 层由于纤维血管的侵入而破坏,经常有轻度的炎症性改变。

【诊断要点】

1. 自觉症状不明显,或仅有轻微痒涩感,胬肉侵及黑睛或掩及瞳神时,可有视物不清。

2. 胬肉起自眦角,肥厚隆起,呈三角形,尖端向黑睛中央伸展,色或白或赤。

【辨证分型】

1. 心肺风热　患眼眵泪较多,眦痒羞明,胬肉初生,渐渐长出,攀向黑睛,赤脉密布,舌苔薄黄,脉浮数。

2. 脾胃实热　患眼痒涩不舒,眵多黏结,胬肉头尖高起,体厚而宽大,赤瘀如肉,生长迅速,口渴欲饮,便秘溲赤,舌红,苔黄,脉数。

47

3. 心火上炎　患眼痒涩刺痛,胬肉高厚红赤尤甚,心烦多梦,或口舌生疮,小便赤热,舌尖红,脉数。

4. 阴虚火旺　患眼涩痒间作,胬肉淡红菲薄,时轻时重,心中烦热,口舌干燥,舌红,少苔,脉细。

【针灸治疗】

1. 辨证治疗

治法:分别以祛风清热、泻热通腑、清心泻火、滋阴降火为治则,以取膀胱经、胃经、心经、肺经、肾经穴位为主。实证针用泻法;虚证针用补法。

处方:睛明、膈俞、足三里、神门、孔最、阴谷。

方义:睛明、膈俞以活血化瘀通络;神门、孔最以祛风清热,泻肺之邪热;足三里以泻脾胃之积热;神门、阴谷以滋肾阴降心火。全方共奏祛风清热,泻热通腑,滋阴降火,凉血活血,化瘀通络,主治胬肉攀睛之功。

加减:①心肺风热者,加心俞、肺俞、风池、太阳、合谷、列缺、大陵,以祛风清热,活血祛瘀。②脾胃积热者,加承泣、曲池、天枢、上巨虚、合谷、内庭、脾俞、胃俞、大肠俞,以泻热通腑,凉血祛瘀。③心火上炎者,加心俞、少府、劳宫、前谷以清心泻火,凉血活血。④阴虚火旺者,加太溪、肾俞、涌泉、申脉、照海、攒竹、丝竹空,以滋阴降火,活血通络。

操作:承泣、睛明二穴交替使用,每次只用1穴,认真操作,掌握好方向、角度和深度,注意安全。肺俞、心俞、肠俞、脾俞、胃俞均斜刺5分左右,采用捻转手法。余穴常规针刺。每日1次,留针30分钟。

2. 其他治疗

(1) 刺血疗法

①少泽放血:手太阳小肠经的支脉经颊部到眼外角,另一支脉从颊部别出走入眼眶的下部,经鼻至眼内角。故手太阳小肠经少泽主治眼内、外眦的病变。此外,心与小肠相表里,小肠经井穴少泽放血,具有清泻心火的作用。故《百症赋》载:"攀睛攻少泽、

肝俞之所"。临床上取患侧少泽穴,用三棱针点刺放血 3~5 滴,治疗翼状胬肉。

②肝俞放血:肝俞穴放血具有清肝明目、凉血祛瘀的作用。用三棱针点刺两侧肝俞穴,并拔火罐 5 分钟,使其出血 1~2ml,隔日 1 次,并与少泽放血同用。

(2)耳针疗法:耳穴心、肺、脾、胃、肾、目下、眼,采用耳穴压丸,丸用王不留行,用胶布固定,保留 1 周,嘱患者每日按压 4 次,以疏风清热,活血通络。

(3)挑刺疗法:在心俞、肺俞、脾俞、胃俞、肝俞、胆俞、肾俞、膀胱俞区域找压痛点、皮下结节、红痣等,经严格消毒后,用三棱针进行挑刺,挑断皮下纤维后用消毒干纱布保护,用胶布固定,保留 3 天左右。

【验案选粹】

王某,女,56 岁,1985 年 10 月 27 日初诊。双眼内生翼肉已 9 年,发展缓慢,因惧怕手术而迟迟未进行治疗。近因心情郁闷而致病情加重,视物模糊,痒痛流泪。查见翼肉从双侧目内眦侵及黑睛,翼肉红赤,头尖体厚,大有掩及瞳仁之势,遂取主穴睛明、合谷透后溪。配穴:一组:光明透丝竹空、太阳、少泽、至阴;二组:光明透攒竹、耳尖、关冲、厉兑。每日 1 次。1 个疗程后翼肉开始萎缩,变薄,其余诸症消失。2 个疗程后翼肉已退至目内眦近处。嘱服杞菊地黄丸 2 盒,以巩固疗效。随访 3 年未复发。[孟宪凯.针刺为主治疗翼状胬肉 68 例.山东中医杂志,1995,14(7):310-311]

【临证点睛与调护】

1. 在治疗期间,应当禁食辣椒、大葱等刺激性食物,并应禁烟酒。

2. 翼状胬肉的发病,与环境因素有重要的关系,预防翼状胬肉应注意避免眼睛受风沙、烟尘、有害气体、过度阳光及寒冷等因素的刺激,注意眼部卫生,患沙眼或慢性结膜炎应及时治疗,同时应注意睡眠充足,生活规律,避免大便干燥等。

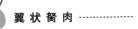

【现代研究】

1. 针刺治疗翼状胬肉

(1)运用针刺治疗翼状胬肉,取主穴:承泣、太阳、风池、攒竹。配穴:合谷、曲池。手法:承泣直刺 1.5 寸,风池向鼻侧斜刺 1.5 寸,太阳、攒竹、合谷、曲池刺 1 寸。[张彬.针刺治疗眼病图解.北京:北京科学技术出版社.2005:60]

(2)采用针刺中药综合疗法治疗真性翼状胬肉。其针刺取穴:主穴为内睛明。心肺风热加曲池、尺泽、合谷、劳宫、风池;脾胃积热加头维、上巨虚、内庭;肾经虚火加照海、太溪、三阴交、行间。留针 20 分钟,留针期间行针 2 次,每日 1 次,12 次为 1 个疗程,休息 5~6 日,再进行下一疗程。配服中药:心肺风热配服栀子胜奇散加生地、丹皮;脾胃积热配服三黄汤加生石膏、栀子、竹叶之类;肾经虚火配服知柏地黄丸加蒺藜。3 个疗程后观察疗效。针刺治疗胬肉攀睛之心肺风热型疗效最好,其次是脾胃积热及肾经虚火型。[秦荣华.针刺中药综合疗法治疗真性翼状胬肉 38 例.中国针灸,1999,6(4):242]

2. 放血疗法治疗翼状胬肉。方法:取耳尖穴、大椎穴常规消毒,用无菌三棱针在消毒后的穴位上点刺放血 5~8 滴,隔日 1 次,10 次为 1 个疗程,取得了较满意的疗效。[姚银凤.放血疗法治疗翼状胬肉 2 例.新中医.1995,5:28]

角膜软化症

【概述】

角膜软化症是指由于缺乏维生素 A 引起的一种角膜溶化及坏死,常因继发感染而使整个角膜溶解崩溃,以角膜葡萄肿而告终。本病相当于中医疳积上目,是指继发于小儿疳积,初起眼干涩、夜盲,日久黑睛生翳糜烂,甚则溃破穿孔的眼病。又名小儿疳眼外障、小儿疳伤、疳毒眼、疳眼等。《秘传眼科龙木论·卷之六·小儿疳眼外障》对该病记载较早:"初患时,时时痒涩,拆眉咬甲揉鼻,致令翳生,赤肿疼痛,泪出难开。"多见于虚弱多病、营养不良的婴幼儿,双眼常同时受累,尤其是患急性热性传染病如麻疹、肺炎等见高热或腹泻时,维生素 A 消耗增高、摄取减少,更易促使本病的发生。

【病因病机】

西医认为是由于维生素 A 缺乏所致。食物中缺少维生素 A、喂养不当、吸收不良、慢性腹泻或患其他消耗性疾病如麻疹、肺炎病程迁延时,导致维生素 A 严重缺乏,又不注意补充维生素 A,是发病的主要原因。

中医认为该病是在小儿疳积证的基础上所产生的眼病。眼科专著《审视瑶函·疳伤》详述其因及预后:"疳证皆因饮食失节,饥饱失调,以致腹大面黄,重则伤命,轻则害目。"

1. 脾病及肝,肝脾亏虚,气血津液生化不足,目失濡养,即患疳积上目。

2. 脾胃受损,气血津液生化不足,血不养肝,肝之阴血虚少,肝热内生,则脾虚肝热,热邪上犯,而病疳积上目。

3. 虫积成疳,脾胃虚弱,脾病及肝,肝虚血少,肝热内生,上攻于目。

4. 饮食不节,脾胃受损,湿邪内生,郁而化热,亦致疳积上目。

5. 饮食不节,过食寒凉生冷,脾胃受损,阳气受伤,阴寒脾胃虚寒,亦致疳积上目。

【临床表现】

1. 自觉症状　病初起,患儿在傍晚或暗处行动不便或困难,或出现夜盲,频频眨目,羞明流泪,闭目不睁,或热泪频流,不能视物。

2. 局部体征　白睛萎黄干燥,环绕黑睛处呈晕状皱起,黑睛失泽混浊如雾状,知觉减退;随病情发展,白睛正对睑裂处出现略带银灰色之三角形干燥斑,底向着黑睛边缘,不为泪液所湿润;病情严重时,白睛粗糙增厚,黑睛混浊溃烂,或伴黄液上冲,甚至黑睛溃破,变生蟹睛,形成螺旋突起,或致目珠萎缩。

此外,本病初起时患儿常挤目、揉鼻、咬甲,继而面色萎黄,形体消瘦,毛发枯焦,烦躁不安,掩面而卧;严重者,声音嘶哑,腹大如鼓,青筋暴露,频频泄泻,手足俱肿等,可有生命垂危的征象。

【实验室检查】

1. 视觉暗适应功能测定　暗适应能力比较差。

2. 眼结膜角质上皮细胞检查　将患儿眼睑分开暴露 4~5 分钟,用棉拭子蘸生理盐水,自结膜面上轻轻刮下,在显微镜下可见角质上皮细胞。

3. 血清维生素 A 水平测定　正常空腹时血浆维生素 A < $10\mu g/dl(<0.35\mu mol/L)$。

4. 血浆视黄醇结合蛋白测定(RBP)　血浆 RBP 的含量明显低于正常值。

5. 中段尿检查　中段尿液上皮细胞计数,在增高高倍显微镜下更可见上皮细胞角质变性的程度。

【诊断要点】

1. 眼部干涩,频频眨目,羞明流泪,暗处或入暮视物不清。

2. 白睛表面干燥失泽,睑裂部近黑睛边缘出现银白色干燥斑。黑睛混浊如雾状,甚至黑睛溃损,继发凝脂翳及黄液上冲。

3. 有喂养不当、营养不良或慢性泄泻、寄生虫病史。

【辨证分型】

1. 肝脾亏虚　病初期,患儿傍晚或暗处行动不便或困难,频频眨目,白睛失泽,黑睛混浊,视觉减退,可兼见面色萎黄,憔悴,形瘦乏力,肢冷自汗,精神萎靡,唇干口渴,舌淡而嫩,苔薄白,脉细而弱。

2. 脾虚肝热　双目干涩,频频眨目,白睛萎黄失泽,或白睛出现皱褶,黑睛干燥无泽。可兼见面黄肌瘦,腹胀拒按,食少神疲,烦躁不安,大便溏泄或秘结,舌质淡嫩,苔薄黄,脉细弦。

3. 脾虚虫积　两目频频眨动,羞明怕光,白睛干燥无华或白睛出现干燥斑,黑睛失泽。可兼见小儿面黄肌瘦,喜吃泥土、生米等;腹痛腹泻,呕吐清水或蛔虫,大便稀溏,舌质淡,苔薄白,脉细。

4. 湿热犯目　眼磣涩,羞明流泪,喜伏暗处,白睛、黑睛干燥明显,白睛出现干燥斑,黑睛灰白色混浊。可见面黄不华,食少纳呆,脘腹胀满,倦怠消瘦,少气懒言,大便溏薄,舌淡苔黄腻,脉滑。

5. 中焦虚寒　黑睛糜烂或破损形成蟹睛。泄泻频频,完谷不化,四肢不温,面色苍白,舌质淡、苔白,脉沉迟。

【针灸治疗】

1. 辨证治疗

治法:分别以健脾和胃、养肝明目,健脾清肝、滋阴养血,健脾润燥,健脾清热渗湿,益气消疳,温中散寒为治则;以取膀胱经背俞穴、脾经、胃经、肝经穴位为主。实证用泻法;虚证用补法;虚实夹杂者可补泻兼施;寒证可针灸并用。亦可配合按摩推拿及小儿捏脊疗法。

处方:脾俞、胃俞、公孙、三阴交、足三里、肝俞、太冲、华佗夹脊穴。

方义:脾俞、胃俞、公孙、三阴交、足三里以健脾和胃,补益气血,养肝明目;脾俞、三阴交、肝俞、太冲以健脾清肝,滋阴养血;脾俞、足三里、三阴交以健脾清热除湿,益气消疳;脾俞、胃俞、足三里以温中散寒,养血明目;华佗夹脊穴以调理督脉及五脏六腑十二经脉功能,补益气血,养肝明目。

加减:肝脾亏虚,目失濡养而见夜盲者,加膈俞、睛明、光明、四缝、地机、四白,以健脾和胃,养肝明目;脾虚肝热,阴血不足,双目干涩,烦躁不安者,加风池、心俞、肾俞、神门、太阳、血海、光明,以健脾清肝,滋阴养血明目;脾胃虚寒,目失温煦者,加中脘、梁门、梁丘、神阙、下巨虚,以温中散寒明目;湿邪困脾,浊邪犯目者,加阴陵泉、阳陵泉、天枢、中脘、四白、合谷、足临泣,以健脾清热除湿,益气消疳;中焦虚寒者,加关元、天枢、中脘,以温中散寒,健脾消疳。

操作:脾俞、胃俞、心俞、肾俞、肝俞均斜刺 0.5 寸,不宜深刺,以防意外情况发生。华佗夹脊穴针 0.5 寸,只要严格按照夹脊穴定位,采用俯卧位或俯伏坐位进针,均十分安全,而针宜用粗针,容易得气。神阙重用灸法,每日 1 次,采用悬灸,灸 10~20 分钟,以腹部灸热为宜。其余各穴常规针刺。华佗夹脊穴亦可配合皮肤针叩刺,隔日 1 次,以皮肤潮红为宜。

2. 其他治疗

(1)刺血疗法:取印堂、四缝用三棱针点刺放血 3~5 滴。每日 1 次。

(2)耳针疗法:取脾、胃、大肠、小肠、三焦、肝、心、肺,采用耳穴压丸,丸用特制坚硬细小如油菜子的归脾丸,胶布固定,保留 1 周,嘱患者每日用手按压 4~6 次。

(3)捏脊疗法:捏脊推拿,以两手指背横压长强穴,向大椎穴推进,同时以两手拇指与食指将皮肤肌肉捏起,交替向上,直至大椎,为 1 次,如此连续 6 次。在推捏第 5~6 次时,以拇指在腰部用力将肌肉提起 4~5 次,捏完后,再以两拇指从命门向肾俞左右推压 2~3 下。本法有调理脾胃,调和阴阳,疏通经络之功效。

【临证点睛与调护】

1. 患儿饮食应多进富含营养的鱼、蛋、乳、肝类食品及新鲜蔬菜,如胡萝卜、青菜等辅助治疗。

2. 黑睛表面若软化坏死,应约束患儿双手,防止用手揉擦眼部;医护人员亦应注意,切勿用重力开睑,以免促成眼珠穿孔。

3. 对断乳期的婴儿及发育期的幼儿和儿童,以及孕妇和哺乳期妇女,应适当补充营养,多吃新鲜蔬菜和蛋类、鱼类等食物。对婴幼儿,尤其应做到合理喂养,防止饮食偏嗜和过食肥甘厚腻之品。

角 膜 翳

【概述】

角膜翳是指角膜混浊经过炎症修复过程后形成的瘢痕。它是角膜炎症痊愈的标志,多为永久性,不易消退。角膜软化症、角膜炎和角膜外伤最终均可形成不透明的结缔组织瘢痕,根据其不同厚度而分如下几种情况:淡而界限欠清的、肉眼不易分辨的混浊称为云翳;浓密而界限较清楚的称为斑翳;更致密而呈瓷样不透明区者称为白斑;曾有过角膜穿孔史而形成虹膜前粘连的白斑称为粘连性角膜白斑。这些瘢痕一般很稳定,不扩大,也不会消失,一般无浸润等炎症反应。少数白斑因营养障碍可发生不易愈合的"粥样溃疡"。

本病相当于中医学"宿翳"的范畴。宿翳是指黑睛疾患痊愈后遗留下的瘢痕翳障,其边缘清晰,表面光滑,无红赤疼痛的眼病。

【病因病机】

西医认为该病多是角膜炎症或外伤治愈后遗留的瘢痕。

黑睛生翳多由外感风热或脏腑热炽所致,火热易伤阴液,且火邪易郁脉络,故瘢痕翳障的形成往往与阴津不足、气血瘀滞有关。

【临床表现】

1. 自觉症状　可有视力下降,无红赤疼痛、羞明流泪等症状。

2. 眼部检查　黑睛上有翳障,部位不定,形状不一,厚薄不等,或为角膜云翳、角膜瘢痕、角膜白斑、粘连性角膜白斑,其表面光滑,边缘清楚,荧光素染色阴性。位于黑睛周边者,多不影响视力;翳厚位于黑睛中部遮掩瞳神者,可不同程度地影响视力。

【诊断要点】

1. 黑睛疾患史。

2. 眼无红赤疼痛。

3. 黑睛遗留形状不一、厚薄不等的瘢痕翳障,荧光素染色检查阴性。

【辨证分型】

1. 阴虚津伤　黑睛疾病后期,眼内干涩不适,遗留瘢痕翳障;或见舌质红,苔薄白,脉细。

2. 气血凝滞　黑睛宿翳日久,赤脉伸入翳中,视力下降;或见舌红苔薄白,脉缓。

【针灸治疗】

1. 辨证治疗

治法:分别以养阴生津、凉血化瘀为治则,以取太阳、阳明、少阳、太阴经穴为主。实证用泻法;虚证用补法。

处方:睛明、球后、丝竹空、四白、风池、血海、三阴交。

方义:睛明、球后、丝竹空、四白为局部取穴,疏调局部经气;三阴交为足三阴经交会穴,与血海配合应用,补之可滋阴补血,泻之可活血化瘀;风池为治疗眼病的经验效穴。

加减:阴虚津伤者,加肝俞、肾俞、涌泉、太溪、照海以滋补阴血;气血凝滞者,加膈俞、公孙、合谷以活血祛瘀。

操作:睛明、球后两穴,选用细针,推移并固定眼球,紧靠眶缘缓慢直刺 0.5~1 寸。一般不留针,得气出针,并按压针孔,以预防局部出血。肝俞、肾俞、膈俞斜刺 0.5~0.8 寸。余穴常规针刺。每日 1 次,10 次为 1 个疗程。

2. 其他治疗

穴位注射疗法:给予生脉灵注射液与 0.5%的利多卡因混合液(5∶1)穴位封闭,每日 1 次。取攒竹、丝竹空、球后,每穴注射

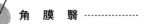

1~1.5ml,封闭方向指向球后。

【临证点睛与调护】

1. 平时注意锻炼身体,增强体质,预防感冒。患感冒或发热性疾病时,在治疗全身疾病的同时应预防性地点眼药水(抗病毒药)1周左右。

2. 对新生血管多又较厚的角膜翳,可酌情点用0.5%可的松或乙基吗啡滴眼剂,以减少血管增殖,促使角膜翳吸收,为进一步治疗创造条件。

3. 预防眼外伤和其他传染性眼病。对范围较大、整个黑眼珠都变白的患者,可佩戴变色眼镜,一方面显得美观,同时也可防止外伤。

病毒性角膜炎

【概述】

病毒性角膜炎指由病毒感染引起的非化脓性角膜炎,临床以单纯疱疹病毒引发者最为多见。其角膜病变表现为树枝状、地图状、盆状浸润等多种形式。分原发和继发两种,而以继发者为多见,病情反复发作,迁延难愈。若病变发展至角膜实质深层或治疗不及时,则严重影响视力甚至失明。原发感染多见于对病毒无免疫力的儿童,尤其 6 个月至 2 岁的婴儿。本病相当于中医的聚星障,是指黑睛骤生多个细小星翳,其形或联缀,或团聚,伴有碜涩疼痛、羞明流泪的眼病。此病常易反复,病程较长,可单眼为患,也可双眼同时或先后发生,愈后遗留瘢痕宿翳,影响视力。若失治,可变生花翳白陷、凝脂翳等黑睛重证。本病起病较缓,一般不发生前房积脓,较少发生溃疡穿孔。

【病因病机】

西医认为主要是由于单纯疱疹病毒Ⅰ感染引起,常因感冒、热病、精神刺激诱发。

中医认为黑睛属肝所主,故本病与肝关系密切。

1. 外感风热,伤及黑睛,致生翳障。

2. 外邪入里化热,或素有肝经伏火,内外合邪,以致肝胆火炽,灼伤黑睛。

3. 恣食肥甘厚味或煎炒之物,损伤脾胃,酿成脾胃湿热,土反侮木,熏蒸黑睛。

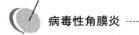

4. 素体阴虚,正气不足,或患热病后,津液耗伤,以致阴津亏乏,复感风邪引起。

【临床表现】

1. 自觉症状　轻者眼内碜涩微痛,羞明流泪,重者眼痛灼热,羞明流泪明显,视物模糊。

2. 局部体征　胞睑肿胀或红肿难睁,白睛红赤,甚则白睛混赤。黑睛有点状星翳,色灰白或微黄,少则数颗,多则数十颗,或齐起,或先后渐次而生,排列不一,荧光素钠染色阳性,若星点扩大加深,可连缀成树枝状,或融合成片,边缘蜿蜒犹如地图状,若星点向深层发展,团聚群集而呈圆盘状,并可出现瞳神紧小。如治疗不当,复感毒邪,可发展成凝脂翳。

【实验室检查】

1. 角膜组织刮片作病毒分离。

2. 荧光抗体染色技术　上皮刮片荧光抗体染色及房水细胞荧光抗体染色,在被感染的细胞质或核内可找到特殊的荧光染色区,证明有单纯疱疹病毒存在。

【诊断要点】

1. 发病前多有感冒或发热病史。

2. 自觉眼内碜涩、疼痛、羞明、流泪、视物模糊。

3. 黑睛病变初起为星点翳障,可发展为树枝状、地图状、圆盘状。

4. 可伴有白睛混赤,瞳神紧小。

【辨证分型】

1. 风热毒邪　自觉眼碜涩、羞明、流泪。查视眼部:白睛抱轮红赤,用1%荧光素钠染色可见黑睛生星翳,翳色灰白。可兼见发热微恶风寒,眉骨酸痛,头痛鼻塞,咽痛溲黄,舌苔薄黄,脉浮数。

2. 肝火炽盛　自觉眼胀痛,羞明泪热。查视眼部胞睑红肿,白睛混赤,黑睛星翳渐次扩大加深。可兼见头痛、口苦,苔黄,脉弦数。

3. 湿热蕴积　流泪,热泪,羞明,生眵,眵黏。查视眼部白睛抱轮红赤,黑睛生翳,反复发作,缠绵不愈。可兼见食欲不振,头重胸闷,溲赤,便溏,口黏,舌红,苔黄腻,脉濡。

4. 阴虚邪留　病情日久,迁延不愈,眼羞明较轻,眼内干涩不适。查视眼部白睛抱轮微红,星翳疏散。全身可无不适,舌红少津,脉细或数,或兼见妇女经前眼胀,口中酸涩。

【针灸治疗】

1. 辨证治疗

治则:分别以祛风清热,疏风散寒,清肝泻胆,清利湿热,滋阴散邪,退翳明目为治则,以取太阳、阳明、厥阴及少阳经穴为主,多针少灸,针用泻法。

处方:睛明、养老、承泣、合谷、大敦、瞳子髎、丝竹空、光明。

方义:睛明、养老以通调太阳经气,泻太阳之邪热,退翳明目;承泣、合谷以清热除湿;大敦以泻肝火;瞳子髎、丝竹空、光明以调理少阳经气,清泻胆热。全方共奏清热退翳明目之功。

加减:风热外袭,上犯于目者,加大椎、曲池、风池、太阳、二间,以疏风清热,退翳明目;肝胆邪火,上攻于目者,加肝俞、胆俞、率谷、阳白、足临泣、中封、中都、耳尖,以清泻肝胆,泻火退翳明目;湿热蕴积者,加脾俞、胃俞、阴陵泉、阳陵泉、三阴交、四白、阳白,以清利湿热,退翳明目;阴虚邪留者,加肝俞、肾俞、太溪、申脉、照海、神门、阳辅,以滋阴散邪,退翳明目。

操作:睛明、承泣两穴交替使用,严格消毒,选用细针,固定眼球,紧靠眶缘直刺 0.5~1 寸。一般不留针,得气出针,并按压针孔,以预防局部出血。大敦、养老采用灯火灸,隔日 1 次,连用 5~7 次。肝俞、胆俞、脾俞、胃俞、肾俞等背俞穴斜刺 0.5 寸,其余各穴常规针刺,每日 1 次,留针 15~30 分钟。

2. 其他治疗

(1)灸法:选取心俞、脾俞、脑空、中脘、陷谷、冲阳。用艾条灸穴位,每穴灸 1~3 分钟,1 日 1 次,10 次 1 个疗程。

(2)刺血疗法:选取穴位风池、商阳、身柱、上星、曲池、太阳,用三棱针点刺穴位,出血 2~3 滴,5 次为 1 个疗程。

（3）耳针疗法：耳穴肝、肾、脾、目₁、目₂、眼,针用泻法,每日1次,留针30分钟,12天为1个疗程,连治1~2个疗程。亦可配合耳穴压丸,丸用蔓荆子,胶布固定,保留1周,每天用手按压4~6次。

（4）穴位注射疗法：①用银黄注射液或板蓝根注射液或鱼腥草注射液,每次0.5~1ml,每日或隔日1次。②注射用清开灵(冻干)400mg加0.9%氯化钠注射液4ml。穴位选取太阳、曲池、攒竹、风池、足三里穴。为避免局部反复注射引起的软组织损伤,上述穴位每日选2个穴位药物注射,交替使用,每次每穴药物注射剂量1ml,7天为1个疗程,休息3天再行下一个疗程,共治疗3~4个疗程。常规阿昔洛韦眼药水滴眼,1天3次。

（5）综合疗法：内服角膜1号。药物组成：柴胡、黄芩、龙胆草、蒲公英、薄荷、荆芥、银花、全蝎、木通。反复发作者可配合扶正之生黄芪、白术、防风等。服法：每日1剂水煎,分2次内服。针刺取穴：风池、承泣、攒竹、太阳、外关、合谷。针法：每次取穴3~4个,每日1次,留针20分钟。外关、合谷用泻法,太阳放血。点药：熊胆眼药水,每2小时1次,停用其他西药。合并虹膜炎者用1%阿托品扩散瞳孔。以上方法10次为1个疗程。

【临证点睛与调护】

1. 忌酒　乙醇能降低人体免疫力,使病毒加快繁殖的速度,因此病毒性角膜炎患者必须戒掉酒及含乙醇的饮料。

2. 忌羊肉　病毒性角膜炎患者角膜深层病变是免疫反应,而吃羊肉可加重这种慢性免疫反应导致病情加重。

3. 忌热敷眼睛　因为人的角膜每天大部分时间(睡眠除外)均处于较凉爽的环境中,如果在其患病时突然对其以较高温度热敷,无异于火上浇油使其遭受高温缺氧的伤害。

4. 忌用药偷工减料　抗病毒药滴眼液滴眼次数一天要保证1次,不能减少。

5. 忌滴药时不压住泪囊　患者在用药时滴入眼内的滴眼液会流入泪囊,如果这时不堵住此通道,药物的疗效就会大打折扣。

6. 忌包扎眼睛　包扎眼睛可使结膜囊温度升高,分泌物增多,利于细菌病毒繁殖,而且所用纱布也有可能划伤角膜。

7. 忌闭目低头　此动作有可能造成患者眼部瘀血而加重病情。

8. 忌见好就收　只有病被治愈稳定后,患者方可遵医嘱停药。

9. 忌骤停激素　有的患者用了激素,当病情得到迅速控制,角膜恢复透明,视力提高,疗效比较满意,便误以为病已治愈,自作主张停药,结果导致炎症这一严重后果。需要告知患者,激素用法比较特殊,需要遵医嘱递减停药。

10. 忌一条道跑到黑　在使用某种抗病毒药如抑制型抗病毒药效果不满意时,可在医生指导下换用其他类型的抗病毒药。

【现代研究】

1. 穴位注射治疗病毒角膜炎 80 例。病损位于角膜中央及偏于颞侧者以球后穴为主配承泣或上明穴,偏于角膜下方者以承泣穴为主配球后,偏于角膜上方者以上明穴为主配球后,两穴交换注射或主穴注射 2 次,配穴注射 1 次。用无环鸟苷注射液、鱼腥草注射液、丹参注射液,按 2∶1∶1 比例,0.5～0.6ml 穴位注射,隔日 1 次。疗效较好。〔聂亚飞.运用穴位注射治疗病毒角膜炎80 例.现代中医药,2007,27(6):28-29〕

2. 针刺配合活血逐瘀汤治疗角膜炎。方法:中药(当归、赤芍各 15g,川芎、香附、白蒺藜、木贼草各 10g,胡黄连、甘草各 6g。口干咽燥加花粉、麦冬;热重加龙胆草、生石膏;小便涩加木通;便燥或前房积脓加大黄、芒硝;寒重加细辛;体虚加黄芪、党参、白术)。初期配合针刺上星、神庭、睛明,用泻法。目赤退后配攒竹、鱼腰、头临泣、合谷,用平补平泻法。每日 1 次。其中单纯疱疹病毒性角膜炎 27 例,配合 0.5%疱疹净眼药水滴眼。结果:显效(症状消失,角膜溃疡愈合,荧光染色阴性)86 例,进步(症状消失或减轻,角膜溃疡基本愈合,仅见少数细点着色)14 例,无效 2 例。〔曾亦媛.针刺配合活血逐瘀汤治疗角膜炎.浙江中医杂志,1990,(4):25〕

细菌性角膜炎

【概述】

细菌性角膜炎指由细菌感染引起的一类化脓性角膜炎症。病变开始在角膜表面,随之向纵深发展,多呈匐行性。发病前多有角膜外伤史及慢性泪囊炎病史。该病可发生于任何年龄,无明显季节性。本病起病急、发展快、变证多,对视力危害大,尤其是铜绿假单胞菌所致者,其病势更急,病情更重。在病变进程中,虹膜睫状体可受到刺激,大量的渗出物聚集于前房内,形成前房积脓。

本病属于中医学"凝脂翳",是黑睛生翳,其色白或鹅黄,状如一片凝脂,且多伴有黄液上冲的急重眼病。本病发展迅速,危害严重,易致黑睛溃破,黄仁绽出,变成蟹睛,甚则神膏外溢,眼珠塌陷,亦有病邪深入,发展为眼珠灌脓等恶候。该病愈后视力受到严重障碍,甚至失明。

【病因病机】

西医认为,本病多由角膜外伤后感染或剔除角膜异物感染金黄色葡萄球菌、肺炎链球菌、溶血性链球菌、铜绿假单胞菌等所致。或由于某些局部及全身因素,如干眼、泪道阻塞、倒睫、戴接触镜、糖尿病、严重的烧伤、昏迷、长期使用免疫抑制剂等,使机体全身或局部抵抗力下降,一些存在于结膜囊的条件致病菌也可造成角膜感染。

中医对其早有记载,《诸病源候论·目病诸候·目内有丁候》认为本病因"脏腑热盛,热乘于腑,气冲于目,热气结聚",而《证治准绳·杂病·七窍门》中指出,若黑睛"四周见有瘀滞者,因血阻道路,清汁不得升运之故。若四周不见瘀赤之甚者,其内络深处,必有阻滞之故"。结合临床归纳为:

1. 黑睛外伤,风热邪毒乘虚侵袭,触染黑睛所致;素有漏睛者,因邪毒已伏,更易乘伤侵入而发病。

2. 风热外邪入里化热,或嗜食辛热炙煿,致脏腑热盛,肝胆火炽,上炎于目,灼伤黑睛。

3. 久病之后,或为气虚,或为阴伤,正气不足,外邪滞留,致黑睛溃陷,久不愈复。

【临床表现】

1. 自觉症状　初起眼内碜涩,灼热刺痛,畏光流泪,眵多黏稠,若病情向纵深发展,则有头目剧痛,羞明难睁,热泪如汤,眵多黄稠或眵多如脓,视物模糊。

2. 局部体征　胞睑肿胀或红肿,白睛红赤,甚则混赤臃肿,黑睛生翳,如覆一片凝脂,呈灰白或微黄,甚则色黄浮嫩肥厚,凹陷渐大加深,可蔓延整个黑睛,并向纵深发展,波及黄仁、神水,遂成黄液上冲。瞳神紧小,甚则形成瞳神干缺等。严重者,黑睛溃破形成蟹睛或脓攻全珠,导致眼珠塌陷而失明。

【实验室检查】

1. 角膜刮片、涂片检查。应立即从溃疡的边缘进行取材涂片镜检,并做细菌培养和药物敏感试验。

2. 微生物培养　培养可发现金黄色葡萄球菌、肺炎链球菌或铜绿假单胞菌生长。

3. 荧光素钠染色。

4. 角膜知觉测定。

5. 裂隙灯显微镜检查。

【诊断要点】

1. 常有黑睛外伤史或漏睛病史,起病急,发展快。

2. 眼痛,羞明,流泪,视物模糊。

3. 黑睛生翳,溃面污浊,如覆凝脂。

4. 常伴有黄液上冲,瞳神紧小。

5. 黑睛溃面刮片作培养,可找到致病菌。

【辨证分型】

1. **风热壅盛** 病变初起,头目疼痛,羞明流泪,视力减退,抱轮红赤,黑睛生翳,边缘不清,如覆薄脂;可见舌质红,苔薄黄,脉浮数。

2. **肝胆火炽** 头目疼痛明显,强烈羞明,热泪如泉,白睛混赤,黑睛生翳,状如凝脂,神水混浊,黄液上冲;可伴口苦溲黄;舌红苔薄黄,脉弦数。

3. **火毒炽盛** 头目剧痛,眼睑红肿,眵多浓稠,热泪如汤,白睛混赤浮肿,黑睛翳陷,状如凝脂,扩大加深,黄液上冲量多,眵泪、凝脂及脓液色呈黄绿;可伴发热口渴,尿黄便秘;舌红苔黄厚,脉数有力。

4. **气阴两虚证** 眼痛,羞明较轻,或眼内干涩,轻度抱轮红赤,黑睛溃陷,日久不敛;常伴体倦便溏;舌红脉细数,或舌淡脉弱。

【针灸治疗】

1. 辨证治疗

治法:分别以疏风清热,清泻肝胆,泻火解毒,益气养阴为治则,以取太阳、阳明、少阳及厥阴经穴为主,多针少灸,针用泻法,灸亦泻之。

处方:睛明、颧髎、四白、合谷、风池、光明、太冲。

方义:太冲、光明、风池以清肝泻热;四白、合谷以清泻阳明邪热;睛明、颧髎以疏泄太阳邪热。全方共奏清肝降火,泻火解毒,退翳明目之功。

加减:风热壅盛者加大椎、曲池、中渚、少商,以疏风清热,退翳明目;肝胆火炽者加耳尖、行间、侠溪,以清肝利胆,泻热明目;火毒炽盛者,加耳尖(刺血)、支沟、大椎、身柱、曲池、承泣、养老、大骨空、申脉,以泻火解毒,明目退翳;气阴两虚者,加脾俞、肾俞、足三里、三阴交、太溪,以益气养阴,退翳明目。

操作:睛明、承泣,严格消毒,选用细针。固定眼球,针入眼眶与眼球之间 1 寸,一般不留针,得气出针,两穴交替进行,不必同时针刺。大椎、身柱采用刺血拔罐。大骨空、申脉、养老采用灯火灸。背俞穴除针以外,还可以配合挑刺疗法。其余各穴,以针为主,一般留针 15~30 分钟,用泻法;气阴两虚者用补泻兼施法。

2. 其他治疗

(1)刺血疗法:选取太阳、鱼腰、陶道。用三棱针刺太阳穴,然后拔罐 1~3 分钟;鱼腰、陶道点刺出血,挤出血数滴。

(2)耳针疗法:取穴耳尖、耳垂(刺血)、肾、肝、胆、心、胃、三焦、眼,采用毫针刺,针用泻法,留针 30 分钟,隔日 1 次,两耳交替进行。

(3)梅花针疗法:取头颞侧、后颈部、督脉。常规消毒后,用梅花针行中等叩刺,在第 2 天或第 3 天再行重度刺激,以微量出血为度。

【临证点睛与调护】

1. 预防的重点在于保护角膜不受外伤。

2. 挑取角膜异物时,应严格无菌操作。

3. 一旦有角膜外伤应及时有效防止细菌感染,如涂抗生素眼膏,伤眼用眼垫包盖,口服或肌内注射抗生素。

4. 细菌性角膜溃疡属急重眼病,起病急,变化快,治疗不及时则预后较差。

5. 单纯西药治疗存在细菌耐药等问题,中医药配合西药治疗建立了"苦寒直折""火郁发之""釜底抽薪"等行之有效的治法,在提高疗效及缩短病程上有一定的优势,但也有一些待解决的问题,如建立统一的疗效标准和具体的观察指标等。中药外治的研究有待进一步深入及推广,局部用药有效药物的筛选、复方的配伍、单方与复方疗效对比、局部给药途径选择、便捷有效剂型的制备以及外用药与辨证用药间的配合等,是今后提高疗效的有效途径。

真菌性角膜炎

【概述】

真菌性角膜炎是指由真菌感染引起的一种角膜炎症。真菌感染角膜后,主要引起角膜组织的坏死形成溃疡,故常称真菌性角膜溃疡。本病相当于中医的湿翳,是指黑睛生翳,其表面微隆起,状如豆腐渣样,外观干而粗糙的眼病。该病名首载于《一草亭目科全书》,但无详细论述。本病多见于我国南方温热潮湿气候地区,以夏秋收割季节常见。起病及经过较缓慢,但其预后较差,对视力危害较大。

【病因病机】

西医认为本病常发生于植物性角膜外伤后,如树枝或农作物擦伤;也可发生在其他的角膜上皮缺损后,如角膜接触镜的擦伤或角膜手术后。常见的致病真菌有镰刀菌、曲霉菌、青霉菌、白色念珠菌及酵母菌等;一些菌种的发病与机体免疫功能失调有关,如全身或眼局部长期大量使用广谱抗生素、糖皮质激素或免疫抑制剂等。

中医认为本病多发生于气候潮湿炎热的夏秋农忙季节,是由于稻芒、麦刺、植物的枝叶擦伤黑睛,或戴角膜接触镜时损伤黑睛,或黑睛手术后造成轻度黑睛外伤等,致湿毒之邪乘伤侵入,湿邪内蕴化热,熏灼黑睛所致;或肝胆火炽,上炎于目,以致气血壅滞,蓄腐成脓,黑睛溃烂;若素患漏睛,邪毒已伏,更易乘伤侵袭而发病。

【临床表现】

1. 自觉症状　眼内有沙涩异物感,疼痛,畏光,流泪,视力障碍,有黏性分泌物。

2. 局部体征　黑睛生翳,呈圆形或椭圆形或不规则形,翳色黄暗或灰白,表面隆起粗糙不平,边缘迂曲,与健区角膜分界清楚,但向四周逐渐发展,并有严重的白睛混赤,黑睛后方有块状胶样沉着物,常伴有黄液上冲,量多质稠,可遮盖大部瞳神。

【实验室检查】

1. 角膜组织刮片可查到真菌。

2. 角膜共焦显微镜检查角膜感染组织,可显示角膜的超微结构,辅助真菌性角膜炎的诊断。

【诊断要点】

1. 植物外伤史,长期应用激素、抗生素史。

2. 病灶发展缓慢,易复发。

3. 角膜溃疡边缘清楚,但不规则,表面粗糙,高低不平,无光泽,附有黄色菌丝,向实质层扩展,可见结节状浸润。

4. 波及葡萄膜时,见角膜后沉着物,前房积脓,呈黏稠状。

5. 溃疡面坏死组织镜检可找到菌丝。

6. 真菌培养可以鉴定菌型。

具备以上 1~5 项即可诊断,兼有第 6 项即可确诊。

【辨证分型】

1. 风热壅盛　黑睛生翳,渐渐扩大凹陷,表面粗糙不平,常伴有黄液上冲,羞明流泪,头目俱痛,抱轮红赤,口干,舌红苔黄,脉弦数。

2. 湿热熏蒸　黑睛生翳大片,表面溃烂如腐渣,抱轮红赤,病情缠绵,经久不愈,舌红苔黄腻,脉濡数。

3. 胆火炽盛　黑睛生翳,目赤肿痛,急躁易怒,流泪黏稠,小便黄,舌红,脉弦数。

4. 阴虚邪留　黑睛凝脂渐退,可见赤脉伸入,抱轮红赤,羞明流泪较轻,眼内干涩不适,舌红少苔,脉细数。

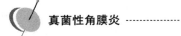
【针灸治疗】

1. 辨证治疗

治法:分别以祛风清热,祛湿泻热,清肝泻胆,滋阴降火,退翳明目为治则;以取肝经、胆经、肺经、大肠经、肾经、膀胱经穴位为主。实证针用泻法,虚证针用补法。

处方:太冲、瞳子髎、光明、少商、合谷、照海、睛明。

方义:肝开窍于目,且肝经连目系,取肝经太冲以清泻肝火;配肾经照海以滋阴降火;胆经起于目锐眦,且肝胆互为表里,经脉相通,取胆经瞳子髎、光明以清肝泻胆;肺合皮毛,主一身之表,取肺经少商配膀胱经睛明以祛风清热,通络止痛;用合谷以通调阳明经气,疏风清热通络。全方祛风清热、清肝泻胆、滋阴降火,以退翳明目。

加减:风热壅盛者,加风池、列缺、太阳、大椎、曲池,以祛风清热,退翳明目;湿热熏蒸者,加阴陵泉、三阴交、大椎、内庭,以清热祛湿,退翳明目;肝胆火炽者,加大敦、行间、侠溪、阳白、风池、肝俞、胆俞,以清肝泻胆,退翳明目;阴虚火炎,反复发作者,加肝俞、肾俞、申脉、昆仑、太溪、复溜、丝竹空,以滋阴降火,退翳明目。

操作:睛明严格消毒,选用细针,固定眼球,紧靠眶缘直刺1寸,一般不留针,得气出针;少商、大敦刺血,隔日1次,连治3~5次,左右交替进行;大椎刺血拔罐,隔日1次,连治3次;肝俞、肾俞、胆俞斜刺0.5寸。其余各穴常规针刺,留针30分钟。每日1次,连治10~20次。

2. 其他治疗

(1)耳针疗法:耳穴肾、肺、肝、胆、眼、目;采用耳穴压丸,丸用蔓荆子,用胶布固定,保留1周,连治数周,嘱患者每天用手按压4~6次,以加强刺激,祛风清热,退翳明目。

(2)埋针疗法:光明、肝俞、列缺埋针,严格消毒,针用揿钉型皮内针,胶布固定,保留3~5天;且配印堂刺血,以祛风清热,通络止痛。

【临证点睛与调护】

1. 养成良好的卫生习惯,勤洗手,常剪指甲。

2. 不要长期戴隐形眼镜;更换隐形眼镜时要小心。

3. 预防与急性结膜炎的相同,主要是切断传染源与注意眼和手的卫生。

4. 禁止患者在公共场所洗浴、游泳。

5. 治疗以局部用药为主,药物内服及针刺也有一定作用。

6. 多吃一些具有寒性、有清热泻火作用的食物与水果,如茭白、冬瓜、苦瓜、鲜藕、香蕉、西瓜等等。

【现代研究】

运用火针疗法加中药内服治疗浅层真菌性角膜炎。方法:在患眼滴表面麻醉药物 2 次,用白内障手术时所用球锥形烧灼器或大头针(火针)在酒精灯上加热,然后直接烧灼病灶。烧灼力度以烧烙器尖端轻触隆起病灶为度,一层一层进行,尽量不起焦痂,中病即止,涂眼膏包扎 1 日。每 2~3 日治疗 1 次,一般烧烙 1~3 次。同时内服中药:炎症期治以清泻肝胃实热、凉血化瘀解毒,方选银花复明汤(银花、公英、桑皮、天花粉、黄芩、黄连、龙胆草、生地、知母、大黄、元明粉、木通、蔓荆子、枳壳、甘草)或龙胆泻肝汤加减。修复期治以养阴清热、化瘀退翳,用养阴清热汤(生地、花粉、知母、芦根、银花、石膏、黄芩、荆芥、防风、枳壳、龙胆草、甘草)加减。患眼常规滴氯霉素眼药水,必要时滴阿托品眼药水。结果 40 例患者全部临床治愈。[李玉冰.火针疗法加中药内服治疗浅层真菌性角膜炎.中国民间疗法,2000,8(5):18]

角膜基质炎

【概述】

角膜基质炎是一种发生在角膜基质层的非化脓性炎症。主要为角膜基质水肿、淋巴细胞浸润，并常有深层血管形成。病变位于角膜基质的深层，角膜上皮及基质浅层一般不受影响，不会形成溃疡。相当于中医学"混睛障"，是指目赤痛，黑睛深层呈现一片灰白翳障，浸没黑睛，视力受损的眼病。该病名首载于《审视瑶函·混睛障症》，对其病位及症状均有记载："此症谓漫珠，皆一色之障，世之患者最多，有赤白二症，赤者嫌其多赤脉，白者畏其光滑。"《秘传眼科龙木论》中称混睛外障；《目经大成》曰："此证目赤痛、眵泪都可，但青睛如浊烟笼罩，色泽欲死。甚者若混镜哈气，不能照人面目。从侧面视之，始隐隐微见金井……分明是外障，而风轮光滑，无障可去，故曰气翳。"认为此病在黑睛如镜面哈气之状，故称之为气翳。本病可单眼或双眼患病。病程较长，病势较缓，最终遗留瘢痕可妨碍视力。

【病因病机】

西医认为本病虽可由致病微生物直接侵犯角膜所为，但大多数为在此基础上引发的变态反应。先天梅毒和结核感染为常见病因，其他尚有如病毒、麻风、腮腺炎所致者。

中医认为该病的发生和肝关系密切。《医宗金鉴·眼科心法要诀》中认为本病为"肝脏毒风与瘀血上凝所致"。结合临床归纳如下：

72

1. 风热外袭,上扰目珠,侵犯黑睛。

2. 脏腑热盛,肝胆热毒,循经上攻于目,火郁经脉,气血壅滞,黑睛混浊与赤脉混杂。

3. 素体亏虚,脾胃虚弱,运化无力,内生湿热,熏蒸于目,上损黑睛。

4. 邪毒不解,久伏体内,耗伤阴液,虚火上炎,黑睛受灼,发为本病。

【临床表现】

先天性梅毒是胎儿在母体内感染的梅毒。先天性梅毒性角膜基质炎,是先天性梅毒最常见的迟发表现,多在青少年时期(5~20岁)发病,成年后发病者极少。发病初期为单侧性,数周至数月后常累及双眼。可发生于任何种族,女性多于男性。起病时可有眼痛、流泪、畏光等刺激症状,视力明显下降。裂隙灯检查见角膜基质深层有浓密的细胞浸润及水肿,多从周边向中央扩展,病变的角膜增厚,后弹力层皱褶,外观呈毛玻璃状。常伴有虹膜睫状体炎。炎症持续数周或数月后,角膜浸润和水肿逐渐吸收,新生血管在角膜板层间呈红色毛刷状,可延及角膜全周,炎症消退后,多数患者角膜可恢复透明,少数可遗留厚薄不等的深层瘢痕。萎缩的血管则在角膜基质内留下幻影血管,表现为灰白色纤细丝状物。还常合并其他的先天性梅毒病体征,如 Hutchinson齿、马鞍鼻、口角破裂、马刀胫骨等。

结核是引起角膜基质炎的另一个原因,其基质浸润常表现为扇形、周边性、单侧性且较为表浅。

【实验室检查】

1. 血清学检查,如康-华反应、荧光素螺旋体抗体吸附试验(FTA-ABS)或微量梅毒螺旋体血凝试验(TPHA)阳性。

2. 结核菌素(OT)试验阳性,或胸透、胸部拍片可发现肺部结核病灶等。

【诊断要点】

1. 自觉眼珠疼痛,羞明流泪,视物模糊。

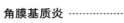

2. 黑睛深层呈灰白色混浊,晦暗无华,表面完整,有赤脉从黑睛周边呈毛刷状伸入中心。

3. 抱轮红赤,并常伴有瞳神紧小或干缺。

4. 可作梅毒血清反应和胸透,OT 试验有助诊断。

【辨证分型】

1. 肝经风热　眼痛,羞明流泪,抱轮红赤,黑睛深层混浊;兼见头痛鼻塞;舌红,苔薄黄,脉浮数。

2. 肝胆热毒　患眼刺痛,羞明流泪,或见白睛混赤,黑睛深层呈圆盘状灰白色混浊肿胀,或赤脉贯布,或赤白混杂;可伴口苦咽干,便秘溲黄;舌红苔黄,脉弦数。

3. 湿热内蕴　患眼胀痛,羞明流泪,抱轮红赤,或白睛混赤,黑睛深层呈圆盘状灰白色混浊、肿胀;常伴头重胸闷,纳少便溏;舌苔黄腻,脉濡数。

4. 阴虚火炎　病变迁延不愈或反复发作,干涩隐痛,轻度胞轮红赤,黑睛深层混浊;兼见口干咽燥;舌红少津,脉细数。

【针灸治疗】

1. 辨证治疗

治法:分别以清肝利胆,清热除湿,清泻肝火,滋阴降火为治则;以取肝经、胆经、肺经、大肠经、膀胱经穴为主。实证针用泻法;阴虚火炎用补泻兼施法。

处方:睛明、合谷、瞳子髎、太冲、光明、太溪。

方义:睛明以调理太阳经气,合谷以调理阳明经气,二穴配用以清利湿热,退翳明目;瞳子髎、光明、太冲以清肝利胆,清热除湿,退翳明目;太溪以滋阴降火,退翳明目。

加减:肝经风热者,加大敦、肝俞、足临泣、百会、四白、丝竹空,以清肝泻火,退翳明目;肝胆热毒者,加行间、侠溪、肝俞、胆俞、风池、阳白、三阴交以清肝利胆,清热除湿,退翳明目;湿热内蕴者,加三阴交、曲池、丰隆、阴陵泉以清热祛湿,明目退翳;阴虚火炎者,加肾俞、照海、太阳、鱼腰,以滋阴降火,退翳明目。

操作:睛明选用细针,严格消毒,注意针刺深度与角度。肝

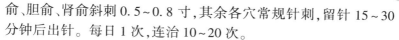

俞、胆俞、肾俞斜刺 0.5~0.8 寸,其余各穴常规针刺,留针 15~30分钟后出针。每日 1 次,连治 10~20 次。

2. 其他治疗

(1)灸法:选取心俞、脾俞、脑空、中脘、陷谷、冲阳。用艾条灸穴位,每穴灸 1~3 分钟,1 日 1 次,10 次为 1 个疗程。

(2)刺血疗法:选取穴位风池、商阳、身柱、上星、曲池、太阳,用三棱针点刺穴位,出血 2~3 滴,5 次为 1 个疗程。

(3)耳针:耳穴肝、胆、肺、心、肾、眼、阿是穴,采用耳穴压丸,丸用蔓荆子,用胶布固定,保留 1 周,每天嘱患者用手按压 4~6次,加强对穴位的刺激,以退翳明目。

【验案选粹】

杨某,男,41 岁,干部,左眼红痛畏光、视物模糊反复发作 1 个月余,加重 1 周,于 1998 年 8 月 16 日入院。患者 1 个月前左眼疼痛、畏光,视物模糊,在县医院眼科诊断为"左眼病毒性角膜炎"。曾用"病毒灵"疱疹净"氯霉素眼药水"点患眼治疗效果不显,近 1 周病情加重,来我科就诊。刻下:左眼黑睛星翳,白睛混赤,胞睑红肿,畏光流泪,头痛溲赤,口苦咽干,舌红苔黄,脉弦数。查:右眼(-),左眼视力 4.8,睫状充血(+),角膜中央大片模糊边界不清,其深层混浊,周围基质水肿,角膜明显厚薄不均,荧光素染色阴性,角膜知觉减退,前房可见色素性及灰白色角膜后沉着物(KP)(+)。西医诊断:左病毒性角膜基质炎。中医诊断:左聚星障,肝火炽盛。治则:清泻肝火。方用龙胆泻肝汤加减,同时外用 0.1%无环鸟苷点眼,针刺攒竹、丝竹空、阳白、睛明、四白、合谷、风池、太阳穴,每日 1 次。经综合治疗 10 日后,病情痊愈,视力恢复至 5.2。为巩固疗效,继续用 0.1%无环鸟苷点眼水点眼,中药改用杞菊地黄汤加减治疗 1 周后,停针药未见复发。[王永德.中西医针灸综合治疗单疱病毒性角膜炎 46 例.四川中医,2001,9(1):65-66]

【临证点睛与调护】

针灸治疗本病有一定疗效,应中西医结合治疗原发病,并同时预防并发症。

蚕食性角膜溃疡

【概述】

蚕食性角膜溃疡是一种疼痛性、进行性、非感染性周边部角膜溃疡。常发生于中老年人，多为单眼发病，亦可双眼先后发病，相隔时间可达数年之久。本病相当于中医"花翳白陷"，是指黑睛生翳，四周高起，中间低陷，状如花瓣的眼病。该病名首载于《秘传眼科龙木论·花翳白陷外障》，书中曰："此眼初患之时，发歇忽然，疼痛泪出，黑睛立时遽生翳白如珠，与枣花白陷，铺砌鱼鳞相似"。

【病因病机】

西医认为该病病因尚不明确，目前比较一致的看法是与特异性自身免疫有关。可能是外伤、感染或其他不明原因使角膜的抗原性发生改变，或释放出隐蔽抗原，从而激发自身免疫反应，但还不能证明与任何全身性疾病有确切联系。

中医认为该病与肝、脾、肺关系密切。《太平圣惠方·治眼生花翳诸方》中谓："此为肝肺积热，脏腑壅实，而生此疾"，而《目经大成·花翳白陷》则提出："土盛郁木，木郁则生火，火盛生痰，痰火交烁，膏液随伤，乃变无了局。"结合临床归纳如下：

1. 肝肺积热，复感风热外袭，金盛克木，循经上犯，黑睛溃陷。

2. 肝胆郁热，循经上犯，热冲于头目，黑睛溃陷。

3. 脏腑素有积热,复感外邪,入里化热,热邪炽盛,上冲于目,致黑睛溃陷。

4. 素体虚弱,久病不愈,耗伤阴水,虚火循经上犯于目,致黑睛溃陷。

【临床表现】

1. 自觉症状　眼痛剧烈,畏光流泪,视力障碍。

2. 局部体征　胞睑肿胀,抱轮红赤或白睛混赤,黑睛四周边际骤起白翳,渐渐厚阔,表面溃陷,而黑睛中部尚清,瞳神可见,外观呈四周高、中间低,整个形状貌似花瓣,但翳障可逐渐发展,甚则遮满瞳神,溃面愈合后留下影响视力的瘢痕翳障。

【实验室检查】

1. 病变部位刮片作病原体培养可找到致病菌。

2. 免疫学检查可见病变邻近区域的结膜抑制性 T 细胞减少,IgA 水平升高,浆细胞、淋巴细胞增多,可见结膜上皮中出现免疫球蛋白及补体增加,大量的宿主细胞表达 HLA-Ⅱ类抗原等。

【诊断要点】

1. 患眼疼痛剧烈,羞明流泪,视物模糊。

2. 抱轮红赤或白睛混赤;黑睛生翳,四周高起,中间低陷,2%荧光素液染色检查呈阳性。

3. 病变部位刮片作病原体培养有助于本病的诊断。

【辨证分型】

1. 肝肺积热　病情骤起,眼内碜涩,畏光羞明,流泪,红赤疼痛,白睛抱轮红赤,黑睛生灰白色翳,如碎米或枣花,但未扩展,舌红苔薄白或薄黄,脉浮数。

2. 肝胆实热　目珠刺痛,头痛眼胀,眵多泪流,畏光难睁,胞睑红肿,白睛抱轮红赤,或混赤壅肿,黑睛生翳溃烂,状似花瓣,若在黑睛中央可漫掩瞳神,影响视力,可兼见心烦燥热,口干苦,舌红苔黄,脉弦。

3. **热炽腑实** 头目剧痛,眵多胶黏,胞睑肿胀紧闭,白睛混赤壅肿。黑睛生翳高厚色黄白,中间低陷。可见瞳神紧小,黄液上冲。兼见发热口渴,喜冷饮,大便秘结,小便短赤,舌红苔黄厚,脉数或弦数。

4. **阴虚火旺** 目珠干涩,隐隐痛痛,视物模糊,心烦失眠,舌红,少苔,脉细数。

【针灸治疗】

1. 辨证治疗

治法:分别以祛风清热、清肝泻肺、清肝泻胆、滋阴降火、退翳明目为治则,以取肝经、胆经、肺经、大肠经、肾经、膀胱经穴位为主。实证针用泻法,阴虚火旺者用补泻兼施法。

处方:太冲、瞳子髎、光明、少商、合谷、照海、睛明。

方义:太冲、照海以滋阴降火;取胆经瞳子髎、光明以清肝泻胆;取少商、睛明以祛风清热,通络止痛;合谷以通调阳明经气,疏风清热通络。全方祛风清热、清肝泻胆、滋阴降火,以退翳明目。

加减:肝肺积热者,加大敦、行间、尺泽、鱼际、肝俞、肺俞、百会、攒竹以清肝泻肺,退翳明目;肝胆实热者,加侠溪、阳白、率谷、风池、悬钟、肝俞、胆俞,以清肝泻胆,退翳明目;热炽腑实者,加曲池、天枢、大椎以清热泻火,明目退翳;阴虚火旺,反复发作者,加肝俞、肾俞、申脉、昆仑、太溪、复溜、丝竹空以滋阴降火,退翳明目。

操作:睛明选用细针,严格消毒,注意针刺深度与角度。少商、大敦刺血,隔日1次,连刺3~5次,左右交替进行。大椎刺血拔罐,隔日1次,连治3次。肺俞、肝俞、肾俞、胆俞斜刺0.5~0.8寸,其余各穴常规针刺,留针15~30分钟后出针,每日1次,连治10~20次。

2. 其他治疗

耳针:取穴肾、肺、肝、胆、眼、目$_1$,采用耳穴压丸,丸用蔓荆子,用胶布固定,保留1周,连治数周,嘱患者每天用手按压4~6次,以加强刺激,祛风清热,退翳明目。

【临证点睛与调护】

1. 保持眼部清洁,注意眼部护理,避免用力擦眼。

2. 勿用力闭眼,以防挤压眼球。

3. 适当熏蒸。用茶杯盛开水,嘱患者将茶杯放在眼的下方,以蒸气熏蒸眼部,眼部与杯口距离以患者能忍耐为度,不能太近,以免烫伤,一次 15~20 分钟,上午、下午各 1 次。

虹膜睫状体炎

【概述】

虹膜和睫状体的血液供给同为虹膜大环,故两者经常同时发炎,总称为虹膜睫状体炎,又名为前葡萄膜炎,以眼痛、视力下降、房水混浊、瞳孔缩小为主要临床表现,常累及双眼,为常见的眼科疾病,临床上分为急性和慢性两种。本病多见于青壮年,可反复发作,严重者可产生并发症和后遗症,也是常见的致盲眼病之一。

本病属于中医学"瞳神紧小""瞳神干缺"等范畴。瞳神失去正常的展缩功能,持续缩小之眼病称"瞳神紧小"。《银海精微》中称"瞳人锁紧";《审视瑶函》中称"瞳神缩小"。此外还有"瞳神细小""瞳仁焦小"之称。如《证治准绳》曰"瞳子渐渐细小如簪脚,甚则小如针,视尚有光,早治可以挽住,复故则难"。瞳神失去正圆,边缘参差不齐之眼病,称为"瞳神干缺",又称"瞳神缺陷"。《银海精微》记载:"瞳人干缺者,亦系内障……此症失于医治,久久瞳多锁紧,如小针眼大,内结有云翳,或黄或青或白,阴看不大,阳看不小,遂成瞽疾耳"。

瞳神紧小、瞳神干缺二者同为黄仁病变,瞳神干缺常由瞳神紧小治疗不当而成。其病可单眼或双眼为患,病变易反复,应及早治疗,若失治、误治常常并发他症导致失明。瞳神紧小、瞳神干缺颇类虹膜睫状体炎,而瞳神干缺又多见于慢性虹膜睫状体炎。

【病因病机】

西医认为本病与感染、中毒、免疫反应、手术或外伤以及理化刺激所引起的早期炎症反应有关。临床分为外源性、继发性、内源性三种:外源性多由眼球穿孔伤、手术创伤,或角膜溃疡穿孔,或有毒化学物质进入眼内等所致;继发性则由其邻近组织的炎症蔓延影响,如巩膜炎或严重的深层角膜炎等引起;内源性是本病的主要原因,现多认为是一种自身免疫病,常与病灶和感染有关。

中医认为本病多由肝经风热、肝胆火盛、风湿热邪、肝肾阴虚等所致。

1. 风热之邪外侵肝经,循经上犯头目,风热交攻,袭眼之黄仁,导致经气阻塞而急发本病。

2. 肝胆实火犯目,灼伤黄仁,煎灼神水而发生本病。

3. 感受风湿之邪,郁久化热,上蒸于目引致。

4. 劳累太过或久病伤阴,肝肾阴亏,虚火上炎,上扰目窍,黄仁受灼而发。

5. 可因目珠外伤(真睛破损)或黑睛疾病等邪气深入损伤黄仁所致。

6. 由眼部邻近组织病变波及,如花翳白陷、凝脂翳、混睛障、火疳等疾病,病邪深入,波及黄仁引起。

7. 由全身性疾病导致,如现代所称之结核、痛风、类风湿、梅毒、麻风、钩端螺旋体、弓形体病等。

【临床表现】

1. 自觉症状　疼痛,畏光,流泪及视力减退等症状是本病的主要特征。

虹膜睫状体的三叉神经末梢受到毒性刺激,睫状肌的收缩和肿胀组织的压迫产生的疼痛,可反射到眉弓及颊部,睫状体部有明显的压痛,夜间疼痛加剧。急性期常伴有角膜炎症反应而有羞明、流泪,眼珠坠痛入夜尤甚,痛连眉棱骨及额颞,视力可突然下降(此因角膜内水肿,角膜后沉着物以及炎性渗出影响光线的进入,睫状体受炎症刺激发生反射性痉挛而造成假性近视)。晚期可合并黄斑水肿及视神经视网膜炎。

2. 体征

（1）睫状充血：有明显的睫状充血，严重病例还可形成混合性充血和结膜水肿。

（2）角膜后沉着物：房水中炎性细胞及色素由于角膜后面和虹膜表面的温差，随着前房房水对流的离心力和重力影响黏着炎症后粗糙的角膜内皮上，即角膜后沉着物（KP）。沉着物多沉积在角膜中心偏下部呈三角形分布，尖端朝瞳孔区，大颗粒在下，小颗粒在上。

根据炎症的性质，渗出物的轻重、时间的长短、大小形态、数量不同而表现各异。大的灰白色羊脂样 KP 是慢性炎症的特点；细小灰色尘埃状 KP 多见于急性或过敏性肉芽肿性疾患。个别正常人亦可见到白色 KP 而无虹膜炎的表现，为生理性 KP，故应结合临床其他体征进行鉴别诊断。

（3）房水混浊：由于炎症使房水中蛋白含量增加，房水变混，在裂隙灯下房水中呈淡灰色反射性光带，名为 Tyndall 征。重者可出现纤维素性及脓性渗出物，因重力关系沉积在前房下部显示一液平面即为前房积脓。如果血管破裂，红细胞外溢，即产生前房积血。房水内渗出物是虹膜睫状体炎的重要体征，但需在裂隙灯显微镜下熟练的眼科医师方可辨认。有三种表现，一般同时出现，但不尽然。

①房水内浮游物：炎症时，房内水有游动的微细颗粒，为渗出的炎症细胞。

②房水闪光阳性：房水闪光即丁道尔现象。正常情况下，丁道尔现象阴性。由于炎症，房水内蛋白质及细胞数增加，当将裂隙灯点状光源照射到角膜上时，房水中即出现一道光束，将角膜和晶状体连成一条光带，正有如飞尘满空间的房间射进一道光束之所见。

③角膜后沉着物：简称 KP，由淋巴细胞及浆细胞组成，小点状，新鲜炎症时呈色灰白，随着炎症的消退而色变深。无数个小点在角膜后壁排列成三角形状，三角形之基底朝下。

（4）虹膜纹理不清：虹膜炎时，虹膜血管扩张随之水肿浸润，色泽变暗，虹膜表面纹理不清，在肉芽肿性虹膜睫状体炎时，可望见虹膜结节，有深层和浅层两种。深层者位于瞳孔缘呈半透明小灰色团者称 Koeppe 结节，多见于亚急性或慢性炎症早期，数目多少不一，可在数日内消失。浅层结节多在虹膜卷缩轮的附近，称为 Busacca 结节。此结节可很快消失，偶尔可形成老化和新生血管。炎症反复发作时，虹膜发生萎缩，其表面形成机化膜和新生血管，为虹膜修复状态。

（5）瞳孔缩小：在虹膜炎症早期，由于虹膜充血水肿，细胞浸润，以及渗出物毒素刺激瞳孔括约肌及开大肌同时收缩，而表现出瞳孔缩小，无对光反射或对光反应不敏感。如后粘连广泛成一周，则称为瞳孔闭锁；因房水不能从后房流入前房，可发生继发性青光眼。大量炎症渗出物覆盖在瞳孔区，机化后称为瞳孔膜闭。

（6）玻璃体混浊：睫状体和玻璃体相邻，虹膜睫状体炎的细小尘埃及絮状渗出物可以侵入晶状体后腔及玻璃体前部，使其混浊。

（7）睫状压痛：指睫状体部位的压痛。检查时嘱患者下视，压者以手指于上睑触压眼球，有疼痛时为睫状压痛阳性，为睫状体部炎症的表现。

（8）眼后段改变：前玻璃体内可出现炎症细胞，单纯虹膜炎前玻璃体内则无炎症细胞。但偶可出现反应性囊样黄斑水肿和视盘水肿。

（9）眼压的变化：眼压升高是本病常见表现之一，其病理机制为：①小梁网被一些细胞碎片和纤维素样渗出物所遮盖和阻塞；②周边虹膜前粘连封闭了房水流出道；③瞳孔闭锁或膜闭封闭房水从后房向前房的流出；④伴发小梁网炎症影响了房水的流出；⑤小梁网硬化；⑥房水分泌过多；⑦糖皮质激素应用所引起的眼压升高。

急性虹膜睫状体炎：常有睫状充血，尘状 KP，前房闪辉明显，大量房水细胞，或伴有纤维蛋白渗出，甚至前房积脓，此外还有瞳孔缩小、虹膜后粘连等改变。

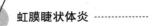

慢性虹膜睫状体炎:常无睫状充血,或仅有轻微睫状充血,KP可为尘状、中等大小或羊脂状,可出现 Koeppe 结节和(或)Busacca 结节,虹膜水肿、脱色素、萎缩和后粘连等改变,易发生并发性白内障、继发性青光眼等。

【实验室检查】

1. 眼电图(EOG) 可见波幅下降;在慢性期,波幅逐渐恢复。

2. 视网膜电图 a 波及 b 波振幅均降低,并维持相当一段时间,慢性期逐渐恢复。

3. 眼底荧光血管造影 与后极部病灶相对应的视网膜色素上皮渗漏。

【诊断要点】

1. 急性虹膜睫状体炎 根据临床表现和实验室检查,可作出诊断。由于多种全身疾病都可引起或伴发虹膜睫状体炎,确定病因和伴随的疾病,对治疗和判断预后有重要价值。因此,对急性虹膜睫状体炎应详细询问病史,特别是询问有无骶髂关节疼痛、关节红肿,尿道炎,消化道、呼吸系统异常,牛皮癣等皮肤病变等,以确定是否伴有强直性脊柱炎、Reiter 综合征、炎症性肠道疾病、牛皮癣性关节炎、结核、梅毒等疾病。实验室检查还包括血常规、血沉、HLA-B27 分型等。怀疑病原体感染,应进行相应的病原学检查。

2. 慢性虹膜睫状体炎 根据临床表现和实验室检查一般易于诊断。但应注意合并的全身性疾病,特别对 16 岁以下者应详细询问关节炎、皮疹等病史,并进行抗核抗体检查,以确定是否合并幼年型慢性关节炎。

【辨证分型】

1. 肝经风热 眼痛,羞明流泪,视物欠清;检查可见:抱轮红赤,神水混浊,黄仁色暗肿胀,纹理不清,瞳神不能展缩,持续缩小,视力下降。多伴头痛、发热,舌红苔薄白,脉浮数或弦数。

2. 肝胆火盛 眼痛剧烈,痛连眉棱,羞明难睁,热泪频流,珠痛拒按,白睛红赤,黄仁晦暗肿胀,纹理不清,瞳神展缩失灵,瞳神甚小,或与其后之晶珠黏着,黑睛后有沉着物,神水混浊,甚者黄液上冲,或见血灌瞳神(前房积血)。兼口苦咽干,急躁易怒,大便干结,小便短赤,舌红苔黄,脉弦数。

3. 风湿夹热　发病或急或缓,病情缠绵,且常反复,黑睛后有沉着物,多为白点状,神水不清,黄仁纹理模糊,瞳神紧小或偏缺不圆。兼见头昏身重,胸脘满闷,肢节酸软,或伴见口疮,前阴糜烂,舌苔厚腻,脉濡数。

4. 虚火上炎　病势较缓,眼干涩痛或眼前黑花飞动,视物不清,抱轮红赤不甚,神水欠明,黄仁纹理欠清,瞳神干缺。眼症时轻时重,反复发作,兼见头昏目眩,虚烦不眠,五心烦热,舌燥咽干,舌质红少苔,脉细数。

【针灸治疗】

1. 辨证治疗

治则:疏风清热祛湿,清肝泻胆,祛风除湿,滋阴降火。以取以眼区局部和足厥阴、足少阳经腧穴为主。肝经风热、肝胆火盛、风湿夹热证针用泻法;虚火上炎证用补泻兼施法。

处方:睛明、瞳子髎、球后、太阳、风池、太冲。

方义:睛明、瞳子髎、球后、太阳均为眼周部穴,既可清除眼周部郁热,又可疏通局部气血,通络止痛;瞳子髎、风池、太冲分别为足少阳胆经和足厥阴肝经腧穴,善于清泻肝胆之火,清利头目;风池与太阳相配以疏散风热,通络止痛。

加减:肝经风热者,加合谷、外关、行间以疏散肝经风热;肝胆火盛者,加肝俞、胆俞、行间、光明、侠溪、大骨空以清肝泻胆;风湿夹热者,加阳白、率谷、攒竹、头维、阴陵泉、三阴交、合谷以疏风除湿清热,通经活络止痛;虚火上炎者,加肝俞、肾俞、太溪、照海、光明以滋阴降火,清肝明目。

操作:每次局部、远端各取 2~4 穴,均用针法,常规消毒,选用28~30 号毫针。睛明、球后二穴交替轮流使用。针刺睛明时,嘱患者闭目,将左手轻推眼球向外侧固定,右手缓慢进针,紧靠眶缘直刺 0.5~1 寸,当遇到阻力时,不宜强行进针,应改变进针方向或退针,不捻转,不提插;针刺球后时,轻压眼球向上,向眶缘缓慢直刺 0.5~1.5 寸,不提插。二穴得气出针或留针 10~20 分钟,出针后按压针孔片刻,以防局部出血。针刺风池时,注意掌握针刺的方向、角度和深度,针尖向鼻尖斜刺 0.8~1.2 寸。其他腧穴常规针刺,留针 15~30 分钟后出针。瞳子髎、太阳可点刺出血。每日针刺 1 次,点刺出血可隔日 1 次。

2. 其他治疗

(1)艾灸疗法:取涌泉、京骨、太溪、太白、商丘,将艾条点燃,用温和灸法使局部穴位潮热为度。每穴大约施灸 15~20 分钟。本法是引火下行之意。

(2)刺血疗法:取太冲、胆俞、肝俞、合谷、上星至风府,常规消毒叩刺部位,使叩刺部位轻微出血,腧穴可叩刺 3~5 分钟,7 次为 1 个疗程。

(3)耳针疗法:可取耳尖、神门、眼、肝等穴,每次选 3~5 穴,毫针强刺激,留针 20 分钟;或埋针、药丸贴压。

(4)穴位注射疗法:可用银黄注射液或板蓝根注射液 0.5ml,于肝俞、光明穴注射。

【验案选粹】

案一

某男,32 岁,1998 年 5 月 21 日初诊。左眼视物模糊,羞明流泪 2 年余,曾在某外地医院诊为虹膜睫状体炎,经多家医院治疗,无明显好转,且反复发作。检查左眼视力 0.5,睫状充血(++),房水中有棉絮状渗出物,角膜后 KP(++),瞳孔缩小,虹膜部分后粘连,对光反射迟钝。头痛,口干,舌红苔黄,脉弦数。中医辨证:肝肾阴虚,目失涵养。治则:清热明目、滋养肝肾、降火明目。方法:取攒竹,瞳子髎,太阳,鱼尾,睛明,承泣,肝俞,肾俞,足三里(双),大椎等穴。攒竹、太阳、瞳子髎、鱼尾用三棱针点刺出血;后以毫针刺睛明、承泣穴,直刺 1~1.5 寸,进针宜轻宜慢,以免伤及血管,留针 5~10 分钟;肝俞、肾俞用平补平泻手法;足三里(双)、大椎采用穴位注射(胸腺肽 8mg、灭菌注射用水 6ml),每次每穴 2ml,每日 1 次,10 次为 1 个疗程。治疗 2 个疗程,病愈,随访 1 年未见复发。[张惠.针刺加穴位注射治疗虹膜睫状体炎 35 例.山东中医杂志,2000,19(12):739]

案二

针刺治疗虹膜睫状体炎,对镇痛、消炎等效果显著:一例为右眼急性虹膜睫状体炎,视力为 0.1,入院后曾用发热疗法、自家血液注射、局部散瞳等均无显著效果,后用针刺(阳白,合谷,曲池,太阳),连续 2 次后,炎症消退,疼痛消失,共行 12 次,视力由 0.1 改进至 0.5。另一例于白内障晶状体摘除后,该眼刺激症状甚剧,虹膜睫状体炎之情形严重,局部散瞳、热敷、狄欧宁等均无效,持续 54 日,炎症不减退。加旋针术(合谷、阳白,留针 10 分钟),当日疼痛大减。隔日又痛,再刺合谷、阳白及列缺留针 5 分钟,痛又解除。10 日后疼痛全无,睫状体充血仅余轻微。[吉民生,郑效蕙,石安惠.眼科应用针灸疗法初步报告.中医杂志,1958,1;51-53]

【临证点睛与调护】

1. 本病是眼科急危重症,故在全身及局部辨证论治的基础上,必须及时迅速散瞳,以防并发症的产生而妨碍视力。滴眼药时必须认真做好"三查七对",切勿误滴缩瞳剂以加剧病情、增加痛苦。滴药后要立即压迫泪囊,以免发生阿托品中毒。发现患者有口咽干燥、皮肤发热、心率增快,则考虑阿托品中毒,应立即救治。

2. 眼痛的患者在用药的同时辅以热敷可缓解疼痛。若羞明较重者,在强光下羞明会更剧。因此病室要安静,光线要适宜,白天可拉上窗帘,外出可戴有色眼镜,避光以保护眼睛。畏光的患者戴有色眼镜,可避免因强光刺激加重患眼疼痛。

3. 由于本病病程长、可复发,患者有自弃情绪,应帮助患者分散注意力,如与他人交谈、听音乐、散步等。做好患者的心理指导工作,使患者有充分的心理准备,树立坚持治疗的信心。

4. 虹膜睫状体炎经治疗后炎症消退,大部分患者视力可有所恢复,但仍有少数患者视力丧失,并有复发的可能。

5. 应注意加强营养及身体锻炼,增强体质,提高机体免疫力,避免疲劳及精神紧张。寻找病因,积极治疗以防复发。

6. 遵医嘱定期复查,注意视力变化,如有异常及时就诊。

7. 应注意饮食调节,饮食宜清淡,多食水果、蔬菜等富含维生素的凉性食物,禁食辛辣刺激性食物,以免助火上炎。保持大便通畅,便秘者可给番泻叶泡茶饮,使热毒下泻。肝肾阴虚者要注意补充营养,多食些猪肝、瘦肉等。

【现代研究】

1. 针刺疗法治疗虹膜睫状体炎。取穴:睛明、瞳子髎。进针深度需达到要求,待有针感时稍做刺激,留针 20～30 分钟。每隔5～7 分钟以电针刺激 1 次,约 1 分钟。针后滴阿托品扩瞳配合治疗。7 天为 1 个疗程,两疗程间隔 3 天。疗效显著。[舒寿群.针刺疗法治疗虹膜睫状体炎.云南中医杂志,1982,3(5):38]

2. 刺络拔罐疗法治疗葡萄膜炎。方法:初诊点刺十井出血,对太阳、翳明、肝俞、肾俞予以刺络拔罐疗法,同时针刺合谷、睛明,治疗后目赤立退,眼痛亦减。治疗 2 次后,两目红肿完全消失。以后每星期治疗 3 次,每次选若干穴,除取上述诸穴进行治疗外,还取肺俞、心俞、大椎、筋缩、风池、印堂等穴,作刺络拔罐疗法。3 个月后激素已停止服用,症情十分稳定,右目虽未能复明,但左目已完全恢复正常,没有复发。[陆以莹.刺络拔罐疗法治疗葡萄膜炎.上海针灸杂志,1997,16(2):1-3]

泪 溢 症

【概述】

泪溢症是在泪液分泌正常的情况下由泪道排泄发生障碍而引起泪液经睑缘溢出的现象。常见眼部无红赤、疼痛、翳膜,泪水清稀无热感,迎风加重。多见于老年人。中医属于"流泪症""迎风洒泪""无时冷泪"等范畴。

【病因病机】

西医学认为引起溢泪的原因可以是泪小管的异常(如泪小管阙如、狭窄、闭塞,泪小点外翻等)或是泪小管至鼻泪管的阻塞或狭窄(包括先天性闭锁、炎症、肿瘤、外伤、异物等),还可以由其他因素(如慢性过敏性鼻炎、鼻腔肿瘤等)导致。

《诸病源候论》曰:"夫五脏六腑皆有津液,通于目者为泪,若脏气不足,不能收制其液,故目自然泪出。"本病多因气血不足,泪窍不密,遇风则邪引泪出,或肝肾两虚,不能约束其液,而致冷泪常流,或脾气虚弱,气不摄津,而致流泪频作。

【临床表现】

单眼或双眼为患,平时流泪较频,当气候变冷或在室外受冷风刺激后,流泪尤剧。

【实验室检查】

1. 检查时发现下泪点外翻;或冲洗泪道时泪道有狭窄或阻塞现象;或泪囊碘油造影,可见泪囊壁变厚、泪囊扩大或有新生物。

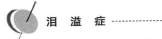

2. 泪液分泌量正常。

3. 病程长者,常有眼睑湿疹。

【诊断要点】

流泪,泪液清稀,体检发现双眼无结膜充血,无角膜、虹膜病变,泪小点开口及位置正常,冲洗泪道均通畅或通而不畅,排除了由于泪道阻塞或泪小点异常所引起的流泪者。

【辨证分型】

1. 肝肾两虚,风邪外袭　患眼不红不痛,泪下频频,见风加重,兼见头晕耳鸣,腰膝酸软,或见于年老体弱者。

2. 气血不足,血脉瘀滞　泪下无时,泪水清冷稀薄,兼见面色苍白,神疲体倦,健忘失眠,舌淡微紫,脉细涩。

3. 脾胃气虚,约束无力　冷泪常流,见风加重,兼见面色无华,四肢无力,大便溏软,舌淡、苔薄,脉弱。

【针灸治疗】

1. 辨证治疗

治法:分别以滋阴养血、祛风止泪,益气养血、收涩止泪,补益肝肾、固摄止泪为治则;以取膀胱经、胆经、肝经、胃经、大肠经、肾经穴位为主;针灸并用,针用补法,灸亦补之。

处方:睛明、风池、肝俞、四白、合谷、照海。

方义:肝俞、照海以滋补肝肾,滋阴养血;睛明、风池、四白、合谷以祛风,收涩,固摄而止泪。全方共奏扶正祛邪,滋补肝肾,滋阴养血,祛风收涩止泪之功。

加减:肝肾两虚,风邪外袭者,加肾俞、三阴交、太溪、光明,以滋阴养血,祛风止泪;气血不足,血脉瘀滞者,加膻中、气海、脾俞、膈俞、足三里、血海,以益气养血,收涩止泪;脾胃气虚,约束无力者,加气海、脾俞、胃俞、百会、足三里,以补益脾胃,固摄止泪。

操作:针刺睛明应严格消毒,选用细针,眼球向外侧固定,紧靠眶缘直刺 0.5~1 寸,不作提插、捻转,留针 10~20 分钟后出针,并用干棉球按压针孔,以预防出血。肾俞、肝俞、脾俞、胃俞、膈俞斜刺 0.5~0.8 寸。余穴常规针刺,每日 1 次,留针 30 分钟。

2. 其他疗法

（1）灸法：用艾条温灸双侧承泣、四白各 10 ~ 20 分钟至双眼外皮肤泛红，每日 1 次。

（2）拔罐法：在太阳穴区拔罐，留罐 20 分钟，起罐后在拔罐部位贴关节止痛膏。每日 1 次。

（3）耳针：肝、肾、脾、心、内分泌、眼，采用耳穴压丸，丸用特别细小的杞菊地黄丸，胶布固定，保留 1 周，连用数周。用于肝肾两虚者。

（4）局部用药：珍珠散或止泪散，每日 3 次。

【验案选粹】

患者王某，女，55 岁，1996 年 12 月 9 日初诊。主诉双眼经常流泪 1 个月余，迎风尤甚，双眼不伴红肿痛痒等症。检查：双眼视力 1.0，双眼睑无内、外翻，泪小点大小及位置正常，指压泪囊区无分泌物流出，结膜不充血，角膜透明，前房正常，瞳孔圆，对光反应正常，眼底视盘圆，边界清晰，黄斑区中心反射存在。双眼泪道冲洗通畅。诊断：双眼流泪症（中医）；双眼泪溢症（西医）。予双侧睛明穴温针治疗，每日 1 次。针刺 1 次后，左眼流泪明显减少，1 个疗程结束后，双眼流泪基本消除，唯遇冷风时有轻度流泪。休息 2 日后，进行第 2 个疗程治疗，针刺 2 次后，双眼流泪已完全消除，继续针完第 2 个疗程以巩固疗效。随访 3 个月未复发。

【临证点睛与调护】

1. 流泪症是眼中泪道收缩无力而致"泪液泵"功能失常，这时就出现流泪症。

2. 注意眼部卫生，忌用手擦拭、揉眼，可外用眼药护理。

【现代研究】

1. 针刺治疗泪道功能不全之泪溢症。治疗组 34 例（56 眼）取患侧睛明穴。针刺时，医者左手轻推眼球向外侧固定，右手持针缓慢进针，不捻转、不提插，刺入深度为 10 ~ 25mm，留针 15 ~ 20 分钟。每日或隔日 1 次，5 次为 1 个疗程，休息 2 ~ 4 天后，进行第 2 个疗程治疗，治疗 1 ~ 2 个疗程。针刺期间，全身及局部不再用药物治疗。对照组 21 例(35 眼)用 5ml 注射器,接泪道冲洗针头,放入 0.9%氯化钠注射液 3ml,做泪道冲洗,每日或隔日 1 次,患眼并配合 0.3%诺氟沙星滴眼液,每日 3 次,疗程同上。治疗组 34 例 56 只眼中,痊愈 17 只眼占 30.36%,好转 34 只眼占 60.71%,无效 5 只眼,总有效率 91.07%。其中治疗 1 个疗程后,痊愈 8 只眼,好转 24 只眼。对照组 21 例 35 只眼中,痊愈 0 只眼,好转 19 只眼,无效 16 只眼,总有效率 54.29%。[倪云,施炜,徐秀先,等.针刺治疗泪道功能不全之泪溢症 34 例.南京中医药大学学报,2000,16(4):232-233]

2. 针灸治疗周围性面瘫溢泪症。将 64 例患者分为治疗组 31 例,对照组 33 例。两组患者皆取翳风、阳白、攒竹、地仓、颊车、人中、迎香、承浆及对侧合谷。治疗组除上述取穴外,加承泣穴;对照组如前述,加睛明。治疗组有效 25 例(80.6%),无效 6 例(19.4%);对照组有效 18 例(54.5%),无效 15 例(45.5%)。[石育才,吴玲.针灸治疗周围性面瘫溢泪症临床初探.上海针灸杂志,2003,22(6):38]

3. 针灸承泣穴治疗溢泪。取双侧承泣穴,紧靠眶下缘直刺 0.3~0.7 寸,缓慢进针,不捻转提插。针感不明显留针候气 5 分钟,待有针感后,用艾条温灸双侧承泣 10~20 分钟至双眼外皮肤泛红,温灸结束再留针 10 分钟。每日 1 次,10 次为 1 个疗程,连续治疗。30 例溢泪症患者治愈 25 例,好转 3 例,无效 2 例。[孙蓉新.针灸承泣穴治疗溢泪 30 例.陕西中医,2006,27(3):348]

4. 针刺治疗迎风流泪。84 例患者分为针刺组 42 例,对照组 42 例。针刺组取风池、睛明、攒竹、头临泣。先针风池,待针感向眼部扩散,再针攒竹、头临泣、睛明。针睛明时,嘱患者闭目,医者左手轻推眼球向外侧固定,右手沿目眶鼻骨边缘缓慢进针,直刺 0.5~1 寸,不捻转,不提插。其他腧穴要留针 1 小时。肝肾不足者加肝俞、肾俞,用补法;肝火盛者加太冲、合谷,用泻法。目视不明加养老、承泣;头痛泪多加神庭、头维。耳针取眼、肝、肾、目,轻刺激,留针 10 分钟,每日 1 次。对照组用氯霉素滴眼液、利福平滴眼液或病毒灵滴眼液交替滴眼,每小时或 2 小时 1 次,每次 1~2 滴,滴后闭目 1~2 分钟,晚上睡前涂抗生素眼膏。口服维生素 AD、维生素 C。治愈 36 例,显效 3 例,有效 2 例,无效 1 例。对照组分别 5、12、12、13 例。[吴丽英,毕书有.针刺疗法治疗迎风流泪.江西中医药,1994,25:107]

5. 针刺太阳穴配合拔罐治溢泪。直刺太阳 1 寸;继针睛明——左手轻推眼球向外侧固定,缓缓刺入 0.8 寸,不提插捻转,留针 20 分钟。起针后即刻用抽气罐在太阳穴针孔上吸拔 10 分钟,然后在拔罐部位贴约 2cm×3cm 的麝香壮骨膏。21 日后,双眼流泪明显减少,此后患者又自行用橡皮膏贴敷太阳穴数日,双眼流泪已完全消除。随访 1 年余,未见复发。[胡德金.针刺太阳穴配合拔罐治溢泪验证有效.中医杂志,2000,41(2):124]

6. 采用针罐药综合疗法治疗迎风流泪。取患侧肝俞、肾俞、风池、睛明、太阳,留针 20 分钟。太阳出针后,在针刺部位拔一气罐,出血为佳,留罐 15 分钟。中药方用杞菊地黄丸加味:熟地 25g、山药 20g、茯苓 15g、山萸肉 15g、枸杞 20g、菊花 10g、丹皮 15g、泽泻 15g、白芷 10g、防风 20g、木贼 10g,水煎服,每天 1 剂。疗效显著。[杜莹莹,栾丽娟.浅谈针罐药综合疗法治疗迎风流泪体会.黑龙江中医药,2002,(5):48-49]

7. 中药配合针刺治疗迎风流泪。中药:当归 15g,川芎 10g,白芍 10g,熟地 20g,枸杞 15g,黄芪 30g,僵蚕 10g,白芷 8g,炙甘草 5g,细辛 6g,羌活 8g。水煎服,每日 1 剂,分 2 次服。5 剂为 1 个疗程。针刺取患侧肝俞、肾俞、风池、睛明,其中肝俞、肾俞针用补法。留针 20 分钟,5 次为 1 个疗程。1 个疗程后,治愈 25 例,有效 2 例,无效 1 例。[章薇薇.中药配合针刺治疗迎风流泪 28 例.实用中医药杂志,2007,23(10):638-639]

眨 眼 症

【概述】

眨眼症是指胞睑开合失常,时时眨动,不能自主控制的病症。临床除表现为双目频频眨动、不能自主和不同程度的畏光、干涩、发痒、灼热、异物感等症外,还表现为形体消瘦、面色萎黄、偏食、脾气暴躁、自控力差、注意力不集中等,少数患儿还伴有挤眉、皱额、嗅鼻、做怪相等动作。多见于5~13岁的儿童。中医称为"目剳""瞬目"。

【病因病机】

西医认为其病因不甚明确,多以习惯动作释之。

中医认为目剳是因"肝有风"或"胆经风热"等所引起。《审视瑶函·目剳》谓:"目剳者,肝有风也。风入于目,上下左右如风吹,不轻不重而不能任,故目连剳也。"胞睑在脏属脾,脾主运化水谷,为气血生化之源;肝开窍于目,在液为泪,肝主藏血,肾主藏精,肝肾同源。故本病与肝、脾、肾关系极为密切。

【临床表现】

双目频频眨动、不能自主和不同程度的畏光、干涩、发痒、灼热、异物感。眼部检查未发现有明显的阳性体征。

【辨证分型】

1. **肝胃风热** 胞睑频频眨动,白睛红赤,目涩羞明,甚者拭眉揉鼻,鼻孔干痒。

2. **脾胃气虚** 胞睑频眨、体弱、纳差、精神疲乏。

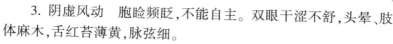

3. 阴虚风动　胞睑频眨,不能自主。双眼干涩不舒,头晕、肢体麻木,舌红苔薄黄,脉弦细。

【针灸治疗】

1. 辨证治疗

治法:分别以清泻肝热,补益脾胃,滋阴降火为治则;以取脾经、胃经、肝经、肾经、膀胱经穴为主;实证针用泻法,虚证针用补法,阴虚风动者补泻兼施。

处方:四白、头维、曲泉、涌泉、申脉、三阴交、足三里、太溪。

方义:四白、头维、足三里以补益脾胃;曲泉、涌泉、太溪以滋阴降火;三阴交补脾、益肾、调肝;申脉以通调足太阳经气,且可调节阳跷脉功能。全方共奏清泻肝热、补益脾胃、滋阴降火以主治目劄之功。

加减:肝胃风热者,加行间、内庭、曲池、合谷疏风清热,清泻肝胃;脾胃虚弱者,加脾俞、胃俞、地机、厉兑,以补益脾胃;阴虚风动者,加肝俞、肾俞、照海、阳白、丝竹空,以滋阴降火,平肝息风。

操作:肝俞、肾俞、脾俞、胃俞斜刺 0.5～0.8 寸。余穴常规针刺,每日 1 次,留针 30 分钟。

2. 其他疗法

耳针法:取眼、屏间前、屏间后、神门、肝、脾、胃、皮质下,毫针刺,留针 15～30 分钟,每日 1 次,或用王不留行籽贴压耳穴。

【验案选粹】

患儿,男,5 岁。1998 年 11 月 8 日初诊。频繁瞬目半个月,经眼科诊断为"习惯性频繁瞬目"。为此家长经常训斥孩子,使患儿精神紧张,频繁瞬目越来越重,经眼科介绍转来针灸科治疗。取耳穴眼、神门、交感、肾、肝、脾、目$_1$、目$_2$,用王不留行籽贴压,两耳交替。每隔 2 日换 1 次。并嘱家长要每日按压 3～4 次,并不要训斥孩子,减轻其心理压力。经治疗 1 个疗程,患儿症状基本消失。巩固治疗 2 次,告愈。[郭燕,钱宝延.耳穴贴压治疗频繁瞬目 46 例.山东中医杂志,2004,23(10):607-608]

【临证点睛与调护】

1. 患者应注意眼部卫生,饮食清淡,情志舒畅。

2. 有的家长认为小孩故意调皮,而受到斥责。其实确为病态,如不及时治疗,恐酿成痼疾。

3. 类似于西医学的维生素 A 缺乏引起的结、角膜上皮干燥及角膜上皮点状脱失。

【现代研究】

1. 四白穴治疗目劄。于瞳中线距眶下缘 1cm 处向上斜刺进针 1cm,捻转有胀感之后再留针 20 分钟,每日 1 次,连续 3 次为 1 个疗程。给 0.1%病毒唑眼药水带回点眼每日 3 次。治疗目劄 24 例,针刺 1 次痊愈 12 例,2 次痊愈者 8 例,3 次痊愈者 3 例,4 次好转者 1 例。有 1 例在 4 岁半时发病,经针刺症状消失,到 7 岁半时再次发病仍予针刺而愈。[李国彦.针刺四白穴治疗儿童频繁眨眼.中国中医眼科杂志,1994,4(4):231]

2. 针刺治疗以局部取穴为主,太阳、瞳子髎透丝竹空、阳白、百会、印堂、三阴交、太溪、太冲。操作方法:常规消毒,以平补平泻法针刺局部腧穴,以捻转补法针刺三阴交、太溪、太冲,务求快速有强烈针感,不留针,隔日 1 次,5 次为 1 个疗程。37 例经 1 个疗程治疗后痊愈 23 例,有效 14 例。有效者再继用 1~2 个疗程,终获痊愈。[王云松.针刺治疗小儿瞬目症 37 例.浙江中西医结合杂志,2005,15(11):725]

3. 选穴:攒竹、鱼腰、承泣、四白、丝竹空、风池、足三里、昆仑、太阳、合谷、内关、外关等。每日轮流取穴针灸,施捻转手法,每次 0.5~1 分钟,每隔 10~15 分钟,施手法 1 次,留针 30~45 分钟,10 天为 1 个疗程,治疗 1 个疗程观察结果。显效 23 例,有效 10 例,好转 4 例,无效 4 例。[王旭辉,董魁.针灸治疗频繁瞬目 41 例.辽宁中医杂志,2005.32(10):1066]

4. 针刺四缝穴每次取一侧穴,将患儿手掌放平,常规消毒,用 1 寸毫针点刺四缝穴 0.2 寸左右,挤出白色或黄白色黏液,隔日 1 次,双手交换,10 次为 1 个疗程。内服中药:取中药兰花参 10g 煎

水或研细开水泡服,每日服 3 次(泡 10g 可服 1 天),20 天为 1 个
疗程。30 例患者中,治愈 25 例,好转 3 例,未愈 2 例,总有效率
93%。[赵永祥,俞永琼.针刺四缝穴配合中药治疗小儿目劄 30 例
疗效观察.云南中医中药杂志,2003,24(4):24]

5. 针刺配合药物外敷治疗小儿目劄。治疗组:主穴取攒竹、
鱼腰、阳白、承泣、翳风及双侧合谷、风池、三阴交。伴口角抽动,
加地仓、颊车;面颊蠕动,加颧髎、迎香。所加穴位均取患侧,交替
使用,每次取 8~10 穴。外敷药组成:全蝎 10g,蜈蚣 6g,地龙 10g,
僵蚕 12g,卡马西平片 1g,安定片 15mg。分别将上述中西药研成
细末,拌匀。先用 75%乙醇消毒神阙穴,将上述药粉放入神阙穴
中,使药粉与周围皮肤相平为度,再用 3cm×3cm 大小的伤湿止痛
膏固定,每日 1 次,10 次为 1 个疗程。对照组选用氧氟沙星眼液、
双氯芬酸钠眼液点眼,每天 4 次;口服维生素 B_2 片 20mg,每日 3
次。治疗组有效率 94.8%,平均治愈时间(13.5±4.1)天,复发率
13.5%;对照组有效率 79.4%,平均治愈时间(25.3±5.4)天,复发
率 36.4%。[林静兰.针刺配合药物外敷治疗小儿目劄 58 例.河南
中医,2008,28(8):76-77]

6. 针刺治疗儿童眨眼症。方法:取穴阳白、四白、百会、印堂、
瞳子髎、丝竹空。操作:常规消毒,选取 1.5 寸 30 号针,顺督脉走
向沿皮针刺百会印堂,入针0.8~1寸深,阳白、瞳子髎、丝竹空平刺
0.3~0.5 寸,接 6G805-Ⅰ型治疗仪代替手捻针,取连续波型,电流
强度以病人耐受为度,留针 20 分钟,每 10 次为 1 个疗程,疗程间
休息 3 天,治疗第 2 个疗程。结果:46 例患者,其中治愈 21 例,有
效 22 例,无效 3 例。[赵秋玲,肖桂荣.针刺治疗儿童眨眼症.黑龙
江医药,2001,14(1):63]

7. 针刺配合推拿治疗小儿眨眼症。取鱼腰、攒竹、睛明、太
阳、百会、合谷、风池。针刺除风池以外的其他穴位,平补平泻,留
针 30 分钟。取针后按揉双侧风池穴至少 5 分钟,并绕眼眶按摩
眼周 5 分钟,每天 1 次,10 次为 1 个疗程,治疗 3 个疗程后统计疗
效。结果:治疗 60 例,其中痊愈 37 例,好转 23 例。治疗 1 个疗程

后,眼睑频频眨动次数开始减少,3 个疗程达到预期效果。[刘建明.针刺配合推拿治疗小儿眨眼症 60 例.实用中医药杂志,2010,26(5):333]

8. 眼三针透刺治疗少儿眨眼症。治疗方法:眼三针透刺即攒竹透鱼腰、丝竹空透太阳、四白透睛明,配穴太冲、三阴交、阳陵泉、合谷、外关。每日 1 次,10 次为 1 个疗程。因上学而不能坚持者可以每星期治疗 3 次,20 次后观察疗效,并嘱患者少看电视,杜绝电子游戏。治疗结果:痊愈 36 例,显效 2 例,有效 1 例,无效 1。[于建波.眼三针透刺治疗少儿眨眼症 40 例.上海针灸杂志,2001.20(5):45]

9. 太阳穴封闭配合中西药治疗眨眼症。治疗方法:2%普鲁卡因 2ml,维生素 B_{12} 500μg(1ml),以 4 号皮试针头于双侧太阳穴各注射 1.5ml,注意使药液深达骨膜下,每日或隔日 1 次。有屈光不正者散瞳验光,矫正屈光异常;有结膜炎者点用抗生素眼药水,涂抗生素眼膏。嘱改掉偏食习惯,口服维生素 B 类、维生素 C、维生素 E、维生素 A、维生素 D 等。有挑食习惯,胃纳差,面色萎黄者加服健脾消积中药,如党参、白术、陈皮、白芍、山楂、神曲、麦芽、甘草等随证加减,每日 1 剂。结果:共治疗 43 例,痊愈(变为正常瞬目)37 例,占 86.05%,好转(瞬目明显减少或偶有瞬目增多)6 例,占 13.95%。6 例好转者,其中 2 例成人患者注射期间眨眼减少,停注射不久后又眨眼如前。痊愈病例中,大部分病例注射 1 次后即有效,个别病例第 3 次后才开始有效。穴位注射最多者 7 次,最少者 2 次。经治疗后未见有眼睑的开合障碍。[江波.太阳穴封闭配合中西药治疗眨眼症.中西医结合眼科杂志,1996,14(4):210]

10. 电针配耳尖放血治疗重度眨眼症。患者叶某,男,14 岁,学生,2000 年 7 月 12 日初诊。主诉:双眼不自主频繁眨动,带动面部肌肉抽动 3 年余。曾在数家医院用中药、西药、针灸、哈磁五行针等治疗无效。自诉眼睛胀痛,注意力不集中,不能坚持上课。眼科检查视力右眼 4.8,左眼 4.8,眼睑频繁眨动,面肌同步抽搐,每分钟 40 次左右,表现有挤眉弄眼,嘴角抽动,鼻翼煽动。双眼睑轻度肿胀,睑球结膜充血,球结膜滤泡形成。角膜透明,内眼未见异常,眼球运动正常。诊断:重度眨眼症、滤泡性结膜炎、双眼屈光不正(近视)。治疗取穴:丝竹空透鱼腰、攒竹,地仓透迎香,巨髎透承泣,合谷透后溪,太冲透涌泉,耳尖。方法:上述穴位常规消毒,取 28 号 3 寸长针快速平刺,进针得气后,面部穴位接 G6805 电针治疗仪,采用连续波,电流以病人耐受为度,频率最大,通电 45 分钟。另取耳尖穴常规消毒,应用一次性采血针点刺后,挤出血液 20 滴左右。初次治疗后,患者即感眼部舒适,胀痛减轻,眨眼及肌肉抽动减少。3 次治疗后查视力,左 5.0,右 5.0,眼睛肿痛消失,双眼不自主眨动及面肌抽动偶发。经连续治疗 10 次即 1 个疗程后,症状完全消失,双眼视力均提高至 5.2,球结膜无充血,滤泡消失,临床治愈。1 个月后随访无复发,生活、学习正常。[王宗江,郑旭明.电针配耳尖放血治疗重度眨眼症 1 例.中国自然医学杂志,2000,2(4):240]

11. 王不留行籽耳穴贴压治疗小儿不明原因频繁眨眼。对于无明显病因的小儿频繁眨眼采用王不留行籽耳穴贴压进行治疗。把胶布剪成 0.5cm×0.5cm 大小,在其中间放置 1 粒王不留行籽。耳廓常规消毒后用探针找出穴位的敏感点,将备好的王不留行籽对准敏感点贴紧,稍用力按压,两耳同时贴治。同时选用耳穴:眼、屏间前、屏间后、肝、脾、胃。嘱家长每天给予按压 3~4 次,每次每穴 20 次,以使所压穴位有酸胀痛感。每隔 5 日换药 1 次,10 日为 1 个疗程,连用 3 个疗程。结果:治愈 41 例,好转 7 例,未愈 3 例,有效率 94.12%。[谷群英,周尚昆.王不留行籽耳穴贴压治疗小儿不明原因频繁眨眼 51 例.河南中医,2010,32(1):61-62]

眼睑痉挛

【概述】

眼睑痉挛是指由于眼轮匝肌抽搐引起胞睑不自主地牵拽跳动,不能随意控制的外障眼病。按 Jankovic 分类法,睑痉挛程度可分成 4 级。1 级:在强光、风、某些动作或眉间敲击等外因刺激下瞬目频繁;2 级:轻度自发的眼睑跳动,但还不是痉挛性闭目,不引起活动障碍;3 级:非常引人注目的中度睑痉挛,其余面肌亦稍显收缩,轻度活动障碍;4 级:睑痉挛使活动能力严重受限,并可能伴其他面肌痉挛。3 级、4 级称为严重特发性眼睑痉挛。严重特发性眼睑痉挛治疗棘手,用肉毒杆菌毒素 A 局部注射亦只能缓解 2~4 个月,有时还会出现较多并发症等。属于中医"胞轮振跳""眼睑瞤动""目瞤"等范畴。本病患者女性比男性为多,并且在中年以前很少发生。

【病因病机】

西医认为本病可为某些潜在的病因引起,如葡萄膜炎、角膜炎、癫痫、颅后窝肿瘤或某些药物刺激等。

中医认为其发病于肝、脾二经。由于肝脾气血不和,营卫不调,风火内生,筋失所养,故眼睑筋肉振跳,甚则眼睑失去升提开张之力,以致强直下垂。

【临床表现】

胞睑振跳不已,或稀或频,患者常不能自主控制,振跳范围缓慢扩散至同侧颜面,且逐渐发展成电击样掣动,甚至痉挛。如日夜振动过频,每觉视物昏暗。往往伴有夜寐不酣,头晕心悸,或兼有头胀作痛等症状。

【实验室检查】

1. 血电解质、微量元素及生化检查,有助于鉴别诊断。

2. MRI 及 CT 扫描无特征性的改变。

3. 瞬目反射检查时可发现瞬目频度增加,R1 成分(反映单突触反射)潜伏时间、R2 成分(反映多突触反射)潜伏时间明显延长,电诱发角膜反射时限延长。

【诊断要点】

胞睑跳动牵及眉际或面颊,时作时止,不能自主控制,重者阵跳频,甚则可伴口角牵动。

【辨证分型】

1. 血虚生风　胞睑阵跳时疏时频,劳累或情绪紧张时加重,虚烦失眠,头晕健忘,舌质淡,脉细弦。

2. 肝风内动　胞睑阵跳牵拽面颊或口角,耳鸣头胀,烦躁易怒,舌红,苔薄,脉弦。

3. 心脾两虚　胞睑跳动时疏时频,劳累或情绪紧张时加重,虚烦失眠,怔忡健忘,钠差腹胀,或见便溏,舌质淡,脉细弱。

【针灸治疗】

1. 辨证治疗

治法:以养血祛风、平肝息风、补益心脾为治则。取穴以眼区局部和手、足阳明经穴为主。肝风内动者针用泻法;心脾两虚者针用补法,并灸法;血虚生风者用平补平泻法。

处方:四白、攒竹、丝竹空、合谷、太冲、三阴交、足三里。

方义:四白、攒竹、丝竹空均为眼周穴,可疏调眼周部位气血以息风止痉;合谷属手阳明多气多血之经,"面口合谷收",可通行面部气血;合谷配足厥阴肝经原穴太冲谓之"四关",可养肝平肝、息风止痉;三阴交、足三里分别为脾经和胃经腧穴,可补脾胃、生气血,旺盛后天之本。

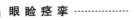

加减:血虚生风者加血海、肝俞以增息风止痉之力;肝风内动者加风池、百会以平肝息风;心脾两虚者加心俞、脾俞强化健脾补虚的作用。上胞振跳加睛明、鱼腰;下胞振跳加承泣、颧髎。

操作:攒竹与丝竹空互相透刺,或分别透鱼腰穴;风池、背俞穴注意掌握方向、角度和深度;其他穴位常规针刺。

2. 其他疗法

穴位注射法:面部注射点有迎香、颧髎、巨髎、下关、夹承浆、丝竹空、瞳子髎、地仓、大迎等穴。注射时用 A 型肉毒素系冻干结晶毒素 1ml,在每条肌肉选取 1 个穴位,3 日 1 次。

【验案选粹】

患某,男性,66 岁,日本籍,1999 年 11 月 27 日入院。主诉:阵发性双眼睑痉挛 4 年,加重 1 年。初为右眼睑间断抽动,后扩展为双眼,发作时眼睑不自主痉挛,目睁困难,曾就诊于日本多家医院,并接受过多种药物和理疗治疗均无效。特慕名前来治疗。症见阵发性双眼睑痉挛,以右眼为甚,发作时双眼睑呈痉挛性闭合,睑肌抽动,目睁困难,精神紧张时痉挛加剧,每日频繁发作,舌红少苔,脉弦细。证属气血亏虚,阴虚阳亢。治以滋阴潜阳,息风通络。取穴:上睛明、攒竹、丝竹空、瞳子髎、阳白、太阳、鱼腰、四神聪、三阴交、阴陵泉、足三里、太冲。针刺得气后加电针,并留针 20 分钟。阳白、太阳处刺络拔罐,隔日 1 次。经治 1 周,症状明显改善,双眼痉挛程度减轻;治 1 个月,左眼诸症消失,右眼发作次数明显减少,眼肌抬举有力。巩固治疗 1 个月,基本痊愈出院。

【临证点睛与调护】

1. 养成良好的卫生习惯,不用手揉眼。

2. 患者应调畅情志,转移注意力。

【现代研究】

1. 采用针刺治疗眼睑痉挛。

(1)主穴取上睛明、攒竹、丝竹空、太阳,配穴取印堂、上星、四神聪、三阴交、太冲。操作:上睛明、攒竹、丝竹空、太阳(手法宜轻)、印堂、三阴交、上星、四神聪均施捻转补法,太冲施捻转泻法。针刺得气后留针20分钟,每日1次。20次为1个疗程,病情反复者可重复1个疗程。痊愈8例,有效11例,无效1例。[周素琴,韩艾.针刺治疗眼睑痉挛20例.中国中医急症,2006,15(6):665-666]

（2）主穴取双侧照海、申脉。配穴为后溪、绝骨、风池、四关(合谷、太冲)。辨证加减:心脾两虚加三阴交、心俞、足三里,血虚生风加血海、膈俞、丝竹空,肝风内动加肝俞、肾俞、攒竹。每日1次,连续10次为1个疗程,休息2天继续第2个疗程,2个疗程后进行疗效观察。痊愈20例,有效8例,无效2例。[张梅梅,刘岩朝,赵亮.针刺治疗眼肌痉挛体会.中国实用医药,2008,3(32):115]

（3）取穴气海(温针灸)、中脘、三阴交、足三里(均用补法)、太冲、后溪、合谷、曲池、内庭、冲阳、丰隆。一般用轻刺激手法,留针30分钟,每日1次。[孟庆坤.针灸治疗眼肌痉挛20例.中国民间疗法,2003,11(9):154]

2. 体针及水针治疗眼轮匝肌痉挛。体针取双侧内庭、太冲,及患侧风池,皆平补平泻;若效不显著,再深刺患侧下关,稍强刺激。每日1次。水针取穴为两点:第一点为耳前点,乃连接外眼角与耳屏、口角和耳屏的二等分线上取耳屏前方1.5cm处;第二点为耳后点,即翳风穴。刺第一点,以5ml注射器接皮试用的细针头,垂直刺入,注入0.5ml 2%盐酸利多卡因注射液,观察眼轮匝肌力减弱情况。若肌力减弱,再注入1ml 0.05%亚甲蓝注射液(第2次注射改为0.1%);刺第二点,用6号针向上、与皮肤表面呈30°进针,从侧面观察针体约与前额部平行,深度为2.5~4cm。若穿刺到面神经,面部会瞬间小抽动;当阻滞针进入乳突孔时,患者面部出现麻痹,亦可伴有剧痛,即停针,顺原路退回0.5cm左右,注入0.5ml 0.05%亚甲蓝注射液(第2次注射改为0.1%)。隔日1次。治疗以体针7次,水针4次为1个疗程。36例中11例显效(痉挛消除或基本消除),17例有效(痉挛次数减少,程度减轻),8例无效(治疗前后无变化)。[史忠和.针刺治疗眼轮匝肌痉挛36

例.浙江中医杂志,2007,42(12):718]

3. 针刺承泣穴治疗眼轮匝肌痉挛22例。取承泣穴,常规消毒后,沿眶下缘直刺0.3~0.7寸,得气后行捻转泻法(捻转幅度不宜太大),留针30分钟,每隔5分钟运针1次。每天治疗1次,3次为1个疗程,治疗1个疗程后观察疗效。治愈(眼皮跳动停止)18例,显效(眼皮跳动频率明显减低)3例,无效(治疗前后无变化)1例。[赵爱文、陈国勇.针刺承泣穴治疗眼轮匝肌痉挛22例.人民军医,2004,47(11):682]

4. 电针治疗小儿眼轮匝肌痉挛症。主穴取太阳、鱼腰;配穴取丝竹空、四白等。采用HL-r3型电运动治疗仪,功率30W、电流强度为1~8mA,正负两极圆形电极片,直径4cm。同等大小湿性纱布垫(即介质)置于圆形电极片上或穴位上用胶布固定。坐式治疗,每次2穴或4穴,每次20~30分钟,每日1次,7天为1个疗程,疗程间休息3天。痊愈106例,有效2例。按疗程统计,1个疗程痊愈96例,2个疗程痊愈10例。[范明芳.电针治疗小儿眼轮匝肌痉挛症108例.中国中医药科技,2007,15(2):154]

5. 应用水针疗法治疗眼睑痉挛。药物组成:2%利多卡因5ml,曲克芦丁注射液100mg,维生素B_1注射液100mg、维生素B_{12}注射液500μg,药物混合后穴位注射。选鱼腰、四白、太阳穴。在太阳穴注射时,也可按van Lint眼轮匝肌麻醉法,自外眦角外眶缘进针,至贴近骨膜,将针头分别自上、下眼轮匝肌注射,边进针边注射药液约4ml,干棉球压迫3分钟,注射后观察30分钟,无反应后离院。3天注射1次,5次为1个疗程。未治愈者可重复注射治疗,6个疗程无效者停止用药。如果双眼睑痉挛,可同时注射双侧穴位。疗效标准及评估:完全缓解:Ⅱ~Ⅳ级降至0级;明显缓解:Ⅱ~Ⅳ级降至Ⅰ~0级;部分缓解:痉挛强度分级降低1个等级;无效:痉挛强度级无变化或加重。疗效观察:痉挛强度Ⅳ级病例5例,完全缓解3例,明显缓解1例,无效1例;痉挛强度Ⅲ级病例15例,完全缓解10例,明显缓解5例;痉挛强度Ⅱ级病例9例,完全缓解9例。随访3个月至1年,29例中有2例复发,用药后完

全缓解。［党运明.水针疗法治疗眼睑痉挛 29 例.中国民间疗法, 2009,17（4）:9-10］

6. 雷火灸结合中药治疗眼睑痉挛症。局部使用雷火灸(赵氏雷火灸药)，每日 1 次,每次 30 分钟。先从眶周近穴,再到全身的远穴,循环进行,再雀啄灸,取穴睛明、攒竹、鱼腰、太阳、瞳子髎、承泣、四白、风池、合谷等。口服中药以当归活血饮加牵正散加减。方用当归、黄芪、赤白芍、川芎、熟地、防风、羌活、僵蚕、钩藤、地龙、橘络、丝瓜络等。35 例患者中,治愈 25 例,好转 8 例,无效 2 例。［姜乃康.雷火灸结合中药治疗眼睑痉挛症 35 例.上海针灸杂志,2006,25（12）:58］

7. 当归活血饮合并针刺治疗眼睑痉挛。当归活血饮加减:当归、川芎、熟地黄各 12g,白芍 20g,生黄芪、苍术各 15g,羌活、防风、蝉蜕、僵蚕各 10g,钩藤 18g,全蝎 6g,生甘草 6g。水煎服,每日 1 剂,分 2 次早晚口服。兼心烦失眠者加酸枣仁、茯神、远志等。取攒竹、鱼腰、承泣、四白、太阳、风池、颊车、下关、地仓、足三里、合谷等穴。每次根据病情选取 5~6 个穴,交替使用。一般局部穴轻刺激,远端穴重刺激,惊悸失眠者加内关穴。治愈 28 例,显效 3 例,有效 1 例。［蔡秀巧.当归活血饮合并针刺治疗眼睑痉挛．山东中医杂志,2008,27（7）:491］

上 睑 下 垂

【概述】

上睑下垂是指提上睑的肌肉提上睑肌和米勒平滑肌的功能不全或消失,或其他原因所致的上睑部分或全部不能提起所造成的下垂状态,即在向前方注视时上睑缘遮盖角膜上部超过角膜的1/5。

轻者只影响外观,重者则遮盖全部瞳孔,不仅有碍美观,而且影响视力。为了克服对视力的影响,病人常仰首下视或常收缩额肌,以提高上睑,结果额部皮肤横形皱纹加深增多,眉毛高耸,成为上睑下垂患者所特有的面容;而双侧下垂的患者,尚需仰头视物,形成一种仰头、皱额、抬眉的特殊体位。

本病属于中医"上胞下垂""睢目""睑废"等范畴。

【病因病机】

西医认为,本病的发生分为先天性和后天性。先天性是由于动眼神经或提上睑肌发育不良引起。而后天性可由神经麻痹、提上睑肌损伤、重症肌无力等造成。

中医学认为,本病的病因病机有如下几个方面:

1. 脾气虚弱　若久病体衰,年老气弱,饮食不节等均可导致脾气虚弱,中气不足,筋肉失养,经筋弛缓,以致胞睑松弛无力而下垂。

2. 命门火衰　先天禀赋不足,命门火衰,致中气不足,主肌无力,约束失用。

3. 风邪袭络　　肌腠空虚,风邪客于胞睑,阻滞经络,气血不和,胞睑筋脉弛缓不用而致下垂。

4. 气血瘀滞　　头、眼部外伤,致气血瘀滞,胞络受阻,精气不能上承于胞睑。

【临床表现】

单眼或双眼上睑下垂,遮盖部分或全部瞳孔,以致影响视力。为了看清物体,患者常抬头仰视,或借额肌牵引而睁视,日久则额皮皱褶,眉毛高耸,形成特殊面容。儿童单眼下垂,因遮盖瞳孔而影响视力,日久则形成失用性弱视。由于病因不同,临床可有不同表现。

1. 先天性上睑下垂　　先天性上睑下垂与生俱来,可以单独发生,亦可与其他先天性畸形并存,如小眼球、睑裂小、眼球震颤等。

2. 重症肌无力性上睑下垂　　重症肌无力性上睑下垂为双侧下垂,缓慢发生,晨轻暮重,使用新斯的明可暂时缓解或消失。

3. 动眼神经麻痹性上睑下垂　　动眼神经麻痹性上睑下垂多为单眼,骤然发生,或兼眼外肌麻痹,出现复视,眼球转动受限等症状。

4. 交感神经麻痹性上睑下垂　　交感神经麻痹性上睑下垂是交感神经麻痹的症状之一,常为颈部交感神经节受损伤所致。下垂程度较轻,上睑沟依然存在,上睑提举与眼球上转动作相互协调,伴有瞳孔缩小,眼球内陷,颜面潮红及出汗等症状。

5. 机械性上睑下垂　　机械性上睑下垂是眼睑重量增加所致。原因很多,但均有相应的临床症状。

【实验室检查】

1. 测量睑裂高度　　我国人睑裂高度为 7.14~8.92mm,而 Wolff 测量平均为 15mm。因年龄不同,睑裂高度会有很大差异。

2. 提上睑肌功能测定　　令患者睁眼向前平视及向上、向下注视分别测量睑裂高度,并观察睑裂与眼球关系;记录上睑上举持续时间,以判定提上睑肌功能。为避免睑裂开大时受额肌及皱眉肌的影响,在检查时应先用两拇指紧压患者眉弓再使患者向各方

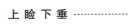

向注视,记录睑裂高度。上睑完全不能上举者为完全下垂,能轻度上举者为不完全下垂。术前应将患者向各方向注视留影以作参考。

3. 若怀疑有重症肌无力,应作 Tensilin 试验,若日终下垂加重且患者为老年人则可能有老年性下垂同时有肌无力。

【诊断要点】

1. 两眼自然睁开向前平视时,上睑遮盖黑睛上缘超过 3mm,甚至遮盖瞳神、影响视力。

2. 紧压眉弓部上睑抬举困难;患者视物时呈仰头,眉毛高耸,额部皱纹加深等特殊姿势。

3. 单眼上睑下垂者,患眼睑裂宽度小于健眼。

【辨证分型】

1. 命门火衰　自幼双目上胞下垂,无力抬举,视物仰首举额张口,或以手提睑,伴有体乏无力,面色无华,畏寒肢冷,小便清长;舌质暗,苔白,脉沉细。

2. 脾虚气弱　双眼上胞下垂,起病缓慢,晨起病轻,午后加重,休息后减轻,劳累后加重。症重者,睛珠转动不灵,视一为二,可兼见倦怠乏力,吞咽困难。舌质淡,苔薄白,脉弱。

3. 风邪袭络　单眼骤然起病,上胞下垂,常伴流泪,睛珠外斜,转动不灵,视一为二,舌质红,苔白腻,脉弦滑。

4. 气血瘀滞　骤然发生单侧上胞下垂,伴有单侧头痛,多见于老年人有眩晕病史或外伤史,舌质紫暗,苔薄白或黄,脉弦。

【针灸治疗】

1. 辨证治疗

治法:分别以温阳补肾、健脾益气、疏风通络、调和气血为治则。以眼区局部取穴为主。命门火衰、脾虚气弱者,针用补法,并灸法;风邪袭络、气血瘀滞者,针用泻法。

处方:攒竹、丝竹空、阳白、三阴交。

方义:攒竹、丝竹空和阳白穴均位于眼上方,三穴合用可通经活络,调和局部气血而升提眼睑;三阴交为脾、肝、肾三经的交会穴,具有补脾益肾、养血荣筋、调和气血的功效。

加减:命门火衰者,加太溪、命门、肾俞、关元,以温补命门,益肾固本;脾虚气弱者,加足三里、脾俞,以健运脾胃、补气养血,另加督脉百会穴升提阳气;风邪袭络者,加合谷、风池,以宣通经络、疏风解表;气血瘀滞者加血海、膈俞以行气活血。

操作:攒竹、丝竹空、阳白既可相互透刺,又均可透刺鱼腰穴;风池穴应注意针刺方向、角度和深度;百会穴多用灸法。余穴常规针刺。

2. 其他疗法

(1)皮肤针:取患侧攒竹、眉冲、阳白、头临泣、目窗、目内眦—上眼睑—瞳子髎连线,轻度叩刺。隔日 1 次。

(2)神经干电刺激:取眶上神经与面神经刺激点(耳上切迹与眼外角连线中点)。针刺之后接电针仪,眶上神经接负极,面神经接正极,电流强度以患者能耐受为度。每次 20 分钟左右,隔日 1 次。

【验案选粹】

患者,女,43 岁,汉族,教师,2004 年 4 月 20 日初诊。主诉:左侧上眼睑下垂 1 天。患者昨日晨起发现左侧眼裂变小,上眼睑抬举无力,且逐渐加重,至晚间上眼睑已完全不能上抬。到眼科检查未发现器质性病变,遂介绍到针灸科治疗。查体:左侧上眼睑不能上抬,眼球活动正常,视力正常。胸腺 CT 检查未见异常,颅底 CT 检查亦未见异常,亦无糖尿病病史,新斯的明试验为阳性。诊断为左侧上眼睑下垂。治疗取穴:攒竹、头维、丝竹空、太阳、阳白、足三里、三阴交。针刺各穴后,每隔 5 分钟捻转针 1 次,留针 30 分钟。同时,取耳穴眼区,用胶布将绿豆贴压固定,嘱患者每隔 2~3 小时按压数十次。起针后,患者自觉左上眼睑能够明显上抬。每日 1 次,共 7 天,患者痊愈,左上眼睑抬举完全恢复正常,随访 3 天未复发。

赵某,男,31 岁。因中风(脑血栓形成)而遗留左眼睑下垂,遮盖瞳孔,眼睛无力睁开,眼睑麻木不仁,晨起轻,午后重。伴吞咽困难、食欲不振、周身乏力、眩晕。中、西药治疗不效,求治于针灸。查:左眼睑下垂,眼球转动不灵,复视,面色少华,脉虚无力。证属脾虚失运、中气不足,以升阳益气为治法。取阳白透鱼腰、攒竹透睛明、鱼腰透丝竹空、太阳透瞳子髎,配合谷、足三里、三阴交。针刺10次好转,20次痊愈。随访1年未见复发。[王立早.针刺治疗眼睑下垂120例疗效观察.中国针灸,1993,13(5):7]

【临证点睛与调护】

1. 针灸对本病有一定疗效。

2. 对先天性重症患者可考虑手术治疗。

【现代研究】

1. 针灸治疗肌源性上睑下垂。辨证分型取穴:①脾肾气虚、清阳下陷,主穴为百会、气海、足三里、三阴交、脾俞、肾俞、丝竹空透鱼腰,配穴:风池、太阳、合谷、阳白、攒竹。②脾虚湿困、风痰阻络,主穴:三阴交、足三里、合谷、风池、丝竹空透鱼腰,配穴:脾俞、丰隆、太阳、阳白透鱼腰。治疗30例,痊愈22例,有效8例。[何汝益.针灸治疗肌源性上睑下垂30例.针灸临床杂志,1996,12(9):17]

2. 直接灸治疗眼睑下垂。取阳白(双)、足三里(双)、三阴交(双),六穴采用直接无瘢痕灸法,每穴灸5壮,壮如黄豆大,每日1次,10次为1个疗程;疗程间隔1周。治疗过程根据疗效逐渐减少原用药剂量,直至全部停药。结果痊愈8例,好转24例,另有4例无效。[连远义.直接灸治疗眼睑下垂36例.针灸临床杂志,2004,20(9):37]

3. 针刺治疗外伤性上睑下垂。取穴:阳白、鱼腰、攒竹、丝竹空、太阳、合谷。治疗15例,痊愈13例,好转2例。[李育兰.针刺治疗外伤性上睑下垂15例.中国针灸,1998,18(2):115]

4. 针刺治疗眼睑下垂。

(1)取主穴:睛明、攒竹透鱼腰、三阴交、太白,配穴辨证取穴:①肝郁脾虚型加太冲、章门、肝俞、脾俞;②脾肾两虚型加章门、脾俞、肾俞;③脾虚湿困型加章门、脾俞。治疗15例,痊愈14例,无

效 1 例。[张立涛.针刺治疗眼睑下垂 15 例.中国针灸,1996,16(11):51]

(2)取太阳、睛明、承泣、瞳子髎、风池、眼睑下垂穴(经验穴,即下垂之眼睑)为主穴,足三里、太冲、合谷为配穴。28 例患者经治疗 1 个疗程后,痊愈 14 例,有效 12 例,无效 2 例。[胡玉茹,蔡春沉.针刺治疗眼睑下垂 28 例.上海针灸杂志,1999,18(5):44]

5. 针灸治疗眼睑下垂。取主穴:百会、阳白透鱼腰、攒竹、睛明、四白、太阳,配穴:合谷、足三里、三阴交。主穴取患侧,配穴取双侧。治疗 30 例,痊愈 9 例,显效 12 例,有效 7 例,无效 2 例。[蔡静芳,莫合特尔.针灸治疗眼睑下垂 30 例.中国针灸,1998,18(2):76]

6. 针药结合治疗眼睑下垂。取穴攒竹透睛明、鱼腰透丝竹空、太阳透瞳子髎,得气为度,配合足三里、三阴交、光明、阳白等穴常规针刺,同时口服中药:太子参、鸡血藤、陈皮、炒白术、丹参、白芍、炙黄芪、升麻,每日 1 剂,水煎服。结果:痊愈 12 例,好转 11 例,无效 2 例。[孙功海.针药结合治疗眼睑下垂 25 例.针灸临床杂志,1995,11(1):14]

麻痹性斜视

【概述】

麻痹性斜视是由于神经核、神经或眼外肌本身器质性病变使单条或多条眼外肌完全或部分麻痹而引起的眼球向麻痹肌作用相反的方向偏斜。本病以中老年患者居多。属于中医"风牵偏视""目偏视""横目斜视"范畴。

【病因病机】

西医认为，本病分为先天性与后天性两种，后天性病因有：炎性或中毒性、代谢性、血管性、退行性病变，肿瘤压迫或外伤等所致。

中医认为，本病多由正气不足，风邪侵袭；或风痰阻络，目系拘急；或肝肾素亏，精血不足；或外伤等所致。眼外肌在五轮中属肉轮，其在脏属脾，脾主肌肉，肝主筋，因此本病的发生与肝、脾二脏功能失调关系密切。

1. 正气不足，卫外失固，脉络空虚，风邪乘虚侵袭。

2. 肝血亏少，脉络空虚，风中经络。

3. 脾失健运，聚湿生痰，复感风邪，风痰阻络。

4. 肝肾阴亏，阳亢动风，挟痰上扰，阻滞经络。

5. 外伤目系失养所致。

诸种因素皆可导致眼部受邪，一侧经络的气血运行不利，使筋肉失养而迟缓不用；反之健侧由于络中气血运行通畅，筋肉舒缩功能如常，而状似拘急，牵引眼珠偏向健侧。

【临床表现】

发病骤急,眼球运动受限而呈斜视,患者或有复视、眩晕、恶心或步态不稳等症状。

1. 运动受限　一条或几条眼外肌运动受限,视轴向麻痹肌正常作用方向之对侧偏斜。

2. 第 2 斜视角大于第 1 斜视角　即麻痹眼固视时出现的斜视度数大于健眼固视时的斜视度数。

3. 不同方向注视时斜视角不等　眼球向麻痹肌作用方向运转时,运动受限最严重,因而斜视明显加大;向相反方向转动时,运动不受限,因而斜视明显减少甚至消失。

4. 代偿头位　目的是避开向麻痹肌作用的方向转动,消除水平性、垂直性或旋转性复视,以保持双眼单视。

5. 复视和眩晕　在麻痹性斜视最为明显。

【实验室检查】

经交替遮盖法、Maddox 杆检查法、三棱镜遮盖法等检查,可确诊隐斜视;经屈光检查、测量斜视角等可确诊共同性斜视;经复视试验及 Hess 屏或 Lancaxer 屏检查,可诊断麻痹性斜视。

【诊断要点】

1. 眼位偏斜,患眼向麻痹肌作用的相反方向偏斜。

2. 眼球活动障碍,患眼向麻痹肌作用方向活动受限。

3. 第 2 斜视角大于第 1 斜视角。

4. 代偿头位,头向麻痹肌方向偏斜。

5. 复视,双眼视一为二。

6. 头晕目眩,或有恶心呕吐。

【辨证分型】

1. 卫外失固,风邪中络　黑睛猝然偏斜,转动受限,视一为二。起病多有恶寒,发热,头痛。苔薄白,脉浮。

2. 肝血不足,风中脉络　黑睛偏斜,视一为二。面色无华,平时头晕耳鸣。舌淡,脉细。

3. 脾虚湿盛,风痰阻络　猝然眼斜,转动失灵,视一为二。平素纳呆食少,头晕,泛吐涎沫。舌苔厚腻,脉弦滑。

4. 肝阳化风,挟痰上扰　黑睛猝然偏斜不动,素有头晕耳鸣,腰膝酸软,失眠多梦等症。舌红、苔黄,脉弦细或弦滑。

5. 外伤瘀滞　外伤后目偏斜,或有胞睑、白睛瘀血,眼痛,活动受限,视一为二。舌暗、苔薄,脉涩。

【针灸治疗】

1. 辨证治疗

治法:疏风通络,滋阴养血,健脾利湿,平肝息风,化瘀通络。取足少阳、足厥阴经穴为主。

处方:风池、光明、合谷、太冲、太溪。

方义:目系上出于脑,后出于项中,故取项后风池以通经络,调目系;肝开窍于目,故取肝之原穴太冲,胆经络穴光明,为原络配穴法,以平肝息风,通络明目;且太冲与合谷相配为四关穴,善于祛风通络、调和气血;太溪为肾之原穴,可滋水涵木,以治其本。

加减:卫外失固,风邪中络者,加风府、外关以疏风解表;肝血不足,风中脉络者,加血海、三阴交以滋养肝血,调补目系;脾虚湿盛,风痰阻络者,加脾俞、足三里、阴陵泉、丰隆以健脾祛湿,化痰通络;肝阳化风,挟痰上扰者,加肾俞、肝俞、丰隆以滋阴潜阳,平肝息风;外伤瘀滞者,加膈俞、血海、三阴交以活血化瘀,通经活络。内直肌麻痹加睛明、攒竹、印堂;外直肌麻痹加瞳子髎、太阳;上直肌麻痹加鱼腰、攒竹;下直肌麻痹加承泣、四白;上斜肌麻痹加球后、四白;下斜肌麻痹加丝竹空、鱼腰。

操作:风池、风府穴应注意掌握针刺的方向、角度和深度,切忌向上斜刺,以免刺入枕骨大孔;针刺眼部穴位尤其是眼眶内的腧穴,手法要轻柔,不提插捻转,避免伤及眼球或引起眼内出血;余穴常规针刺,亦可加电针。

2. 其他疗法

(1)皮肤针:取眼眶周围腧穴及太阳、风池等,用中强度刺激。每日1次。

(2)电针:以眼眶周围腧穴攒竹、四白、瞳子髎、太阳为主,亦可配合四肢远端穴位如合谷、太冲、太溪、光明、足三里等。进针得气后,选用疏密波或断续波,电流强度以患者能耐受为度,每次20~30分钟。隔日1次。

(3)穴位敷贴法:复方牵正膏敷贴患侧太阳、下关、颊车穴,先太阳后下关再颊车,每次1穴,每穴间隔7~10天。适用于风痰阻络型。

(4)推拿法:患者仰卧位,医者坐于患者头侧,用双手拇指分别按揉百会、睛明、攒竹、鱼腰、太阳、瞳子髎、丝竹空、风池等穴,再用双手拇指按摩眼眶周围,上述手法反复交替使用,每次治疗约20分钟。然后患者取坐位,医者在患者背部点揉肝俞、胆俞及对侧合谷、下肢光明大约5~10分钟。治疗时间为30分钟,每日1次。

【验案选粹】

1.邹某,男,3岁,门诊号:64790,初诊于1957年3月18日。发现右眼内斜,不能转动10天。得病前3天,曾因跌仆,次日发高热,待热退,发现右眼珠不能转动。曾治疗,亦服过中药,眼珠反而偏斜更甚。

检查:右眼外眼阴性,眼球极度内斜,半侧瞳孔及角膜已无法见到,眼球不能向左右上下各方向转动。光反射测验:左眼光反射在瞳孔缘,右眼在角膜边缘。

诊断:右眼外直肌麻痹。

辨证施治:病孩身体瘦小,形体薄弱,脉细弱,指纹淡红,舌质较淡而中光绛,是为阴虚不足之象。其病发生于高热之后,热极伤阴,所以阴虚而肝肾不足。肝不足则荣血虚,肾不足则精水亏,精血亏损,眼肌失去营养,因而无法发挥其固有作用。前医处方,皆为风药,则是既属虚损,复损其不足,两败俱伤,所以病情转剧。治疗用药,当从补益肝肾着手,但亦须健脾理中,使中气足,津液旺,补血生精。针取太阳、丝竹空、球后、太冲、太溪、光明、足三里,药用六味地黄加减。如此共治1个月,眼球归中,又能自由灵活转动。[姚和清.眼科证治经验.上海科学技术出版社,1979:

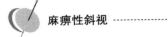

126-127]

2. 唐某,女,18 岁。脑室出血引流术后,肢体恢复良好,但右眼复视,右眼内斜视、外展受限。查:左眼视力、眼球运动均正常,右眼内斜视,外展受限,外展时目外眦露白约 0.5cm。针取球后、瞳子髎、风池、太阳、天柱、照海、三阴交、睛明(均为右侧),每次 4~6 穴。经 30 次治疗后基本好转,外展时目外眦露白约 0.1cm。因开学不能继续诊治,嘱患者自灸右风池、瞳子髎,以善其后。[吴新贵.眼病针灸临床心得.针灸临床杂志,1997:13(3):14]

【临证点睛与调护】

1. 麻痹性斜视为眼科疑难重症之一。西药治疗本病,主要是针对病因,营养神经、扩张血管等方法来治疗,临床上取得了一定的疗效。

2. 针刺治疗斜视效果肯定,对病程短者疗效较为满意。眼肌麻痹针刺治愈后,远期疗效稳定。

3. 多数报道认为眼周邻近取穴效果较好。

【现代研究】

1. 针刺治疗眼肌麻痹。外直肌麻痹取睛明、球后、瞳子髎、丝竹空,配太阳、合谷、风池;内直肌麻痹取睛明、攒竹、鱼腰、阳白,配合谷、承泣、四白;上斜肌麻痹取攒竹、睛明、球后,配合谷、阳白、承泣、太阳;全眼肌麻痹取球后、睛明、攒竹、丝竹空,配承泣、太阳、鱼腰。治疗 64 例,治愈 61 例,好转 1 例,无效 2 例。[鞠桂琴.针刺治疗眼肌麻痹 64 例.上海针灸杂志,1988,7(3):18]

2. 三棱针点刺上星治疗眼肌麻痹。先用三棱针点刺上星出血,再施阳白透鱼腰,四白透睛明,三阴交用泻法,共针 30 次治愈 1 例。[白良川.三棱针点刺上星治疗眼部疾病应用举隅.针灸临床杂志,2000,16(1):30]

3. 针灸治疗麻痹性斜视。主穴取睛明、阳白、太阳、球后、攒竹、合谷;风邪袭络加风池、外关;肝肾亏损,精血不足加肝俞、肾俞、三阴交、太溪;外伤气滞血瘀加膈俞、血海;脾胃气虚,气血不足加脾俞、胃俞、足三里。68 例患者中,治愈 59 例,好转 8 例,未

愈 1 例。[李玲.针灸治疗麻痹性斜视 68 例.上海针灸杂志,2008, 27(1):47]

4. 深轻刺加电针治疗眼球运动神经麻痹。取瞳子髎、球后、太阳。一般刺 1.2~1.5 寸,指切进针,轻压,不捻转,给予 Br74 型电针麻仪小电流,低频率 30~40 次/秒,时间 40~50 分钟,每日 1 次,10 天 1 个疗程。配穴:动眼神经麻痹加睛明、阳白,滑车神经麻痹加球后、承泣。治疗 78 例,结果治愈 73 例,好转 3 例,无效 2 例。[盛广玉.深轻刺加电针治疗眼球运动神经麻痹 78 例.中国针灸,2000,20(1):50]

5. 针灸配合推拿治疗麻痹性斜视。取患侧睛明、阳白透鱼腰、丝竹空、瞳子髎、球后、风池及双侧光明。针刺后动眼神经麻痹者取阳白穴、外直肌麻痹者取瞳子髎,悬灸 20 分钟。患者取仰卧位,术者坐其头侧,在睛明、阳白、鱼腰、丝竹空、瞳子髎、球后等穴位,用双手拇、食指运用点、揉、抹等手法进行按摩,每次 5 分钟。以上均每日 1 次,10 次为 1 个疗程,每疗程间隔 2 天。5 例患者中,4 例痊愈,1 例有效。[陈兴良.针灸配合推拿治疗麻痹性斜视 5 例.四川中医,2008,26(5):119]

6. 眼针为主治疗眼肌麻痹。以眼针区上焦区、肝胆区、下焦区、脾胃区为主。配穴选用瞳子髎、太阳、合谷、太冲、睛明、足三里、三阴交等,伴眼睑下垂者取阳白穴及合谷穴,脑血管病者配头皮针(顶颞前斜线前 1cm 平行线上 2/3~3/5 处)每次治疗根据病情选用主穴 2 个,配穴 3~4 个。操作方法是:眼针距眼眶 0.5cm 处进针,左手压眼球使皮肤绷紧,右手缓缓进针;肝胆区、脾胃区为透刺,使之得气后轻施捻转手法;头皮针沿头皮 15° 进针,施以提插捻转法;睛明穴,用手推开眼球,沿近眼球侧进针;体针根据病情选择捻转泻法、捻转补法;头针留针 45 分钟,其余 30 分钟,每日或隔日 1 次,10 次为 1 个疗程。治疗 20 例,治愈 17 例,有效 3 例。治疗次数最少 3 次,最多 20 次,随访无复发。[叶云红.眼针为主治疗眼肌麻痹 20 例临床观察.中国针灸,2000,20(8):463]

7. 针刺治疗眼外肌麻痹。主穴为合谷、光明、风池。其中合谷、光明为双侧取穴,风池取患侧。同时内斜视配患侧球后,外斜视配患侧睛明。操作:风池穴取 1.5 寸毫针向鼻尖方向斜刺 1~1.2 寸。合谷、光明穴,患者仰卧位,用 3.5 寸毫针,快速刺入皮下后,将针刺入 3 寸深,得气后,施捻转提插补法,留针 30 分钟,行针 2~3 次。并耳背静脉处刺破放血治疗,也有效果。[王国明.针刺治疗眼外肌麻痹 38 例.中国针灸,2000,20(9):540]

8. 针药并用治疗后天性眼肌麻痹。将 56 例患者分为治疗组和对照组。治疗组:中药以祛风活血、通经活络为治疗法则。药物组成:当归 10g、川芎 6g、赤芍 12g、羌活 6g、丝瓜络 10g、橘络 3g、络石藤 30g、海风藤 10g、桑枝 15g、桂枝 6g、防风 6g。发病早期加祛风利水药,如荆芥 5g、茯苓 5g;气血虚加黄芪 30g、党参 15g;脾虚失运加白术 10g、神曲 10g;气滞血瘀伴眼部刺痛者加夏枯草 9g;大便秘结加生大黄 9g;发病一段时间后,风邪渐去,心神已定,酌情加化痰散结、祛瘀通络、养肝柔筋之品,如浙贝母 10g、半夏 10g、白芍 10g 等。水煎服。每日 1 剂,早晚两次分服,10 剂为 1 个疗程。针刺取穴:枕上旁线(对侧),球后,瞳子髎,太阳,风池,合谷(对侧)。操作:枕上旁线用平刺,抽气法,快速破皮后,针进帽状腱膜下层 1 寸,用爆发力向外速提数次,然后再缓缓进针至 1 寸,如此反复多次;球后要求刺入提插轻,沿眼眶进入后眼球胀甚,有突出感;其余平刺平补,得气即可。隔日 1 次,10 次为 1 个疗程。对照组:维生素 $B_1$100mg 与维生素 B_{12}0.5mg 肌注,均隔日 1 次,10 天为 1 个疗程。能量合剂(三磷酸腺苷 40mg、乙酰辅酶 A 100mg、胞二磷胆碱 500mg)加入 500ml 葡萄糖注射液或 0.9%氯化钠注射液中静滴,每日 1 次,10 天为 1 个疗程。结果:治疗组治疗时间明显缩短,有显著差异。[王山红,吴建军.针药并用治疗后天性眼肌麻痹 56 例疗效观察.实用中西医结合临床.2008,8(2):17-18]

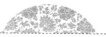

眼肌型重症肌无力

【概述】

重症肌无力是神经肌肉接头处传递障碍所致之慢性疾病,眼部表现为上睑下垂、复视、斜视等。有些病变仅发生在眼肌,称为眼肌型重症肌无力。为慢性进行性并有复发趋势的疾病。可发生在任何年龄,好发于青少年。本病可局限于某几组肌肉,也可扩散到其他骨骼肌而危及生命。受累肌极易疲劳。经睡眠休息后可暂减轻。每个病人肌肉受累的轻重多寡不一致,但常伴有上睑下垂的眼外肌麻痹症状。中医属于"上胞下垂""睑废""目歧视""侵风"等范畴。

【病因病机】

西医认为目前病因不明,可能与神经肌肉联接处的乙酰胆碱和胆碱酯酶平衡失调及胸腺肥大有关。

本病发病与脾、肾、肝三脏关系密切,病性以虚为主,病因病机多由内伤劳倦或禀赋不足,致先天、后天之本亏虚,脾虚水谷精微不能运达四肢濡养肌肉,肝肾亏虚精血不足,不能填髓健骨利筋、上灌瞳神,渐成睑废视歧、肌肉痿废不用之虚损证候。

【临床表现】

以全身肌肉无力为主症。早期上睑下垂,盖及部分瞳孔,以致视物必须抬头仰视。如反复睁眼闭眼,然后再向上看,则睑下垂现象明显加重。可见于单眼或双眼。部分病例伴有眼外肌无力。其中以上直肌最为多见。亦有两条或两条以上肌肉同时受累,以致不能向各个方向转动,并因此出现斜视与复视。全身症状以肌肉无力为主,伴有精神萎靡,面部缺乏表情,说话声音低微,咀嚼困难。严重时可出现吞咽与呼吸困难等危象。以上症状在清晨或休息后较轻,下午与活动后明显加重。

【实验室检查】

新斯的明试验:常用方法是肌内注射 0.5～1mg,注射后 10 分钟肌力改善,30 分钟效果最显著,药效可持续 4 小时。注射时在新斯的明内加入 0.3～0.5mg 阿托品,以防止因新斯的明可能引起的腹痛和腹泻。新斯的明对上睑提肌和躯干肌效果最显著,但对眼外肌的效果并不明显。一般重症肌无力用上述方法即可确诊,但对某些无明显上睑下垂或眼球运动减弱的眼肌肌无力患者则难以用此法确诊,此时可在注射新斯的明以前服奎宁,每 2 小时服 1 次,每次服 0.2g,先使肌无力加重,然后再注射新斯的明以便确诊。当肌无力变化不大时,还可以通过注射药物前后肌电图的变化来评价药效,以便做出诊断。

复视检查时患者的复视像不稳定,易于变动。

【诊断要点】

1. 任何年龄均可发病,尤以 10～35 岁多见。女性多发。

2. 受累肌群表现不耐疲劳早晨轻、下午或活动后加重。

3. 新斯的明试验阳性或腾喜龙试验阳性。

【辨证分型】

1. 脾气虚弱 以眼睑下垂或视物重影为主症,同时伴有困倦乏力、食欲减退、声低气微,舌体胖,苔白,脉弱。

2. 气血两亏 多伴面色苍白、头晕目眩、神疲纳呆、声低气短、饮食无味、怔忡、自汗,舌淡,脉软弱。

3. 肝肾阴虚 多伴耳鸣、耳聋、健忘、头晕、失眠、盗汗、遗精、腰膝酸软、入夜口干、手足心热,舌红质干,脉细。

4. 脾肾阳虚 以四肢无力、腰膝酸软为主症,或伴畏寒肢冷,舌淡苔滑,脉沉细。

【针灸治疗】

1. 辨证治疗

治法：以补肾健脾、益气养血、滋养肝肾、健脾升阳为治则，以眼区局部取穴为主。针用补法，肝肾阴虚者只针不灸，其余三证可并灸法。

处方：攒竹、丝竹空、阳白、三阴交、足三里。

方义：攒竹、丝竹空和阳白穴均位于眼上方，三穴合用可通经活络，调和局部气血而升提眼睑；足三里健运脾胃，补养气血；三阴交为脾、肝、肾三经的交会穴，具有补脾益肾、养血荣筋、调和气血的功效。

加减：脾气虚弱者加脾俞以健脾益气，另加督脉百会穴升提阳气；气血两亏者加气海、血海以补气养血；肝肾阴虚者，加太溪、肾俞以滋补肝肾；脾肾阳虚者，加脾俞、肾俞、命门、关元以温补脾肾。

操作：攒竹、丝竹空、阳白既可相互透刺，又均可透刺鱼腰穴；背俞穴应注意针刺方向、角度和深度；百会穴多用灸法；余穴常规针刺。

2. 其他疗法

（1）艾灸法：取阳白、足三里、肝俞、脾俞、肾俞。以隔姜灸法：生姜片分别置于阳白穴（双眼受累者取双侧）和双侧足三里穴上，然后放上标准小艾炷点燃；阳白穴灸 3 壮，足三里穴灸 5 壮。灸毕令患者取俯卧位，如前法将生姜片分别置于双侧肝俞、脾俞、肾俞穴位上，取中等艾炷，每穴灸 5 壮。治疗每日 1 次。

（2）穴位敷贴法：用牵正膏外贴神阙穴治疗。

【验案选粹】

梁某，女，5 岁，2001 年 5 月 28 日初诊。患儿半年前开始出现右上眼睑下垂，晨起较轻，午后加重，影响视瞻，曾多方治疗不效。观患儿右眼睑下垂半掩瞳孔，面色少华、稍瘦，发育较同龄儿稍差，说话声细，舌淡苔薄白，脉沉弱。给予新斯的明注射液 0.5mg 肌注试验，30 分钟后症状缓解，诊断为重症肌无力眼肌型。辨证分析:患儿因先天禀赋不足,气血亏虚,不能上输于眼肌以营养经筋,故眼睑不举,治当调补气血,健脾升阳。治法:近取阳白透鱼腰,攒竹与丝竹空对刺,接 6805 电针治疗仪,用断续波,强度以见到局部肌肉收缩、不感到疼痛为适中。远取百会、足三里、三阴交、合谷,每隔 5 分钟捻转刺激 1 次,每次治疗 20 分钟。拔针后用黄芪注射液 2ml 注射足三里,经 2 次治疗后症状有改善,但因家中有事需要带其回乡而停止治疗,予补中益气丸,每次 3g,每日 2 次,连续服用 1 个月。2001 年 8 月 6 日二诊,患儿右眼睑下垂已愈,但近日左上眼睑又出现下垂现象,故再来治疗。按上述穴位再针 6 天,并嘱继续服用补中益气丸,1 个月后复查已愈,日前遇其家长问之,已上幼儿园大班学习,未见复发现象。[李雪红.针灸加穴位注射治疗眼肌型重症肌无力 12 例体会.中国临床康复,2004,8(19):3868]

【临证点睛与调护】

1. 针灸治疗眼肌型重症肌无力在临床中是一种行之有效的方法,疗效高,痛苦小,无毒副反应且经济实用。

2. 嘱患者一方面要注意休息,另一方面还要加强眼肌的锻炼,特别是伴有斜视的患者。

【现代研究】

1. 局部取穴治疗单纯眼肌型重症肌无力。取阳白、攒竹、丝竹空、四白、太阳、睛明、球后、百会、风池、合谷。每日 1 次,每周 6 次,2 周为 1 个疗程,连续治疗 2 个疗程统计疗效。治疗 2 个疗程,痊愈 5 例;治疗 4 个疗程痊愈 15 例;治疗 4 个疗程以上痊愈 4 例,好转 1 例。[徐志凤.局部取穴治疗单纯眼肌型重症肌无力 25 例体会.四川中医,2009,27(5):117-118]

2. 眼针结合穴位注射治疗重症眼肌无力。采用眼针疗法治疗 12 例眼肌型重症肌无力,取患侧脾区、肾区、上焦区;配合体针三阴交,用烧山火手法,针后加灸 5 分钟,左右交替;穴位注射取攒竹、阳白透鱼腰、丝竹空,用维生素 B_{12} 注射液 0.25mg,分注于 2 个穴位。结果:好转 11 例,无效 1 例。[张德基,张隽.眼针结合穴

位注射治疗重症眼肌无力 12 例.上海针灸杂志,1996,15(1):9]

3. 采用循经灸加复痿丸治疗眼肌型重症肌无力。根据"治痿独取阳明"理论,灸督脉及足阳明胃经。艾灸沿下列顺序:督脉:神庭-前顶-大椎-脊中-腰俞。足阳明胃经:伏兔-足三里-丰隆-解溪-厉兑。最后灸双侧阳白穴。治疗时将直径 1.5cm 的艾条,一端点燃,距皮肤 2～3cm,沿经缓慢移动熏烤两遍。患者有温热感无灼痛为宜,约 30 分钟。治疗后患者沿经皮肤潮红。每 2 天治疗 1 次,共治疗 15 次。治疗过程中患者应将头发理净,并保持室内温暖。治疗期间患者同时服用复痿丸。复痿丸药物组成:黄芪、杜仲、补骨脂、龟板各 150g,木瓜、连翘、川牛膝、当归各 100g,薏苡仁 300g,甘草 60g。上药研细末,蜜炙成丸,每丸重 6g,每次服 1 丸,每日 3 次,共服 5 个月。经治疗 1 个月后,显效 7 例(63.6%),好转 2 例(18.2%),无效 2 例(18.2%),总有效率 81.8%。认为灸药合用具有补肾健脾、益气温阳作用,可使脉络气血充盈,筋肉得养,睑肌有力,上举自如。[夏跃胜.循经灸加复痿丸对眼肌型重症肌无力的疗效观察.中国中医眼科杂志,1996,6(3):185]

4. 隔药饼灸治疗眼肌型重症肌无力。将补中益气丸平均分成两半,压成圆饼状,放于百会、膻中及眼周穴位丝竹空、阳白、攒竹、太阳,在药饼上放置小艾炷点燃,每穴 3～5 壮,以施灸局部皮肤潮红为度,隔日 1 次,1 个月为 1 个疗程。经上述治疗最短 1 个疗程,最长 5 个疗程,痊愈 6 例,好转 21 例,无效 3 例。[姜建勇,杨禾欣.隔药饼灸治疗眼肌型重症肌无力 30 例.针灸临床杂志,2001,17(3):38]

5. 合谷刺法为主治疗眼肌型重症肌无力。取阳白穴,采用合谷刺法从阳白向鱼腰、攒竹、丝竹空透刺,各留针 10 分钟。再取足三里、申脉常规刺法。留针 30 分钟,起针后艾灸肾俞、脾俞、三阴交穴,每穴灸 3 壮。每日 1 次,10 次为 1 个疗程,3 个疗程后进行自身对照评定疗效。经过 3 个疗程治疗,治愈 32 例,好转 11 例,无效 4 例。[冯起国,崔红,林立泉,等.合谷刺法为主治疗眼肌型重症肌无力 47 例.中国针灸,1998,18(1):33]

6. 针药并用治疗眼型重症肌无力。取主穴:阳白、攒竹、鱼腰、合谷、百会、睛明、风池。配穴:外关、光明、足三里。百会穴用米粒大艾炷无疤痕着肤灸 3 壮,亦可用艾条悬灸 15 分钟,每日 1次,7 天为 1 个疗程,疗程间隔 3~5 天。方药:仙茅 15g,枸杞子15g,黄芪 30g,党参 15g,白术 15g,升麻 9g,柴胡 9g,桔梗 6g,菊花10g。每日 1 剂,水煎服。3 例患者依上法针药并用治疗,2 个疗程痊愈 2 例,3 个疗程痊愈 1 例。[王永文,马泽洪.针药并用治疗眼型重症肌无力.针灸临床杂志,2004,20(9):15]

眶上神经痛

【概述】

眶上神经痛是指眶上神经分布范围内(前额部)持续性或阵发性疼痛,也可在持续痛时阵发性加剧,眶上切迹处有明显压痛,常伴有视疲劳,眼球胀痛(看近物时加重),前额、眶内、两颞及颠顶疼痛,时轻时重,或伴头晕恶心、呕吐等症。眶上神经痛是临床常见的一种疾患,一般外眼正常,初起颜面稍感不舒或视物不能持久,久则视物昏花、头痛、眼胀,继则眉棱骨内深部疼痛,多在内侧,以指按上眼眶内深部则疼痛剧烈,可伴有一侧头痛,严重时可有恶心、呕吐。多属非器质性疾病。中医属于"眉棱骨痛""珠酸目涩""睛球疼痛"等范畴。

【病因病机】

西医认为其病因较为复杂,可能与上呼吸道感染、副鼻窦炎、神经衰弱、屈光不正或视疲劳等有关。

《太平圣惠方·治眼眉骨及头痛诸方》中认为是"风邪毒气……攻头目"而致;《古今医统大全·眼科·眉痛论》则提出"多为肝火上炎……其谓风证,亦火所致,热积生风是也",亦可兼有"风痰";《审视瑶函·眉骨痛》强调可由"肝虚"引起。结合临床归纳如下:

1. 风热之邪外袭,循太阳经脉上扰目窍而致。

2. 风痰上犯,阻滞目窍脉道,清阳不能升运于目而发。

3. 肝血不足,目窍脉络空虚,头目无所滋养而引发。

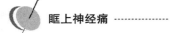

4. 肝郁气滞,郁久化火,形成肝火,上炎目窍而导致。

【临床表现】

1. 眉棱骨疼痛,常伴眼珠胀痛。

2. 患眼眶上切迹处可有明显压痛。

【实验室检查】

实验室检查、诱发电位、头颅 CT 及核磁共振对临床诊断有辅助意义。

【诊断要点】

1. 眉棱骨部疼痛,白天较轻,晚间疼痛明显。

2. 攒竹穴处(眶上切迹)压痛。

3. 视疲劳,畏光羞明,常欲闭目。

【辨证分型】

1. 风热上扰 眉骨疼痛,突然发生,压之痛甚,且疼痛走窜;可兼发热恶风,鼻塞流涕;舌红苔黄,脉浮而数。

2. 风痰上犯 眉骨疼痛,眼珠发胀,目不愿睁;可兼头晕目眩,胸闷呕恶;舌苔白,脉弦滑。

3. 肝血不足 眼眶微痛,目珠酸胀,不耐久视,目睫无力,羞明隐涩,可兼体倦神衰,健忘眠差;舌淡苔白,脉细。

4. 肝火上炎 眉棱骨、眼眶骨及前额骨皆痛,目珠胀痛,目赤眩晕;可兼口苦咽干,烦躁不宁,胁肋胀痛,小便短赤;舌红苔黄,脉弦数。

【针灸治疗】

1. 辨证治疗

治法:实证以疏散风热,祛湿除痰,滋养肝血,清肝泻火为治则,只针不灸,针用泻法;虚证以滋阴养血为治则,针用补法。

处方:攒竹、鱼腰、阳白、丝竹空、合谷、内庭、梁丘。

方义:攒竹、鱼腰、丝竹空均为眼周穴,可疏调眼周部位气血以行血止痛;阳白位居额部,可疏调额头部经气,通经活络止痛;合谷为手阳明经之原穴,"面口合谷收",内庭、梁丘分别为足阳明胃经之荥穴和郄穴,三穴配合可疏通面部气血而止痛。

126

加减:风热上扰者加大椎、曲池、风池以疏风清热;风痰上犯者加风池、丰隆以祛风除痰;肝血不足者加肝俞、膈俞、三阴交以滋补阴血,濡养目窍;肝火上炎者加行间、侠溪以清泻肝胆之火。

操作:攒竹透鱼腰,鱼腰透丝竹空,或丝竹空透鱼腰;风池、肝俞、膈俞针刺时注意方向、角度和深度。其他穴常规操作。

2. 其他疗法

(1)穴位封闭法:用 B 族维生素注射液(将维生素 B_1 和维生素 B_6 针剂各 50mg、维生素 B_{12} 针剂 0.2mg、0.25% 普鲁卡因 0.5ml,吸入无菌注射器内,混匀备用),进行痛点封闭。

(2)激光治疗:以双侧太阳穴为主穴,前额部痛者配印堂、鱼腰,偏头疼伴头晕、耳鸣、失眠者配头维、晕听区及耳穴的神门、交感等穴,头顶部痛者配百会穴经络治疗器进行治疗。

(3)电针治疗:针刺睛明、太阳、攒竹、丝竹空、鱼腰、承泣,进针 3~5 分,将睛明、太阳穴一组,攒竹、丝竹空一组,鱼腰、承泣一组,分别连接于电针治疗仪的三组导线上。

【验案选粹】

1. 钱某,女,61 岁,农民。主因左眼眶疼痛 2 个月就诊。患者 2 个月前无明显诱因出现左眼眶疼痛,疼痛为刺痛,时轻时重,发作频繁,常因情绪变化而诱发。经眼科检查诊为眶上神经痛,予镇静止痛药物口服,症状未见缓解,遂介绍针灸科治疗。证属肝胃郁热,风邪侵袭,治宜清热祛风止痛,取攒竹、阳白透鱼腰,丝竹空、合谷、太冲,均捻转中等刺激,留针 30 分钟。每日 1 次,7 次痛止,随访半年未见复发。

2. 沈某,男,34 岁。患者右额部反复作痛 4 年,逢冬好发,曾多次求医,发作如故。近日疼痛加剧,痛时流泪,影响入寐,右侧眶上部压痛明显,苔薄白,脉紧。先取申脉,快速捻转,再以后溪直刺,上下提插,留针 15 分钟疼痛大减。每日 1 次,5 次疼痛消失,后改 3 日 1 次,巩固疗效,前后共针 8 次。随访 2 年未发。

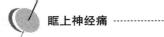

【临证点睛与调护】

1. 因起居不慎、风寒湿热之邪外袭,均可导致头痛。

2. 注意饮食清淡,忌食辛辣之物,减少冷热等刺激。

3. 眶上神经是三叉神经分支眼神经的终末支,沿眶上壁下面前行,经眶上裂或孔出眶后分布于额顶皮肤。

【现代研究】

1. 攒竹穴治疗眉棱骨痛。以攒竹、太阳为主穴,配以安眠、合谷,均取双侧,采用平补平泻手法,留针 1 小时。治疗 1 次后,眉棱骨痛明显减轻,5 次后症状完全消失,痊愈。[尹勇,欧阳应颐,张锡芳.攒竹穴在眼病中的临床运用.中西医结合眼科杂志,1998,16(3):178-179]

2. He-Ne 激光治疗眶上神经痛。将国产 He-Ne 激光治疗机在患者眶上缘中内 1/3 交界处触及眶上神经孔或切迹,末端输出功率为 1mW,光斑直径 0.2cm。将光针尖端置于眶上切迹处,轻轻压迫有明显疼痛反应后垂直照射。每次照射 10 分钟,每日 1 次,10 次为 1 个疗程,一般 1 个疗程治愈。结果:照射 1 次后即感局部轻松、疼痛减轻 31 例,照射 5 次后有效例数增至 58 例,照射 10 次后有效例数达 69 例。[马瑞娟,于建敏,袁姣华,等.He-Ne 激光治疗眶上神经痛 69 例.中国激光医学杂志,2003,12(3):200]

3. 激光照射配合耳穴贴压治疗原发性眶上神经痛。头面部主穴:攒竹、鱼腰、阳白;配以肢端远穴:合谷、内庭。主穴和配穴均双侧用 80-2 型激光仪照射,主穴每穴照射 10 分钟,配穴每穴照射 5 分钟,每次共照射 40 分钟左右。每日 1 次,5 次为 1 个疗程。耳穴贴压选用神门、肾、心、肝、额、颞等穴。每日刺激 2 次(晨起及睡眠前半小时各 1 次),两耳交替,5 日为 1 个疗程。结果本组 111 例经 1 个疗程治疗后,治愈 89 例,有效 20 例,无效 2 例。[梁尚清,哉巧云,林稚红.激光照射配合耳穴贴压治疗原发性眶上神经痛 111 例临床观察.中国针灸,1995,(5):9]

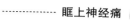

4. 针刺治疗原发性眶上神经痛。主穴取阳白、攒竹,配穴取内庭、合谷。针刺前先用梅花针叩击眼眶疼痛区域至局部潮红。针刺得气后,用 G6805 治疗仪,选用连续波通电 30 分钟。每日 1 次,10 次为 1 个疗程。经 1 个疗程治疗后,63 例患者中治愈 50 例,有效 10 例,无效 3 例。[林鹏志.针刺治疗原发性眶上神经痛 63 例.上海针灸杂志,1997,16(3):28]

行经目痛

【概述】

行经目痛指妇女行经之际,引起眼部疼痛的疾病。相当于西医由异常月经引起的结膜炎、巩膜炎、角膜炎等病。本病症状每于经期出现或加重,见头痛目眩,眼睑肿胀,目珠红赤涩痛,畏光流泪,视物不清。

【病因病机】

西医认为其发病原因及演变常与月经周期有密切关系。

《银海精微》说:"妇人遇行经之际,眼目涩痛何也? 答曰:肝虚也。凡妇人禀受虚者,眼中原有病根,若遇行经之际,去血过多,肝经愈加虚损。"以后各医家沿其说。现代临床中既可见素无眼病,而行经目痛者,更多见于原患火疳、黑睛生翳等,行经时致病变复发或加重。其病因病机归纳为:

1. 情志不遂,肝郁化火,火热之邪伏郁冲任,故在行经之际上犯于目而致本病。

2. 素体瘦弱,阴血亏虚,经行之时,肝血愈加虚损,血不养目所致。

【临床表现】

患者自觉头晕眼痛或眩晕耳鸣,眼目涩痛,羞明流泪,视物昏花;检查可见白睛红赤,或原患火疳复发或加重,目痛尤甚,或黑睛生星翳,如碎米、鱼鳞,甚而如花瓣。

检查眼部可见白睛红赤或抱轮混赤,或见白睛某处青蓝色,压之疼痛,或见黑睛生翳。

【辨证分型】

1. 肝郁化火，热伏冲任　眼症如临床表现中所述。月经量多色红，头晕胀痛，面红目赤，口苦口干，舌红苔黄，脉弦数。

2. 阴血亏虚，血不养目　目赤干涩隐痛，视物昏花，素有眼病加重，或黑睛生星翳，月经量少色淡红，眩晕耳鸣，面色无华，夜寐多梦，舌淡苔白，脉弦细。

【针灸治疗】

1. 辨证治疗

治法：分别以疏肝解郁、清肝明目，滋阴养血、养肝明目为治则。以取膀胱经、胆经、大肠经、胃经、肝经穴位为主。实证针用泻法；虚证针用补法。

处方：睛明、风池、四白、归来、合谷、太冲。

方义：睛明以通调太阳经气以泻热通经止痛；风池、太冲以疏肝解郁，清泻肝火，通经止痛；四白、归来、合谷以调理阳明经气，泻热通经以止痛。全方共奏疏肝泻热，养肝明目止痛之功。

加减：肝郁化火，热伏冲脉者，加肝俞、行间、侠溪、三阴交、太阳，以疏肝解郁，清泻肝热，调经止痛；阴虚血亏，血不养目者，加太溪、肝俞、肾俞、膈俞、足三里、三阴交、丝竹空，以滋阴养血，养肝明目。

操作：睛明为本方主穴，严格消毒，选用 1 寸细针，固定眼球，紧靠眶缘缓慢刺入 0.5~1 寸，留针 10~20 分钟后出针。余穴常规针刺。

2. 其他疗法

（1）三棱针法：取印堂、耳尖、肝俞、胆俞、肾俞，用三棱针刺血 3~5 滴。

（2）耳针法：取肝、目$_1$、目$_2$、胆、心、耳尖、肺、肾、神门、脑干，隔日 1 次，或用王不留行籽贴压。

【临证点睛与调护】

1. 排除其他脏器病变。

2. 注意调畅情志，忌食辛辣食物。

3. 如有原发病，加强对原发病的治疗。

前 房 积 脓

【概述】

前房积脓是指各种病因引起的角膜深层溃疡和某些眼病导致的前房积脓。本症在中医眼科称为"黄液上冲",是黑睛与黄仁之间积聚黄色脓液的极重眼病。还有"黄膜上冲""黄脓上冲"之称。

【病因病机】

西医认为前房积脓是由多形核白细胞组成,此脓并非由角膜溃疡而来,乃是虹膜睫状体参与炎症时所渗出之液,聚集前房底部所致,可见水平面出现。

中医对其病因病机的论述,大概归结为以下几个方面:

1. 多因花翳白陷、凝脂翳、瞳神紧小等证之火热毒邪充斥三焦,不得宣泄,灼伤黄仁,煎熬神水而致。

2. 上述各证,久用苦寒,或素体虚寒,邪毒从寒化,阴邪阻滞,致肝胆虚寒,神水受寒凝滞而成。

【临床表现】

头目疼痛,羞明流泪,视力下降,或有胞睑红肿,白睛混赤,黑睛与黄仁之间有黄色、黄绿色浓稠或灰白清稀之脓液,脓液之多寡不一,少者如指甲根之半月白痕,量多可遮掩瞳神。重者脓攻眼珠,终致目珠塌陷而失明。

【实验室检查】

1. 细菌或真菌培养。辨别是否有细菌或真菌感染。

2. 病理检查。

【诊断要点】

1. 黑睛与黄仁之间,有黄色脓液,积于下方,上面水平,随病情轻重而增减。

2. 黑睛生翳,混浊溃陷,瞳神紧小,黄仁肿胀,抱轮红赤或白睛混赤。

3. 眼痛头痛,流泪羞明,视力下降。

【辨证分型】

1. 火毒燔灼　头目剧痛,羞明难睁,热泪频流,视力下降,胞睑红赤,白睛混赤壅肿,黑睛生翳,或黄仁肿胀,纹理不清,瞳神紧小,黄液上冲,量多色黄或黄绿,甚而脓毒内攻,灌满眼珠,以致眼球塌陷失明,全身多伴口渴喜饮,大便秘结,小便黄赤短少,舌红苔黄,脉洪而数。

2. 肝胆虚寒　眼痛不剧,得热则缓,清涕冷泪,白睛血丝淡红,黑睛溃陷,其色苍白,黄液上冲,色灰白清稀量少,舌苔白滑,脉沉迟。

【针灸治疗】

1. 辨证治疗

治法:分别以泻火解毒,通阳散寒为治则。以取胆经、三焦经、膀胱经、胃经穴位为主。实证针用泻法;虚证针灸并用,针用补法。

处方:风池、阳白、光明、丝竹空、睛明、养老、四白。

方义:风池、阳白、光明、丝竹空以通调少阳经气;睛明、养老以调理太阳经气;四白以调理阳明经气。全方具有通经活络,明目止痛之功。

加减:火毒燔灼者,加印堂、中冲、大椎、太阳,以泻火解毒;肝胆虚寒者,加肝俞、胆俞、百会、头维,以通阳散寒。头目剧痛者,加耳尖、攒竹、印堂、头维、四神聪、申脉,以泻热通络止痛。

操作:针刺睛明应严格消毒,选用 1 寸细针,固定眼球,紧靠眶缘缓慢刺入 0.5~1 寸,留针 10~20 分钟后出针;风池向鼻尖方

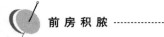

向斜刺 0.8~1.2 寸,应注意方向、角度和深度;印堂、大椎、耳尖用三棱针刺血;其余各穴常规针刺,留针 30 分钟出针。

2. 其他疗法

(1)三棱针法:取大敦、神道、关冲等穴用三棱针点刺微出血数滴。

(2)耳针法:取耳尖、肝、胆、内分泌,用耳穴埋针法,留针 3~5 天,每天按压 1~2 次,每次 2 分钟。

【临证点睛与调护】

1. 一般注意禁食辛辣炙煿食物。注意休息。心情舒畅,多食些蔬菜瓜果。

2. 注意眼部卫生,接触患眼的手要及时清洗,预防健眼感染发病。不与其他人共用洗脸毛巾和脸盆,避免交叉感染。

3. 不揉擦患眼。

干　眼　症

【概述】

干眼症又称结膜干燥症,是指任何原因引起的泪液的量和质或动力学异常,导致的泪膜不稳定,可伴有眼部不适症状,导致眼表组织病变为特征的一大类疾病总称。是很常见的眼表疾病。本病多发于40岁以上的女性。中医眼科属"神水将枯""神气枯瘁"以及"白涩症"范畴。

【病因病机】

西医认为其发生与泪液的异常密切相关。

中医认为阴精亏虚是干眼症的发病基础,阴虚、内燥、虚火浮越、气不布津是其主要病机。结合现代临床可以归结为以下几个方面:

1. 饮食不节,过食火炙之品,脾胃阴液耗伤,致肺阴不足,不能濡润白睛而致。

2. 久病失调,或患小儿疳积,致脾虚肝热,阴虚血燥,目失濡养而致。

3. 疫邪停留,侵犯黑睛,或因正气较盛,触染轻浅,或因邪毒不盛,感染无力,致病轻微。

4. 肝肾阴虚,津液不上荣,目失濡养而发。

【临床表现】

1. 自觉症状　眼有干涩感、异物感、烧灼感、痒感、畏光、眼红、频频眨眼、不耐久视、视物模糊、视力波动、易视疲劳、难以名

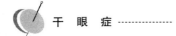

状的不适、不能耐受有烟尘的环境等。

2. 局部体征　泪液分泌量不足和泪膜不稳定;眼表面上皮细胞的损害;泪液的渗透压增加。

【实验室检查】

1. 泪液分泌试验　低于 10mm/5min 为低分泌。

2. 泪膜破裂时间　小于 10 秒为泪膜不稳定。

3. 角膜荧光素染色　可观察角膜上皮缺损和判断泪河的高度。

4. 角、结膜赤红染色　染色阳性者为干燥、失活的上皮细胞。

5. 泪液渗透压测定　如大于 312mOms/L 可诊断为干眼症。

6. 泪液乳铁蛋白含量测定 69 岁以前如低于 1.04mg/ml、70 岁以后如低于 0.85mg/ml(琼脂糖免疫单扩散法),则可诊断干眼症。

7. 泪液溶菌酶含量测定　如溶菌区 < 21.5mm^2,或含量 < 120μg/ml,则提示干眼症。

8. 泪液羊齿状物试验　在黏蛋白缺乏性干眼症,不能形成良好的羊齿状。

9. 泪液清除率检查　了解泪液清除有无延迟。

10. 活检及印迹细胞学检查　干眼症患者结膜杯状细胞密度降低,细胞核浆比增大,上皮细胞鳞状化生,角膜上皮结膜化。

【诊断要点】

1. 双眼有干眼症阳性病史和自觉症状。

2. 泪液分泌试验低于 10mm/5min。

3. 泪膜破裂时间小于 10 秒。

4. 角膜荧光素钠染色后可见角膜上皮有点状着色。

5. 可同时伴有咽燥,皮肤干燥及关节炎。

【辨证分型】

1. 肺阴不足　症见眼干涩不爽,泪少,久视易疲劳,甚则视物不清,白睛如常或少许赤脉,黑睛可有细点星翳,病势迁延难愈,伴有干咳少痰,咽干便秘,苔薄少津,脉细无力。

2. 脾虚气弱　症见眼干涩不爽,泪少,伴四肢乏力,心慌少寐,自汗食少,妇女可伴月经不调或量多色淡,舌淡苔薄质淡胖,脉细无力。

3. 虚火浮越　眼干涩,频频眨眼,视物模糊,伴烦渴,唇裂,舌上生刺,咽干如灼,脉洪大,按之微弱。

4. 肝肾阴虚　症见眼干涩畏光,双眼频眨,视物不清,白睛隐隐淡红,久视则诸症加重。可兼见口干少津,腰膝酸软,头昏耳鸣,夜寐多梦,舌红苔薄,脉细。

【针灸治疗】

1. 辨证治疗

治法:分别以润肺生津、益气健脾、滋阴降火、补益肝肾为治则,以取脾经、胃经、肾经、膀胱经、肝经穴位为主。针用补法,脾虚气弱者并灸法。

处方:睛明、四白、三阴交、足三里、脾俞、肝俞、肾俞、光明。

方义:四白、三阴交、足三里、脾俞健运脾胃,补益气血,以濡养眼目;肝俞、肾俞以滋补肝肾;睛明、光明以通调足太阳、足少阳经气,养肝明目。全方共奏健脾益气,补肾填精,养血润目之功。

加减:肺阴不足者,加太渊、肺俞、照海,以润肺生津;脾虚气弱者,加胃俞、气海、中脘、阴陵泉,以健运脾胃,补益气血;虚火浮越者,加涌泉、照海、行间、太溪,以滋阴降火;肝肾阴虚者,加然谷、太溪、照海、阴谷、血海,以滋养肝肾,养血生津以濡目。

操作:针刺睛明穴,应严格消毒,选用 1 寸细针,固定眼球,紧靠眶缘缓慢刺入 0.5~1 寸,留针 10~20 分钟后出针;背俞穴斜刺 0.5~0.8 寸,应注意方向、角度和深度;其余各穴常规针刺,留针 30 分钟。每日 1 次。

2. 其他疗法

(1)灸法:取眼部睛明、攒竹、鱼腰、四白等穴位,距离皮肤 2~3cm 悬灸,灸至皮肤发红,深部组织发热为度。灸红后再采用雀啄式灸法对准耳门、耳垂、翳风点穴,每穴各点 20 次。以上方法反复操作,每次共灸疗 20~30 分钟,每日 1 次。

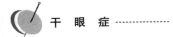

（2）耳针：耳穴肝、肾、脾、胃、眼,采用耳穴压丸,丸用精制杞菊地黄丸(细小坚硬),胶布固定,保留1周,连治数周。

【验案选粹】

吴某,女,55岁,于2004年5月4日来就诊。主诉:眼睛干涩、刺痛、畏光5年。病史:1999年出现关节疼痛,全身乏力,未经治疗,症状逐渐加重,继而出现眼睛干涩、刺痛、畏光,同时伴有口干、面部潮热等症状。2001年母亲去世时伤心至极,大哭无泪。2003年底在协和医院诊断为"干燥综合征",住院治疗2个月,症状无明显好转,出院时仍眼干、口干、面色潮红、双膝关节肿痛;血沉25mm/1h,免疫学检查IgM(+)。来诊时仍在服用泼尼松、甲氨蝶呤等口服药,外用人工泪液点眼每日数次。体格检查呈满月脸,水牛背,面色潮红,情绪激动。专科检查:裂隙灯下泪膜破裂试验<10秒;Schirmer试验呈阳性。诊断:干眼症。取穴:①攒竹、睛明、四白、太阳、百会、合谷、足三里、三阴交、太冲;②风池、翳风、太阳、百会、合谷、肝俞、肾俞。接6805C型电针仪,采用连续波,频率1.0~1.5Hz,留针30分钟。两组穴位交替使用,每日1次,10次为1个疗程,一般治疗3个疗程。电针治疗10次后开始感觉视物较前清晰,且干症状有所减轻;20次后,在针灸治疗留针时感觉眼眶内发热;治疗第25次时眼干症状明显缓解,口干症状也有所减轻,因情绪激动而泪流满面,遂停用甲氨蝶呤,泼尼松也随之减量,人工泪液减至每日2次。电针治疗3个疗程后诸症消失,在此基础上又巩固治疗2个疗程后,所有治疗干燥综合征的口服药物均已停服,人工泪液亦不再使用。专科检查:Schirmer试验转为阴性,泪膜破裂时间为13秒(正常)。[刘志敏.电针治疗干眼症20例.中国针灸,2007,27(7):516]

【临证点睛与调护】

1. 日常生活注意眼保健,可以减轻干眼症的症状,如平时注意精神放松,感到眼睛疲劳时进行适当休息。

2. 如果诊为干眼症,应严格按照医嘱接受药物等治疗;如果是眼镜或隐形眼镜不适引起的视疲劳,可根据眼科医生所开眼镜处方重新配置适合的眼镜,并注意日常生活中的眼保健。

3. 多食用维生素 A,菊花里含有丰富的维生素 A,是维护眼睛健康的重要物质。

【现代研究】

1. 针刺治疗更年期干眼症。将更年期干眼症 84 例(168 眼)分为 A、B、C 组。A 组 28 例(56 眼)采用局部取穴针刺治疗,取睛明、攒竹、丝竹空、瞳子髎、太阳、睛明、太阳采用直刺,攒竹、丝竹空、瞳子髎采用平刺,行平补平泻法,得气后留针 30 分钟。B 组 30 例(60 眼)采用全身取穴针刺治疗,取肝俞、肾俞、三阴交、太溪、风池、合谷、足三里,均采用直刺,行平补平泻法,得气后留针 30 分钟。C 组 26 例(52 眼)给予外用泪然滴眼液治疗,每次1~2 滴,每日 6 次。A 组、B 组为治疗组,均每日 1 次,每周 6 次,周日休息。C 组为对照组。3 组疗程均为 4 周。结果:A 组 56 眼,有效 41 眼,无效 15 眼;B 组 60 眼,有效 32 眼,无效 28 眼;C 组 52 眼,有效 31 眼,无效 21 眼。[高卫萍,张燕,鲍超,等.针刺治疗更年期干眼症的临床研究.南京中医药大学学报,2007,23(4):214-215]

2. 针刺治疗缺泪性干眼症。将 57 例患者(114 眼)分为 2 组。针刺组 31 例(62 眼)采用针刺(穴位:睛明、攒竹、丝竹空、瞳子髎、太阳)治疗;泪然组 26 例(52 只眼)外用泪然滴眼液治疗。结果:针刺组有效 45 眼,泪然组有效 31 眼,两组疗效比较,差异无显著性意义($P>0.05$)。针刺组能显著延长泪膜破裂时间、增加泪流量、改善角膜染色,治疗前后比较,差异有显著性或非常显著性意义($P<0.05,P<0.01$);两组治疗前后泪膜破裂时间、泪液流量均差值比较,差异均有非常显著性意义($P<0.01$)。针刺组在增加泪流量、延长泪膜破裂时间方面,治疗效果明显优于泪然组。[高卫萍,王健,张燕.针刺治疗缺泪性干眼症 31 例疗效观察.新中医,2007,39(6):41-42]

3. 电针治疗干眼症。取穴:①攒竹、睛明、四白、太阳、百会、合谷、足三里、三阴交、太冲;②风池、翳风、太阳、百会、合谷、肝俞、肾俞。接 6805C 型电针仪,采用连续波,频率 1.0～1.5Hz,留针 30 分钟。两组穴位交替使用,每日 1 次,10 次为 1 个疗程,一般治疗 3 个疗程。治愈(眼干症状完全消失,Schirmer 试验呈阴性而停用人工泪液者)8 例;有效(眼干症状减轻,使用人工泪液由原来每天多次减少至每日 2 次,Schirmer 试验较前好转但仍达不到 10mm 者)9 例;无效(自觉症状和实验室检查均无变化者)3 例。[刘志敏.电针治疗干眼症 20 例.中国针灸,2007,27(7):516]

4. 雷火灸治疗泪液缺乏性干眼症。将 70 例泪液缺乏性干眼症患者随机分成雷火灸组和人工泪液组。雷火灸组 36 例,对眼周穴位攒竹、鱼腰、瞳子髎、太阳、四白、睛明等给予雷火灸治疗,并配合眼周穴位及泪腺按摩。人工泪液组 34 例,局部点泪然滴眼液。观察两组治疗前后主要症状、泪液分泌试验、泪膜破裂时间及角膜荧光染色的变化。结果:两组患者眼部干涩感、异物感、视疲劳和整体症状较治疗前均有显著改善($P<0.01$),并且在干燥感、异物感及整体症状的改善上,雷火灸组要优于人工泪液组($P<0.05$);雷火灸组泪液分泌试验较治疗前具有显著改善($P<0.05$),优于人工泪液组($P<0.05$);两组泪膜破裂时间、角膜荧光素染色较治疗前均有显著改善($P<0.05$),其中雷火灸组泪膜破裂时间改善较人工泪液组显著($P<0.05$)。[陈陆泉.雷火灸治疗泪液缺乏性干眼症疗效观察.中国针灸,2008,28(8):585-588]

5. 针灸治疗干眼症

(1)将 61 例病例随机分为针灸组 30 例和人工泪液组 31 例,针刺取穴:百会、睛明、攒竹、太阳、四白、风池、合谷、足三里、三阴交、太溪、太冲。加减:气阴两虚者加气海;湿热壅滞者加外关、丰隆;瘀血内阻者加血海、曲池。操作:采用直径 0.25mm 长 25mm 无菌毫针。睛明穴指切直刺缓慢进针,至患者眼部有明显酸胀感,不行任何手法,留针 20 分钟;其他穴位采用指切进针法,快速进针,行平补平泻法,留针 20 分钟。中药灸选用雷火灸条(含有青葙子、菊花、决明子等明目养血中药)。患者取坐姿,头直立。双眼闭目灸:平行移动灸左右眼部约 2 分钟,以皮肤发热微红为度。轮换灸左右眼:眼张开,灸条围绕双眼慢慢旋转各灸 1 分钟,眼球随灸条转动。轮换灸双耳部:对准耳廓旋转各灸约 3 分钟,灸红后再对准耳心啄式各灸 1 分钟。耳部灸后再灸一次张开的双眼,各 1 分钟。灸双侧合谷穴区域各 1 分钟。治疗时先行针刺,再行中药灸,每日 1 次。人工泪液组:局部点聚乙烯醇滴眼液,每日 3~6 次。治疗 10 天为 1 个疗程,两组均治疗 2 个疗程。结果显示:针刺组对于泪膜破裂时间和泪液分泌量的调节优于人工泪液组。[张燕超,杨威.针灸对干眼症患者泪膜的影响.中国中医药杂志,2007,22(10):31-32]

(2)将 51 例干眼症患者随机分为养血润目组(治疗组)和人工泪液组(对照组)。治疗组首先针刺取穴:百会、睛明、攒竹、太阳、四白、风池、合谷、足三里、三阴交、太溪、太冲。随证加减:气阴两虚者加气海,湿热壅滞者加外关、丰隆,瘀血内阻者加血海、曲池。其次中药灸选用雷火灸条(含有青箱子、菊花、决明子等)①双眼闭目灸:平行移动灸条,灸左右眼部约 2 分钟,以皮肤发热微红为度。②轮换灸左右眼:眼张开,灸条围绕眼睛慢慢旋转灸各 1 分钟。眼球随灸条转动。③轮换灸双耳部:对准耳廓旋转灸各 2~3 分钟,灸红后再对准耳中心雀啄灸各 1 分钟。④耳部灸后再灸 1 次张开的双眼各 1 分钟。⑤灸双侧合谷穴各 1 分钟。另外,耳穴贴压:取神门、肝、脾、肾、心、眼、枕、目$_1$、目$_2$、内分泌、颈椎。对照组局部点聚乙烯醇滴眼液。以上 2 组均治疗 10 天为 1 个疗程。治疗组总有效率为 88.5%,优于对照组的 52.0%。[杨威,张燕超,刘冬全,等.养血润目法治疗干眼症的临床观察.中国针灸,2006,26(8):571-573]

6. 用内服四物五子丸加减结合外治疗法"雷火灸"热熏啄式灸法(点灸)治疗肝肾阴虚型干眼症 100 例,7 天 1 个疗程,治疗 3 个疗程。总体疗效评价治愈为 62%,好转为 24%;治疗前后相比,泪液分泌、泪膜破裂时间、角膜荧光染色,均有明显延长和改善。[华平东,张丽.中药内服结合雷火灸法治疗干眼症 100 例.上海中医药杂志,2007,41(10):57-58]

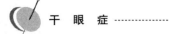

7. 中药及熏灸治疗干眼症。采用口服养阴生津 1 号,联合雷火灸药棒眼部灸疗。操作方法是将眼部十二经脉循经点穴与泪腺部位按摩结合,雷火灸先熏额头,再熏双眼和泪腺部位。点穴包括印堂、鱼腰、瞳子髎、四白、睛明穴;熏双耳,并点耳穴:耳门、耳垂及翳风,最后点双手合谷穴。整个灸疗过程约 30 分钟,治疗后 2 小时内不洗脸。每日灸疗 1 次,14 天为 1 个疗程,同时服用汤药养阴生津方,主要组成药物有人参、麦冬、天冬、五味子、天花粉、薄荷、黄芪等。每日 1 剂,共 14 剂。治疗 2 个疗程。结果干眼症患者的主观症状明显缓解,以干涩感、异物感及视疲劳改善最为明显。泪液分泌有一定改善,泪膜破裂时间较前延长,角膜荧光染色有明显改善。[金明,王晓娟,宋海姣,等.中药及熏灸治疗干眼症的临床观察.中国中医眼科杂志,2006,16(2):71-73]

老年性白内障

【概述】

老年性白内障又称为年龄相关性白内障,是指与年龄有相关性的眼晶状体混浊的一种最常见的致盲眼病。随着年龄增长、机体衰老而发生渐进性视力下降乃至失明,常见于40~45岁以后的中老年人。由于我国社会人口老龄化程度的不断增加,白内障的高发病率、致残率越来越多地影响老年人生活质量,已成为全社会关注的重大疾病。

此类白内障全身或局部常常没有明确的病因而仅有晶状体的混浊变性,一般常为双侧性,但双眼的混浊程度和发病时间可有一定的差异。根据晶状体混浊发生的部位,可分为皮质性、核性及囊膜性三种类型,而以皮质性白内障最为常见。属于中医学"圆翳内障""如银内障"的范畴,是指晶珠逐渐混浊,视力缓降,渐至失明的慢性眼病。因最终在瞳神之中出现圆形银白色或棕褐色的翳障,故称为"圆翳内障"和"如银内障"。

【病因病机】

西医学认为老年性白内障的确切病因不明,可能是环境、营养、代谢和遗传等多种因素,对晶状体长期综合作用的结果。

中医认为,晶珠属肝所主,肝与胆相表里,肝与肾同源,故病变与肝、胆、肾及其经脉功能失调有关,亦与其他有联系的经脉、

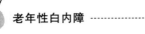

脏腑功能紊乱相关。

1. 久病失调,情志内伤或年老体衰,肝肾亏虚,精血不足,脉络空虚,晶珠不得濡养,或肝肾阴虚,水不涵木,肝阳上犯,以致晶珠渐变混浊所致。

2. 饮食失调,劳累过度及某些慢性疾病而脾气虚弱,气血化生无源,以致肝血不足,晶珠失养,日渐混浊而发生本病。

3. 情志不遂,肝郁化火,或热邪内犯肝经,肝热循经灼伤晶珠,致使混浊逐渐发生。

4. 素体阴虚,或偏食肥甘厚腻,蕴湿生热,或脾胃失健,湿邪内生,郁而化热,或感受湿热之邪,蕴结肝胆,循经侵犯晶珠,湿热熏蒸,晶珠渐变混浊而病。

【临床表现】

1. 自觉症状　以无痛性视力下降为主,初起视物昏蒙,或眼前出现点状、条状等形状各异的阴影;或视近尚清,视远模糊;或明处视清,暗处视蒙,或视灯光、明月有重叠数个等视觉改变。日久视力渐降,直至不能辨人识物,只觉手动,甚至仅存光感。

2. 局部体征　根据晶状体混浊的形态,可分为下列 3 型。

(1)老年性皮质性白内障:是临床上最为常见的类型,按其发展过程分为 4 期。

①初发期:晶状体周边部皮质有楔状混浊,其基底在赤道部,尖端指向中心,呈轮状排列,混浊与混浊之间的皮质仍透明。

②膨胀期:原来楔状混浊渐次融合,晶状体呈不均匀的乳白色,前房显著变浅,用集光灯侧照,可见新月状虹膜阴影投照在深层的晶状体混浊面上,眼底窥不清或不能窥进。

③成熟期:晶状体全部混浊,呈灰白色,虹膜阴影消失,前房深度恢复正常,眼底已不能窥入。

④过熟期:晶状体脱水而体积缩小,囊膜皱缩,前房加深,虹膜震颤,病程继续发展,晶状体皮质开始融化为乳白色液体,其棕黄色的硬核则下沉,随着液化皮质的释放,可出现过敏性葡萄膜炎或晶状体溶解性青光眼。

（2）老年性核性白内障：发病较早而进展缓慢，一般 40 岁左右即可发病，而需数年或数十年方可成熟，晶状体核的混浊从胚胎核向成人核发展，早期核呈灰黄色，越近中央部颜色越深以后逐渐变为黄褐色，最后呈棕色或棕黑色，眼底不能窥进。由于晶状体核密度增加，屈光指数增高，而产生近视度数增加，初期晶状体周边部仍保持透明，故对视力影响不大，晚期则视力高度减退。

（3）老年性后囊下白内障：晶状体混浊的部位发生在晶状体前、后极囊下皮质处，故可分为后囊下白内障与前囊下白内障。临床以后囊下白内障较为多见。在裂隙显微镜下，见晶状体后极部囊下皮质呈黄色混浊，形若茶盘，为众多致密的金黄色或白色的混浊点组成，中间夹有小空泡，外观如锅巴样或似矿渣砖表面，早期视力即可受到影响，是因混浊位于视轴区。

【实验室检查】

1. 视野检查。对于轻度或中度白内障患者，准确的视野检查可以确定有无中心暗点或视物变形，对青光眼和其他同时存在的眼底诊断具有非常重要的意义。

2. 视觉电生理检查。视网膜电流图对于评价黄斑部视网膜功能具有重要意义。

3. 裂隙灯检查。根据裂隙灯检查结果，依据颜色进行判断并确定其属于哪种类型的白内障，以便选择合适的治疗方式。

【诊断要点】

1. 年龄≥40 岁。

2. 多双眼患病，发病有先有后，病情轻重不一。

3. 无痛性渐进性视力减退，眼前有固定黑影。

4. 眼外观端好，瞳孔及眼底无异常。

5. 晶状体有部位及程度不同的混浊。

6. 排除全身及局部外伤、感染、中毒及其他原因所致的白内障。

【辨证分型】

1. 肝肾亏虚　视物昏蒙，眼目干涩，晶珠渐混。若偏肝肾阴亏,肝阳上扰所致者,多伴头晕目眩,耳鸣健忘,腰膝酸痛,舌红少苔,脉细数;偏肾阳虚者,多兼头目眩晕,精神萎靡,面色白,舌淡胖苔白,脉沉弱。

2. **脾胃虚弱**　晶珠混浊,视物模糊,常伴食少纳差,肢体倦怠,少气懒言,面色萎黄或㿠白,舌淡苔薄白,脉缓弱。

3. **肝热犯目**　晶珠混浊,视物不明,或生眵流泪,头晕胀痛,口苦口干,急躁易怒,便结溲黄,舌红苔黄,脉弦数。

4. **阴虚湿热**　晶珠混浊,视物不清,失眠多梦,烦热口苦口干,大便不调,小便短赤,舌红苔黄腻,脉弦细数。

【针灸治疗】

1. 辨证治疗

治法:分别以滋补肝肾,补益脾胃,益气养血、清肝泻热,养阴清热除湿为治则,以取肝经、胆经、肾经、膀胱经、脾经、胃经穴位为主。肝肾亏虚和脾胃虚弱者针用补法;肝热犯目者针用泻法;阴虚湿热者补泻兼施或平补平泻。

处方:期门、光明、肝俞、三阴交、承泣、太阳、申脉、照海、睛明。

方义:期门、肝俞、睛明、照海以滋补肝肾,填精补血以明目;取三阴交、承泣以补益脾胃,益气养血以明目;期门光明、肝俞、太阳以清泻肝热,退翳明目;照海、三阴交、申脉配合以养阴清热除湿。

加减:肝肾亏虚,精血不足者,加太冲、太溪、涌泉、肾俞、百会、悬钟,以滋补肝肾,填精补髓;脾胃虚弱,气血不足者,加脾俞、胃俞、太白、足三里、四白,以补益脾胃,益气养血以明目;肝热犯目者,加行间、足临泣、大敦、足窍阴、胆俞、风池、阳白、印堂、耳尖、支沟,以清肝泻热;阴虚湿热者,加太溪、复溜、阴陵泉、中极、脾俞、三焦俞、膀胱俞,以养阴清热除湿。

操作:期门及背俞穴宜斜刺0.5~0.8寸,不可深刺,以免伤及内脏。承泣、睛明选用1寸细针,固定眼球,严格消毒,采用指切押手进针法,不提插捻转,一般不留针,得气后出针,并按压针孔,隔日1次,两穴交替使用;其余各穴常规针刺。每日1次,连治

10～20次。

2. 其他治疗

（1）灸法：将经中药药液浸泡后的核桃壳扣在病眼上，用艾条隔核桃壳灸，并配合针刺睛明、承泣、丝竹空、合谷、阳陵泉、光明、太冲等。

（2）挑治：取第6和7颈椎、第1胸椎棘突处及以上各处周围约0.5cm处的6个点，使之形成3个梅花状。治疗时以长5cm、粗1mm的不锈钢针刺入穴位，将皮下白色肌肉纤维挑出并用手术刀割断，再拔罐拔出少量血液，覆盖消毒敷料。起初每天治疗1次，共治4天。以后每周治疗1次，12次为1个疗程。疗程之间间歇1个月。

（3）耳针疗法：

①耳穴埋针法：取肝、肾、脾、胃、眼、肾上腺、内分泌、神门，两耳交替针刺，10次为1个疗程；或在肝、胆、目$_1$、目$_2$、内分泌等埋针或贴压决明子、磁珠丸等，3～4天取针或去除。

②耳穴结扎法：取耳壳背部降压沟部位，用医用缝合针穿引缝合线，沿所取穴位皮下穿过打结，外敷药制小敷料，医用胶布固定1周，不拆线。同时配合内服中草药，以及中草药煎煮后熏患眼。

（4）头针：取穴视区，针尖向下刺入头皮第三层帽状腱膜层后，平行皮肤进针4cm，快速旋转针体，亦可留针2小时，10次为1个疗程。

（5）穴位注射疗法：取穴合谷、肝俞、肾俞、风池、三阴交，每次取2～3穴，每穴位注射维生素C 0.5ml，每日1次，10次为1个疗程。

（6）祛障穴冷冻疗法：对眼结膜作常规麻醉，用尖端直径为2mm的无菌棉签蘸液氮，然后迅速将棉签尖部接触祛障穴（《审视瑶函》曾指出："由目系入黑睛之足厥阴、足太阳、手少阴三经所通过之处"，近似该穴，因该穴冷冻对内、外障眼病均有良好疗效，故为其定名谓"祛障穴"）表面。以冷冻穴位出现白色冻斑时为宜。每周 1 次,5 次为 1 个疗程。若需进行第 2 疗程,则间隔 1 周。

【验案选粹】

戴某,男,56 岁。双眼视物模糊 1 年余,近半年来加重。视力:右眼 0.1,左眼 0.8。双眼晶状体周边混浊,双眼视神经乳头边缘清,视网膜血管动脉变细、反光增强。诊断:老年性白内障未成熟期,视网膜动脉硬化(Ⅰ期)。取睛明针刺,配合耳穴心、肝、肾、皮质下、眼、目$_1$、目$_2$,7 天为 1 次。经 2 次治疗双视力都是 0.9;6 次治疗双侧视力都是 1.0,10 次治疗都是 1.5,1 个疗程后除本院眼科复查外,又经曾治疗过的两家省级医院眼科复查,晶状体恢复正常,观察 1 年视力稳定在 1.0~1.2 之间。[王福隆.针灸治疗老年性白内障 91 例疗效分析.黑龙江中医药,1988,(1):34-35]

【临证点睛与调护】

1. 本病病程较长,针灸和中药治疗适合用于未成熟期白内障,梅花针、耳穴疗法等也可作为常规疗法。在早期运用针灸可以明显改善患者视物模糊等临床症状。

2. 若睛珠灰白混浊,已明显障碍视力,针灸和药物均难奏效,宜施行手术治疗。如眼底正常,手术后可恢复一定的视力;若光定位不准,眼底有其他病变时,手术效果差,视力恢复较难。

【现代研究】

1. 中西医结合治疗早期老年性白内障。将 80 例患者随机分为治疗组和对照组。对照组①西药内服:维生素 E 片每次 30mg,每日 3 次,口服;维生素 C 片,每次 0.3g,每日 3 次,口服;②吡诺克辛钠滴眼液局部滴眼:每次 1~2 滴,每日上午、下午各 3 次。治疗组:①西药内服:同对照组;②内服自拟消障退翳方。药物组成:熟地黄 15g,枸杞子 15g,山茱萸 15g,当归 15g,白芍 15g,菊花 10g,蝉蜕 6g,薄荷(后下)6g,车前子(布包)30g,密蒙花 12g,白蒺藜 15g,木贼 15g,甘草 6g。水煎取汁 200ml,每日 2 次,口服,连服 1 个疗程;③麝珠明目滴眼液,每次 1~2 滴,每日上午、下午各 3

次,滴眼;④针灸治疗:睛明、攒竹、承泣、光明、丝竹空、肝俞、肾俞、足三里、三阴交,平补平泻手法针刺治疗。隔日 1 次,每次 30 分钟。两组均以 1 个月为 1 个疗程,2 个疗程后观察疗效。结果:治疗组 40 例中,显效 21 例,有效 15 例,无效 4 例,有效率为 90.0%。对照组 40 例中,显效 10 例,有效 17 例,无效 13 例,有效率为 67.5%。[张志刚.中西医结合治疗早期老年性白内障临床研究.中医学报,2013,28(8):1247-1248]

2. 针刺治疗早期老年性白内障。针刺组取穴睛明(不施手法)、风池、足三里、三阴交,以捻转及提插补泻为主,结合弹、摇及开阖补泻。对照组用白内停眼药水,连用 3 个月。结果:针刺组 40 例 70 只眼中显效 17 眼,有效 43 眼,无效 10 眼,总有效率为 85.7%。其中 22 例随访半年以上视力稳定。[刘立安,王福隆,孙剑文,等.针刺治疗早期老年性白内障的临床研究.中国中医眼科杂志,1992,2(3):149-152]

3. "还睛穴"治疗白内障。还睛穴(位于上臂三角肌下端前沿,即臂臑穴前 5 分处)辨证加减配穴。选用 3.5 寸毫针,采用"透天凉"手法,如体弱多病,可用平补平泻手法。治疗结果:治疗白内障 130 例,特效 11 例,显效 38 例,有效 60 例,好转 21 例。[郭素云,薛月梅."还睛穴"治疗眼疾 250 例临床观察.陕西中医,1988,9(5):215-216]

4. 耳针治疗老年性白内障。取耳穴:眼、肝、肾、内分泌、交感、神门。以自制三角形铝针刺入穴位深 1mm,胶布固定。双耳交替,每 3~5 日换针,5 次为 1 个疗程。153 例患者中显效 92 例,有效 46 例,无效 15 例。[张浩,郭体绪,康润梅,等.耳针治疗老年性白内障 153 例.中国针灸,1984(5):19-20]

5. 穴位注射治疗老年性白内障。穴位选用足光明、足三里、三阴交、养老、曲池、内关和合谷穴;气血两虚者加双侧肾俞、肝俞、血海。结果:视力提高 0.3~0.5 者 115 眼,为显效,提高 0.1~0.2 者 70 眼,无效 15 眼。[温建余.穴位注射老年性白内障 100 例.中国针灸,1986(4):36]

6. 隔核桃壳灸治老年性白内障。用药液、浸泡核桃壳灸治本病 115 人次、229 只眼,总有效率 93.89%。[马兆勤.隔核桃壳灸治老年性白内障 229 只眼临床观察.针刺研究,1992(12):294]

7. 隔核桃壳灸并耳压法治老年性白内障。用中药液(党参 12g、川芎 10g、黄芪 10g、夜明砂 10g、石斛 10g、升麻 6g、谷精草 10g、枸杞 12g、山萸肉 10g、石菖蒲 10g、白菊花 10g、密蒙花 10g)浸泡核桃壳治疗本病 52 例(104 眼),并配合按摩穴位、耳穴贴压。施灸方法:灸前将浸泡好的核壳之半圆面朝外,套在镜架上,再插上药艾卷,点燃一端后,将眼镜耳挂挂在耳廓上施灸。病人取端坐位,每次灸 30 分钟,每天灸 1 次,10 天为 1 个疗程。一般需 2~4 个疗程。灸时以眼前区有温热感为宜。每次灸毕,嘱患者自行按摩睛明、攒竹、四白、太阳穴 10 分钟。眼球向上、向内、向外旋转 16 次。耳穴按压法:取肝、肾、皮质下、眼穴。中药王不留行籽贴在 6mm×6mm 胶布中间,对准穴位敏感点贴敷。嘱病人每天自行按压耳穴 3 次,每穴按压 5 分钟。手法:由轻到重,至有压痛、烧灼感,以及感传到眼部"触电感"。左右耳交替进行,10 天为 1 个疗程,共 2 个疗程。结果:近期疗效:显效 28 例,有效 17 例,无效 7 例;总有效率 86.5%。追访 1 年以上共 31 例,显效 14 例。[李菊琦.隔核桃壳灸并耳压法治老年性白内障疗效总结.江西中医药,1991,22(5):37]

8. 鬃针疗法治疗"圆翳内障"。针具用猪鬃制成。取穴除泪点以外,还辨证取穴治疗全身症状。26 例圆翳内障者为初发未成熟期,痊愈 24 例。其中恢复到病前视力 1 个疗程者 12 例,1~2 个疗程者 8 例,3 个疗程者 4 例。另有 2 例经过 3 个疗程后,患者自行停止治疗。[席润成.鬃针疗法治疗"圆翳内障"26 例.针灸临床杂志,1993,9(4):40-41]

9. 维生素 C 穴位注射治疗老年性白内障。用维生素 C 穴位注射治疗老年性白内障 50 例(共 96 眼)。取穴:曲池、养老、合谷、足三里、足光明。每天选 1 个穴位(双侧),每穴注射维生素 C

1ml(含 50mg)。10 天为 1 个疗程,疗程间休息 2~3 天,继续进行第 2 个疗程的治疗。经 1~5 个疗程治疗后,96 只眼中,有 90 只眼视力获不同程度的进步,总有效率达 93.75%,其中疗效在显著进步以上者占 68.7%。[吴永成.维生素 C 穴位注射治疗老年性白内障.人民军医,1979(9):78]

青 光 眼

青光眼是因眼压升高而引起的视神经乳头损害和视野缺损的一种严重眼病。虽然眼压升高可因其病因不同而有多种临床表现,但主要为持续的高眼压导致眼球各部分组织和视功能的损害,最典型的表现是视神经乳头萎缩凹陷和视野相应缩小,如不及时治疗,视野可全部丧失而导致失明,故青光眼是常见的致盲眼病之一。我国正常人眼压一般是 1.33 ~ 2.793kPa(10 ~ 21mmHg),24 小时内眼压波动不超过 0.665kPa(5mmHg),如果眼压在 3.2kPa(24mmHg)或两眼眼压差大于 0.665kPa,应作为可疑对象而做进一步检查。由于各种青光眼的发病机理不同,临床症状及体征存在差异,因而对青光眼的分类方法各家意见尚不一致,目前多数医者都倾向于以房角为基础,根据眼压升高是骤然发生还是逐渐发展可分为急性和慢性。属于中医眼科"绿风内障""青风内障"范畴。

一、原发性闭角型青光眼

闭角型青光眼是房角关闭引起的眼压升高的青光眼,按照房角闭合的发病机理可分为瞳孔阻滞和非瞳孔阻滞两个类型,后者较少见。一般认为由于虹膜周边部机械性阻塞房角,致房角关闭,房水排出路径阻断而使眼压升高,其发病与下列因素有关:一是解剖因素,本病常发生于浅前房、窄房角的眼睛;二是血管神经因素,本病常发生于情绪波动、精神创伤、过度劳累、气候改变以及暴饮暴食等情况下,可能与神经体液调节失常引起色素膜血管充血有关。临床上发病有急有缓,故有急性与慢性闭角型青光眼之分,因发病时可见眼球前部充血,故又称急性或慢性充血性青光眼。

（一）急性闭角型青光眼

【概述】

急性闭角型青光眼是一种以眼压急剧升高并伴有相应症状和眼前段组织改变为特征的眼病。常有远视,双眼先后或同时发病。由于情绪激动,暗室停留时间过长,局部或全身应用抗胆碱药物,均可使瞳孔散大,周边虹膜松弛,与小梁网发生接触,房角关闭,眼压急剧升高,引起急性发作。此外,长时间阅读、疲劳和疼痛也是常见诱因。该病多见于 50 岁以上的老年人,女性更多见,男女之比约为 1∶2。

本病属于中医的"绿风内障""绿风""绿盲""绿水灌珠"等范畴,是以头眼胀痛,眼珠变硬,瞳神散大,瞳色淡绿,视力锐减为主要临床特征的眼病。在《龙树菩萨眼论》中对本病症状及预后就有较为详尽的记载:"若眼初觉患者,头微旋,额角偏痛,连眼眶骨及鼻额时时痛,眼涩,兼有花,睛时痛……初患皆从一眼前恶,恶后必相牵俱损。其状妇人患多于男子……初觉即急疗之……若瞳人开张,兼有青色,绝见三光者,拱手无方可救",而《秘传眼科龙木论·绿风内障》中还记述了本病发作时可出现"恶心呕吐"之症等。

【病因病机】

西医认为其病因尚未充分阐明。眼球局部的解剖结构变异,被公认是主要发病因素。这种具有遗传倾向的解剖变异,包括眼轴较短、角膜较小、前房浅、房角狭窄,且晶状体较厚、位置相对靠前,使瞳孔缘与晶状体前表面接触紧密,房水越过瞳孔时阻力增加,后房压力相对高于前房,并推挤虹膜向前膨隆,使前房变浅,房角进一步变窄。这就是急性闭角型青光眼（ACG）的瞳孔阻滞机制。随年龄增长,晶状体厚度增加,前房更浅,瞳孔阻滞加重,发病率增高。一旦周边虹膜与小梁网发生接触,房角即告关闭,眼压急剧升高,引起急性发作。近年应用超声生物显微镜(UBM)活体观察虹膜形态和房角结构,进一步揭示了瞳孔阻滞、周边虹膜异常肥厚堆积和睫状体前移位均是急性闭角型青光眼房角关闭的发病因素。

中医认为本病主要与肝、胆、肾有关。由于阴阳偏盛、气机失常导致气血失和,经脉不利,目中玄府闭塞,气滞血瘀,神水壅积,酿成本病。具体归纳如下:

1. 肝胆火盛,热极生风,风火循经上攻头目,致目中玄府闭塞,神水排出不畅,瘀积目中所致;或热邪燔灼营血,血流涌急,致目中玄府壅阻,神水排出不畅,瘀积眼内而发病。

2. 情志所伤,致肝失疏泄,气机郁滞,厥阴经气不利,气郁化火,气火上攻目窍,玄府壅塞,神水排出不畅,瘀积眼内而致病。

3. 情志不遂,郁怒伤肝,或饮食不节,劳倦伤脾,致肝脾不调,气滞湿阻,肝气郁滞化火生风,脾湿停聚生痰化热,肝风挟痰火,上窜经络,目中玄府滞塞,神水排出不畅,瘀积目内所致。

4. 劳神过度,真阴暗耗,水不制火,火炎于目;或水不涵木,肝阳失制,亢而生风,风阳上扰目窍。

5. 劳倦伤中,感受寒邪等致肝胃虚寒,阴寒凝滞,循经上犯,玄府收引束闭,神水瘀滞聚积而发本病。

【临床表现】

1. 自觉症状　发病前眼有微胀感,同侧头额痛,鼻根发酸,视物模糊,或观灯火有红晕,经休息和睡眠尚可缓解或消失;急性发病时,患眼胀痛如脱,头痛如劈,视力锐减,恶心呕吐,发热恶寒等。

2. 局部体征　胞睑微肿,抱轮红赤或白睛混赤,黑睛呈雾状混浊如毛玻璃状,黄仁纹理不清而膨隆或高褶,与黑睛之间距离缩短(前房变浅),瞳神散大,瞳色呈淡绿色,指扪眼球发硬,甚至胀硬如石。

3. 除少数严重病例外,经过及时有效治疗,诸症可以消退,视力可恢复如初。若失治误治,眼胀不退,瞳神散大不收,眼底视盘渐变苍白,视力可完全丧失。

4. 急性发作经过治疗后,其病还可转为慢性,诸症减轻,甚至消失,但遇情志内伤、过度劳累等,又可急性发作,多次反复发作,可致视物日渐昏蒙,终致失明。

【实验室检查】

1. 眼压 眼压升高,可达 6.67~10.67kPa(50~80mmHg)

2. 前房角镜检查 房角有不同程度的闭塞。

3. 视野 早期视野常无异常改变,当眼压持续升高导致视神经萎缩时,可以引起相应的视野缺损。

4. 超声生物显微镜 超声生物显微镜检查可见虹膜与角膜接触,晶状体前移,虹膜周边前粘连及房角缩窄等。

5. 病理

(1)角膜水肿:水分聚集于基底细胞间,将上皮细胞与弹力膜分开。

(2)葡萄膜:全部严重萎缩,虹膜变薄、血管硬化、色素膜外翻、肌肉组织消失等,最后只剩下成纤维细胞。

(3)巩膜:由于血液循环障碍发生退行性变化,形成葡萄肿。

(4)视网膜:视网膜节细胞内空泡形成、细胞萎缩及消失,弓形神经纤维层早期出现退行性变化,并被结缔组织与胶质细胞所取代,视杆及视锥细胞紊乱倒伏,血管硬化呈玻璃样变性。

(5)视神经筛板区神经纤维的急性水肿、视盘水肿,在视盘处形成青光眼凹陷,筛板后曲,神经纤维萎缩破坏并被巨噬细胞清除,形成杯状空腔被玻璃体占据或在凹陷表面被覆有增殖的胶质细胞。

【诊断要点】

1. 眼胀而痛,视力骤降。

2. 眼压升高,眼球坚硬如石。

3. 瞳神散大,瞳色淡绿。

4. 抱轮红赤或白睛红赤。

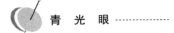
5. 前房浅,房角闭塞。

6. 伴有恶心呕吐,发热恶寒。

【辨证分型】

1. 肝胆火炽,风火犯目 发病急剧,突然患侧头、眼珠胀痛,连及目眶,视力速降,甚至失明,检查可见抱轮红赤或白睛混赤;黑睛呈雾状混浊,瞳神散大,瞳色淡绿色,眼珠变硬,甚至胀硬如石,前房变浅,房角闭塞;伴有恶心、呕吐,口苦咽干,恶寒发热,便结溲赤,舌红或绛,苔黄,脉弦数。

2. 肝郁气滞,气火上逆 急性发作时头眼剧痛,诸症同上,发病前有情绪激动或精神创伤等肝气郁结的病史,同时兼有胸闷嗳气,食少纳呆,呕吐泛恶,心烦易怒,舌红苔黄,脉弦数。

3. 肝火动风,风痰上扰 发病急,眼部症状同上,常伴身热面赤,头痛如劈,动辄眩晕,耳鸣胸闷,呕吐痰涎,溲赤便结,舌红苔黄腻,脉弦滑数。

4. 阴虚阳亢,风阳上扰 头目胀痛,瞳神散大,视物昏蒙,观灯火有虹晕,眼珠变硬;心烦失眠,眩晕耳鸣,口燥咽干,舌红少苔,或舌绛少津,脉弦细而数或细数。

5. 肝胃虚寒,阴寒上逆 头及颠顶疼痛,遇寒更甚,视物昏蒙,眼珠胀痛,检查可见抱轮红赤,瞳神散大,其色青绿;常伴口泛清水,神疲乏力,四肢不温,舌淡苔白或白滑,脉迟或弦。

【针灸治疗】

1. 辨证治疗 本病来势猛,临证施治除消除病因、治其根本外,还应注意收缩瞳神,开通玄府,尽快消除瘀滞,改善症状,以保存视力。因此,在针灸治疗的同时应结合内服药物和局部用药进行缩瞳治疗,必要时中西医结合抢救视力。

治法:分别以清泻肝胆,平肝息风,疏肝和胃,健脾化痰,滋补肝肾,清降虚火,暖肝和胃,散寒止痛为治则。以取足太阳经、足少阳经、足厥阴经、手阳明经、手少阳经及督脉经穴为主。肝胆火炽、风火犯目型,肝火动风、风痰上扰型,肝郁气滞、气火上逆型均针用泻法;阴虚阳亢、风阳上扰型用补泻兼施法;肝胃虚寒,阴寒上逆型针用平补平泻法并灸法。

处方:睛明、承泣、风池、悬颅、太冲、头维、丝竹空、合谷、太阳。

方义:睛明、承泣、丝竹空皆位于眼部周围,旨在通调局部气血,以明目止痛;头维、太阳清利头目而止痛;风池、悬颅、太冲、丝竹空以清肝泻胆,平肝息风,通络止痛;头维、合谷以清热和胃,通络止痛。

加减:肝胆火炽,风火犯目者加行间、侠溪、瞳子髎、百会以清肝泻胆,泻火通络止痛;肝郁气滞,气火上逆者加肝俞、期门、行间、四神聪疏肝理气,清降肝火;肝火动风,风痰上扰者加行间、侠溪、百会、中脘、内关平肝息风,和胃化痰;阴虚阳亢,风阳上扰者加肾俞、肝俞、太溪、涌泉、百会、三阴交,以滋补肝肾,清降虚火;肝胃虚寒,阴寒上逆者加肝俞、期门、胃俞、足三里、中脘、内关,以暖肝和胃,散寒止痛。

操作:睛明、承泣、风池针法同前;百会、瞳子髎、四神聪、太阳用三棱针刺血,注意严格消毒,用三棱针点刺,速度宜快,每穴可刺血数滴,以泻热通络止痛;丝竹空、头维、悬颅均采用沿皮刺1寸,久留针动,以通络止痛;其他各穴常规针刺。一般留针 20~40 分钟,头目疼痛甚者一般可留针 1~2 小时,以头目疼痛减轻或停止为止。肝胃虚寒,阴寒上逆者,可在肝俞、胃俞、足三里、中脘穴施灸。每日治疗 1 次,重症者可每日治疗 2 次。

2. 其他疗法

(1)艾灸疗法:取太阳、阳白、翳风、合谷。用点燃艾卷,置于施灸穴位之上,固定不移,灸至皮肤稍红晕即可。如热邪甚加曲池;肝肾不足加肝俞、三阴交;气血不足加足三里。悬灸 5~10 分钟,每日施灸 1~2 次。

(2)耳针疗法:取肝、肾、胆、膀胱、大肠、心、肺、三焦、内分泌、皮质下、脑干、眼、目等穴,针用泻法,留针,30 分钟后出针,隔日 1 次,两耳交替进行。

(3)芒针疗法:取风池、完骨、睛明、攒竹、太阳、耳尖(放血)、上脘、太冲透涌泉。常规消毒后,用芒针常规针刺,其中太冲透涌泉时进针深度宜 1~1.5 寸,每日或隔日 1 次,5~7 次为 1 个疗程。恶心、呕吐者加内关。

(4)按摩疗法:心俞、脾俞、肺俞、肾俞、悬钟、天柱、阳白、率谷、侠溪、陷谷、外关、八风、八邪、养老、大骨空,用棒针或杵针、指针行穴位按摩,每日 1 次,每次每穴 1 分钟,轻重适度,以患者能耐受为宜。

【验案选粹】

岳某,女,57 岁,于 1986 年 6 月 21 日初诊。主诉:左眼发红疼痛,头痛,恶心呕吐 2 天。检查:右眼远视力 1.0,左眼远视力眼前指数,裂隙灯检查:左眼球结膜混合性充血,角膜水肿,前房浅,瞳孔散大,对光反应消失。测眼压:40mmHg,舌质淡苔白,脉沉细。诊断:左眼绿风内障(左眼急性充血性青光眼)。方药:吴茱萸汤加减。吴茱萸 10g、党参 10g、干姜 10g、半夏 10g、橘红 10g、枳壳 10g、大枣 4 枚、甘草 3g。水煎服,每日 1 剂。针刺治疗:取穴太冲、丘墟、光明、外关。均刺 1 寸深,留针 30 分钟。治疗经过:配合 1%毛果芸香碱眼药水点眼,每日 3~6 次。服药 3 剂,头痛、恶心、呕吐好转,眼痛不减,前方加防风 12g、川芎 6g 继服。6 月 29 日检查:左眼远视力 1 米指数,裂隙灯检查:左眼结膜睫状充血减轻,角膜已透明,前房浅,瞳孔药物性缩小。眼压 32mmHg。头痛、恶心、呕吐已止,眼稍胀感,改用泻肝解郁汤治疗。7 月 6 日检查左眼远视力 0.2,结膜已不充血,角膜透明,前房浅,瞳孔药物性缩小。前方继服,7 月 26 日检查:左眼远视力 0.6,眼压 21mmHg。裂隙灯检查:左眼结膜不充血,角膜透明,前房浅,瞳孔药物性缩小。嘱其停药,观察 6 年,情况良好。[庞荣,张彬.庞赞襄中医眼科验案精选.北京:人民卫生出版社,2014:103]

【临证点睛与调护】

1. 针灸有一定的近期疗效,可控制病情发展,促进康复,提高视力,延缓致盲。

2. 注意生活起居,调节情志,戒恼怒,不过劳。

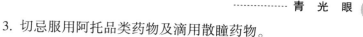

3. 切忌服用阿托品类药物及滴用散瞳药物。

【现代研究】

1. 毫针前房穿刺治疗急性闭角型青光眼。有研究对 27 例急性闭角型青光眼患者(术前眼压均在 60mmHg 以上,1kPa = 7.5mmHg)在应用常规降眼压药物治疗未能有效降低眼压后,采用无菌的 1 寸毫针于角膜缘右眼 9 点、左眼 3 点处平虹膜方向进针,针尖刺入前房内约 1mm 后立即拔针,放出房水。结果,所有患者经毫针放液后高眼压及眼痛迅速缓解,视力有不同程度的提高,其中有 5 眼达 0.1 以上,15 眼为 0.02~0.08,7 眼为眼前指数。术后眼压平均为 23mmHg。[郑晓丽.毫针前房穿刺处理急性闭角型青光眼急性发作.眼科新进展,2007,27(1):60-61]

2. 毫针放液治疗急性闭角青光眼。其选用 0.25mm×75mm 的毫针,于患眼 9 点处,与角膜呈 45°角缓缓捻转进针,当针尖进入前房时,针尖"白尖"消失,调小角度,小心捻转,勿伤及虹膜和晶状体,继而缓慢捻转退针,放出房水,效果显著。[韩美兰.运用毫针放液治疗急性闭角青光眼.中国中医急症,2001,10(5):252]

(二)慢性闭角型青光眼

【概述】

慢性闭角型青光眼是由于周边虹膜与小梁网发生粘连,使小梁功能受损所致,小梁网损害呈渐进性进展,眼压水平也随着房角粘连范围的缓慢扩展而逐步上升。慢性闭角型青光眼的眼球与正常人比较,也有前房较浅、房角狭窄等解剖变异,但其程度较急性闭角型青光眼者为轻,瞳孔阻滞现象也不如急性者明显。发病无明显性别差异,可发生于成年人的各个年龄组,本病常两眼先后或同时发病。

本病属于中医的"黑风内障"的范畴。眼珠胀痛,瞳神散大,瞳色昏黑,眼前时起黑花,视力下降之眼病,称为黑风内障。《龙树菩萨眼论》记载:"黑风、绿风皆从一眼前发者多,已后必相牵俱患,即觉头旋,眼有花,额角如绳缠,疼痛不可堪忍,月日间或因食热酒面,发还如旧,则候时时发动,此是恶候……一瞳人若青色,绝三光者,无烦救疗耳!"以后医籍亦多沿此说,但更明确指出了眼前时时起黑花之症状。

【病因病机】

中医认为本病与肝、脾、肾关系密切,肝脾功能失调、气血不和或阴虚阳亢,风阳上扰,致清窍不利,玄府不通,神水积聚而发病。其病因病机归纳如下:

1. 忧郁忿怒,肝气郁结,厥阴经气不利,久不疏解,渐渐化热生风,风火循经上扰,目中玄府闭塞,气血津液升降出入失调。神水瘀积,目珠胀硬,风火相煽,瞳神散大,视物不清,而致本病。

2. 肝脾不调,肝郁气滞,脾生痰湿,痰气混结,随经上犯,目中玄府阻塞,神水瘀滞,亦致本病。

3. 劳神过度,真阴暗耗,水不制火,火炎于目,或肾阴亏虚,水不涵木,肝阳上亢,亢而生风,风阳上扰,清窍不利,玄府不通,神水积聚而发病。

【临床表现】

1. 症状　多数病人有反复发作的病史。其特点是有不同程度的眼部不适,发作性视蒙与虹视。冬秋发作比夏季多见,多数在傍晚或午后出现症状,经过睡眠或充分休息后,眼压可恢复正常,症状消失。少数人无任何症状。

2. 通常眼局部不充血,前房常较浅,如系虹膜高褶则前房轴心部稍深或正常,而周边部则明显变浅。

3. 前房角　病眼均为窄角,在高眼压状态时,前房角部分发生闭塞,部分仍然开放。早期病例,当眼压恢复正常后,房角可以完全开放,但是反复发作后,则出现程度不同的周边虹膜前粘连。至晚期房角可以完全闭塞。

4. 眼压　病人眼压升高为突然发生。开始一段时间的发作具有明显的时间间隔,晚上仅持续 1~2 小时或数小时,翌日清晨,眼压完全正常,随着病情发展,这种发作性高眼压间隔时间愈来愈短,高眼压持续时间愈来愈长。一般眼压约为 5.32~7.98kPa

（40~60mmHg），不像急性闭角型青光眼那样突然升得很高。但是在多次发作后，眼压就逐渐升高。

5. 眼底改变　早期病例眼底完全正常，到了发展期或晚期，则显示程度不等的视网膜神经纤维层缺损，视盘凹陷扩大及萎缩。

6. 视野　早期正常，当眼压持续升高，视神经受损时，就会出现视野缺损。晚期出现典型的青光眼视野缺损。

【实验室检查】

1. 发作前各症多不典型，若疑为本病者可行暗室试验检查。即患者在清醒状态下，在暗室内静坐1~2小时后，暗光检查眼压，眼压升高超过8mmHg者为阳性。可进一步做青光眼排除试验。

2. 房角镜检查。观察前房角是否有粘连及粘连的程度（判断房角属窄Ⅰ、窄Ⅱ、窄Ⅲ、窄Ⅳ），对诊断和治疗均有重要意义。

【诊断要点】

1. 多数有反复发作史及眼部不适感。

2. 有特殊的发作性雾视、虹视现象。

3. 房角闭塞，眼压可持续升高。

4. 视乳头扩大及萎缩，视野缺损。

【辨证分型】

1. 肝郁气滞，风火上扰　头昏眼目胀痛，有虹视，视物不清，检查可见抱轮红赤，黑睛混雾，瞳神散大，瞳色灰黑。常伴有急躁易怒，胸胁胀闷，舌红苔黄，脉弦数。

2. 肝脾不调，痰气混结　眼胀微痛，视物欠清，检查时或有抱轮微红，瞳神稍大，其色昏黑；或兼有胸胁胀满，纳呆腹胀，便溏不爽，肠鸣矢气，舌苔白或白腻，脉弦。

3. 肾阴亏虚，虚火上炎　眼胀不适，视物昏花或眼前时起黑花；检查时或见抱轮微红，瞳神稍大，瞳色偏黑；或伴耳鸣，失眠多梦，常于休息、睡眠之后，诸症减轻或消失，舌红少津，脉细数。

4. 水不涵木，风阳上亢　头眼发胀，或疼痛，视物昏蒙；检查可见抱轮微红，瞳神稍大，其色偏黑；常伴眩晕耳鸣健忘，两颧发

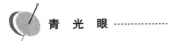

红,夜寐多梦,甚至失眠,舌红少苔,脉细数。

【针灸治疗】

1. 辨证治疗

治法:分别以疏肝解郁,泻火降逆,调和肝脾,行气化痰,滋阴降火,滋水涵木,平肝息风为治则。以取膀胱经、肾经、肝经、胆经、脾经、胃经穴位为主。实证针用泻法;虚实夹杂证针用补泻兼施或平补平泻法。

处方:睛明、行间、公孙、太溪、太阳、丝竹空、四白。

方义:行间、睛明、丝竹空以疏肝解郁,泻火降逆,清头明目;行间、公孙以调和肝脾,行气化痰;太溪、行间以滋水涵木,平肝息风;四白、太阳以泻热通络止痛。

加减:肝郁气滞,风火上扰者,加侠溪、悬钟、风池、球后、鱼腰、翳风,以疏肝解郁,泻火降逆,通络止痛;肝脾不调,痰气混结者,加光明、阳白、攒竹、足三里、三阴交、丰隆、太冲以调和肝脾,行气化痰;肾阴亏虚,虚火上炎者,加肾俞、照海、肝俞、风池、四神聪以滋阴降火,开窍明目;水不涵木,风阳上扰者,加肾俞、肝俞、太冲、瞳子髎以滋水涵木,平肝息风。

操作:睛明、球后交替使用,选用细针,严格消毒,固定眼球,紧靠眶缘缓慢刺入 0.5~1 寸,不作提插捻转,留针 15 分钟,出针后用干棉球压迫针孔,以预防出血。肝俞、肾俞斜刺 0.5~0.8 寸;风池向鼻尖方向斜刺 1 寸;其余各穴常规针刺,留针 30 分钟后起针。每日 1 次,连治 10~20 次。

2. 其他疗法

(1)艾灸疗法:选取大椎、阳白、气海俞、神阙,用艾条温和灸,灸至皮肤稍有红晕即可,每日 1 次,10 次为 1 个疗程。

(2)耳针疗法:取目$_1$、目$_2$、降压点、眼、神门、肝、肝阳$_1$、肝阳$_2$,针刺或埋刺,7 次为 1 个疗程。

(3)按摩疗法:取涌泉、脾俞、肝俞、胆俞、肾俞、八荒穴用棒针、杵针或指针行穴位按摩,每日 1 次,每穴 1 分钟,轻重适度,以患者能耐受为宜。

【临证点睛与调护】

1. 针灸治疗有一定疗效,如有其他并发症,宜早手术治疗。

2. 若慢性闭角型青光眼急性发作则应配合西药急救,以免产生不良后果。

3. 患者在治疗过程中,应保持情绪稳定,不可过于急躁或劳累,并保持大便通畅,以促进疾病康复。

【现代研究】

耳针治疗青光眼。其取肝、肾、神门、下脚端、屏间、眼、目7个穴位,用28号0.5寸毫针或图钉式揿针快速刺入耳穴用胶布固定治疗青光眼。结果:治疗慢性闭角型青光眼18眼,眼压下降者14眼;急性闭角型青光眼4眼,针后均有眼压下降。[庄小平.耳针治疗青光眼的高眼压.眼科研究,1992,10(3):193-195]

二、原发性开角型青光眼

【概述】

开角型青光眼是以高眼压状态下房角开放,视盘凹陷和萎缩及典型的视野缺损改变为特征,其发病隐匿,进展缓慢,不易被察觉,又称慢性单纯性青光眼。本病主要是眼压升高而引起视神经损害和视野缺损,最后导致失明。因本病眼部无充血现象,发病隐蔽,进展缓慢,故不易早期发现。部分患者直到视野缺损明显是才被发现。在我国的原发性青光眼中,开角型少于闭角型。年龄多分布在20~60岁之间,随着年龄增大,发病率增高。一般多为双眼受累,可双眼同时或先后发病。该病具有家族遗传性,遗传方式可能为多基因多因子遗传,同胞比双亲或子女的发病率要高。患有糖尿病、甲状腺功能低下、心血管病、近视眼、视网膜静脉阻塞等病者是原发性开角型青光眼的高危人群。

本病相当于中医的"青风内障""青风""青风障症"的范畴。该病是病程缓慢,早期眼无明显不适,或时有轻度眼胀及视物昏蒙,视野渐窄,终致失明的内障眼病。病名出自《太平圣惠方·治眼内障诸方》:"青风内障,瞳人虽在,昏暗渐不见物,状如青盲";

《证治准绳·杂病·七窍门》中除对其症状进行描述外,还论及了治疗和预后:"青风内障证,视瞳神内有气色,昏蒙如晴山笼淡烟也。然自视尚见,但比平时光华则昏蒙日进。急宜治之……不知其危而不急救者,盲在旦夕耳。"可见本病初起时病情轻,病势缓,视力下降不明显,极易被患者忽视,当发展至行走碰物撞人,视野缩窄,已损害目系,邪坚病固,治疗就极为困难。

【病因病机】

西医认为眼压增高主要是房水流出阻力增加,由于房角小梁网接近 Schlemm 管处,是增加房水阻力的主要部位,因而眼压升高可能是小梁硬化变性等因素引起。

中医认为是由风、火、痰、郁上犯目窍,神水淤积所致。《秘传眼科龙木论·青风内障》中认为本病多因虚所致,书中谓:"因五脏虚劳所作"。而记载稍详的当是《审视瑶函·内障》,认为虚、实皆有之,说:"阴虚血少之人,及竭劳心思,忧郁忿恚,用意太过者,每有此患。然无头风痰气火攻者,则无此患"。其具体病因病机分述如下:

1. 劳倦伤脾,脾失健运,聚湿生痰,痰湿壅盛,阻塞脉络,有碍气血津液之升降出入,使神水壅滞不易排出所致。

2. 忧郁愁怒,肝气不疏,肝郁气滞,久则化火,火邪循经内伤目络,致目中气血津液运行不畅,眼内神水外流受阻而停滞目中所致。

3. 劳瞻竭视,真阴暗耗,目中窍道失养,加之阴虚火炎,损及目窍,气血不和,脉络不利,神水排出障碍,积聚于目内而发为本病。

【临床表现】

1. 自觉症状　早期可无明显自觉症状,常于过用目力,劳神过度时出现轻微眼胀头痛或雾视,经休息后症状消失。当病变发展到一定程度,方感眼珠胀痛及头痛,视物模糊,随病情进展,视野逐渐缩小,最终视力完全丧失。

2. 局部体征

（1）眼前部：早期可无变化，晚期黑睛透明度降低，瞳神轻度散大，瞳色淡青，黄仁纹理不清或部分变白，晶珠混浊。

（2）眼底：早期可无明显变化，随后可见视神经乳头生理凹陷加深扩大，杯盘比例＞0.6，或双眼视神经乳头生理凹陷不对称，相差≥0.2，较晚期视神经乳头进一步加深扩大呈盂状。最后视神经乳头呈苍白色，凹陷可达视神经乳头边缘，视神经乳头血管偏向鼻侧呈屈膝状从视神经乳头边缘爬行而生。

3. 专科检查

（1）眼压：在24小时波动幅度增大，常超过8mmHg，其特点是清晨和上午升高、下午逐渐下降，或双眼眼压差大于5mmHg，随着病变发展，基础眼压逐渐增高。晚期，基础眼压与高峰眼压之间的差值变小或等于零。

（2）前房角镜检查：一般为宽角，少数为窄角。

（3）视野：在视神经乳头出现病理性改变时，就会出现视野缺损，早期主要为中心外暗点及鼻侧阶梯状暗点，还可有弓形暗点，发展期可出现环状暗点，晚期仅存颞侧视岛。

（4）房水流畅系数（简称C值）：早期C值变化较大，随着时间的推移，发生视野缺损时，C值下降常出现在明显的眼压升高之前。

4. 激发试验

（1）饮水实验：空腹时进行，先测眼压，继在5~7分钟内饮温水1000ml。饮水后于15、30、45、60分钟各测眼压1次，若眼压升高≥1.20kPa（9mmHg）为阳性。

（2）妥拉苏林试验：先测眼压，继在球结膜下注射妥拉苏林10mg之后，于15、30、45、60分钟各测眼压1次，若眼压升高≥1.20kPa为阳性。

【实验室检查】

1. 视野检查　定期检查、对比，有助诊断本病。

2. 对比敏感度检查　多有空间/时间对比敏感度下降。

3. 房角检查　房角无粘连，为宽角。

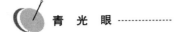

4. 视觉电生理检查　图形 VEP 峰潜时延迟,波幅下降;图形 ERG 振幅下降。

5. 有条件可作共焦激光扫描检眼镜检查,分析、计算视盘生理凹陷扩大加深的量。

6. 有条件可作激光扫描偏振仪(神经纤维分析仪)检查,较视野检查更客观、敏感。

【诊断要点】

1. 发病隐匿,进展缓慢。

2. 视野日渐缩小。

3. 瞳神轻度散大,瞳色淡。

4. 眼压升高时房角开放。

5. 眼压超过 2.8kPa(21mmHg)(Goldman 压平眼压计),或者 24 小时眼压波动幅度差>1.1kPa(8mmHg)。

6. 房水流畅系数≤0.13。

7. 眼底视神经乳头具有典型的青光眼改变。

8. 激发试验 2 项以上阳性。

【辨证分型】

1. 痰浊内生,上犯头目　眼部改变同上所述,多伴头晕目眩,或眼胀不适,视物昏蒙,胸闷心悸,胃脘痞满,头痛吐逆或恶心,苔白而腻,脉多濡或滑。

2. 肝郁化火,邪火上扰　眼症同上,常兼情志抑郁易怒,头目胀痛,视物欠清,耳鸣如潮,胸胁胀闷,口苦口干,便结溲黄,舌红苔黄,脉弦数。

3. 肝肾阴亏,虚火上炎　眼症同上,常有头晕目眩,眼胀不适;因其久病,虚不养窍,视物昏花而视力下降,瞳神渐散,眼内视神经乳头色苍白;耳鸣健忘,腰膝酸软,咽干口燥,五心烦热,舌红少苔缺津,脉弦细数。

【针灸治疗】

1. 辨证治疗

治法:燥湿化痰,清肝泻火,滋补肝肾。以取足三阳经、足三阴经及督脉腧穴为主。肝郁化火,上扰头目型用泻法;痰浊内生,上犯头目型用平补平泻法;肝肾阴亏,虚火上炎型用补泻兼施法。

处方:睛明、四白、瞳子髎、丰隆、风池、太白、太冲、太溪。

方义:睛明、四白、瞳子髎可疏通眼部经络气血,以起到利窍明目、除胀止痛之作用;太白、丰隆以健脾祛湿,化痰降逆;太冲配风池清肝泻胆,以利窍明目、定眩止痛;太溪、太冲滋水涵木,清降虚火。全方共奏健脾化痰,清肝泻热,滋阴降火,通经活络,利窍明目之功。

加减:痰浊内生,上犯头目者加脾俞、足三里、阴陵泉、三阴交、中脘以健脾燥湿祛痰;肝郁化火,上扰头目者加阳陵泉、行间、百会以清肝泻火,通络止痛;肝肾阴虚,虚火上炎者加肾俞、肝俞以滋阴降火,平肝息风,明目。头痛眩晕甚者加四神聪、悬钟、列缺、头维、太阳以通经活络,定眩止痛;脘腹痞满、呕恶者加内关、膈俞、梁门、天枢以健脾祛湿化痰,行气降逆止呕。

操作:每次局部、远端各取 2~4 穴,毫针刺。常规消毒,选用 28~30 号毫针。睛明、风池针刺方法同前;四白直刺或微向上斜刺 0.3~0.5 寸,不可深刺,以免伤及眼球,不可过度提插和捻转;其他各穴常规针刺,每日针刺 1 次,每次留针 15~30 分钟。

2. 其他疗法

(1)刺血疗法:选取行间、侠溪、合谷、耳背静脉,用三棱针点刺,出血 1~3 滴,1 日 1 次,5 次为 1 个疗程。

(2)耳针疗法:取耳穴肝、胆、肾、膀胱、脾、胃、内分泌、眼、脑干,采用耳穴压丸,丸用黄荆子,胶布固定,保留 1 周,每日用手按压 4~6 次,连治 5~10 疗程,尤宜早期病变的治疗。

(3)综合疗法:对眼术后眼压失控者配合针药治疗。采用泻肝火、滋阴、降逆的治疗原则。方药如下:大黄 9g(后下),黄芩 12g,玄参 12g,知母 15g,车前子 12g,石决明 30g,

薄荷 9g,竹茹 12g,生地 15g,天麻 12g,陈皮 9g,川芎 9g,生牡蛎 30g,白芍 15g,白术 18g,炙甘草 5g。水煎服,每日 1剂,10 日为 1 个疗程。取穴:球后(患)、睛明(患)、阳白(患)、三阴交(双)、太冲(双)、行间(双)、足三里(双),隔日针刺 1 次,留针 20 分钟,10 分钟行针 1 次,连续 15 次为 1个疗程。

【验案选粹】

何某,女,40 岁。患青光眼-虹膜睫状体炎综合征已 10 年。右眼胀痛,虹视伴视力下降,曾在外院反复以激素加抗青光眼药物治疗,眼压始终未能完全控制,最高达 54mmHg,因恐惧手术遂来我科要求针灸治疗。

检查:视力右 0.3,左 1.0;眼压右 54mmHg,左 17mmHg;右眼 KP(+)羊脂状,眼底血管变细,外观球结膜血管瘀点右 3、左 1。脉细涩,苔薄、舌暗红边有紫斑。

治疗:针刺双侧膈俞、肝俞、脾俞、风池、天柱、行间、三阴交,留针 20 分钟,隔日 1 次。其间停用一切药物。

经治 1 个月,患眼胀痛解除,虹视消失,视物较前清楚,患者自称眼睛这么舒服是 10 年来从未有过的。复查眼压:右眼 14mmHg,左眼 12mmHg;视力右眼 0.5,左眼 1.0;右眼 KP 较前减少,眼底血管管径较前增粗,外观球结膜瘀点右 1 及左 1 消失。定期随访,眼压未再升高,症情稳定。[吴泽森.针刺治疗青-睫综合征.江苏中医杂志,1987,8(8):27]

【临证点睛与调护】

1. 针灸有一定的近期疗效,可控制病情发展,促进康复,提高视力,延缓致盲,若治疗无效,建议及早手术治疗。

2. 注意生活起居,调节情志,戒恼怒,不过劳。

3. 饮食宜清淡,少食辛热炙煿,保持大便通畅,避免酿成脾胃湿热。

4. 近年来,有学者发现颈椎病对眼压有影响,对颈椎病小关节错位病人要及时检查、复位,排除对眼压影响的因素。

【现代研究】

1. 针药结合治疗原发性开角型青光眼。采用针刺配合药物治疗原发性开角型青光眼 18 例(29 眼),取得较好疗效,并与单用药物治疗的 17 例(29 眼)作对照观察。治疗方法:对照组采用西药常规治疗。0.5%噻吗心安(马来酸噻吗洛尔)滴眼液滴眼,每次 1 滴,每日 1 次,共治疗 20 日。治疗组在对照组治疗的基础上配合针刺治疗。取穴:太阳、印堂、睛明、太冲、三阴交。方法:患者取仰卧位,闭目。太冲和三阴交用 1.5 寸毫针,余穴用 1 寸毫针刺入,眼部穴位不捻转,不提插,或只轻微捻转和提插。余穴均运针 20 分钟后出针,以捻转为主、提插为辅。出针后按压针孔片刻,以防出血。每日 1 次,10 次为 1 个疗程,共治疗 2 个疗程,疗程间休息 2 日。结果:两组视力治疗前后及组间比较,差异均无统计学意义;两组眼压治疗前后及组间比较,差异均有统计学意义;MS 和 MD 改善情况在治疗组治疗前后比较,差异无统计学意义,对照组治疗前后比较,差异有统计学意义。[黄倩兰,曾静,阳仁达,等.针药结合治疗原发性开角型青光眼 18 例疗效观察.湖南中医杂志,2014.30(4):97-98]

2. 针刺球后穴治疗原发型开角型青光眼。治疗 60 例(120 只眼),随机分为治疗组 30 例(60 只眼)与对照组 30 例(60 只眼)。治疗组治疗方法:采用针刺的方法治疗,取穴:球后穴,手法:平补平泻,留针 20 分钟。选 30 号以上毫针,用押手将眼球推向上方,针尖沿眶下缘从外下方向内上方,针身成弧形沿眼球刺向视神经方向 0.5~0.1 寸,刺入后不宜捻转,可轻度提插。10 日为 1 个疗程,每日 1 次,每次留针 30 分钟,连续治疗 3 个疗程。结果:治疗组治愈 14 只眼,显效 29 只眼,有效 11 只眼,无效 6 只眼。[武玉和,李铁,段晓英,等.针刺球后穴治疗原发性开角型青光眼 60 例临床观察.吉林中医药,2010.30(5).424-423]

3. 针刺配合滴眼液治疗原发性开角型青光眼。①针刺:由于肝开窍于目,肝胆互为表里,因此在筛取腧穴时,应充分考虑眼与肝胆之间的密切关系,以及循行经过眼区的经脉,采用远近相配

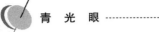

取穴处方。局部取睛明或攒竹,瞳子髎或太阳。远端配风池、外关、光明、行间。每次局部选取 1 组腧穴,与远端腧穴配合应用。操作方法:患者取仰卧位,穴位皮肤常规消毒,眼区局部选用 30 号毫针施治。睛明穴进针 0.5~0.8 寸,轻微捻转,不提插。攒竹穴向下斜刺 0.3~0.5 寸,小幅度提插捻转。两穴均要注意避开眼球。风池穴亦选用 30 号毫针,针尖向下,向鼻尖方向斜刺 0.5~0.8 寸,用捻转泻法。以上腧穴每 10 分钟行针 1 次。外关、光明、行间选用 28 号毫针施治。外关直刺 0.8~1 寸,光明直刺 1~1.5 寸,行间向足心斜刺 0.5~0.8 寸,针刺得气后,均行提插捻转泻法,然后接 6G805-Ⅱ型电针仪,采用连续波刺激,强度以能看到电针摆动且患者能耐受为度。以上腧穴均留针 20 分钟,每日 1 次。②外用药:0.5%噻吗心安眼药水,每次 1 滴,早晚各 1 次外用滴眼。结果:眼压与治疗前相比,无论是峰值、谷值、均值,还是波动幅度均有显著性差异。治疗半年后,治疗组眼压所有指标与治疗前比较均有显著性差异。[张红夏,贺义恒.针刺配合滴眼液治疗原发性开角型青光眼降眼压的疗效观察.北京中医药大学学报(中医临床版),2009,16(2):24-26]

玻璃体混浊

【概述】

玻璃体混浊不是一种独立的疾病,而是某些眼病的一种表现。凡是任何原因导致玻璃体内出现非透明体,均称为玻璃体混浊。本病可为患者单一的自觉症状,亦可出现于某些眼病的病程中。属于中医的"云雾移睛"范畴,是指眼外观正常,自觉眼前有黑影飞动的眼病。因其黑影之形态不一,《银海精微》中称蝇翅黑花,《一草亭目科全书》中称蝇影飞越。本病可由多种内障眼疾引起,病因复杂,涉及面广,预后随内障眼疾的变化而各异,其病变在神膏,病程较长,顽固难消,经治疗可以减轻症状,可双眼或单眼发病。

【病因病机】

西医认为玻璃体混浊的原因复杂,多因邻近组织炎症,炎性渗出物进入玻璃体,或高度近视、老年玻璃体液化,或因外伤伤及视网膜,血管病变出血等引起。

中医认为与肝、脾、肾关系密切。《张氏医通》认为"乃络间津液耗涩,郁滞清纯之气而然,其原皆属胆肾,黑者胆肾自病,或白或黄者,因痰火伤肺脾清纯之气也。"而《证治准绳·杂病·七窍门》认为:"玄府有伤,络间精液耗涩,郁滞清纯之气而为内障之证。其原皆属胆肾。黑者,胆肾自病;白者,因痰火伤肺,金之清纯不足;黄者,脾胃清纯之气有伤其络。"结合临床归纳为:

1. 肝胆湿热郁蒸,湿热之邪循经上犯目中,侵入玻璃体内

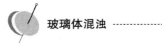

所致。

2. 肺失宣降,脾失健运,痰浊内生,上犯眼目,流浸于清纯之玻璃体中遂生本病。

3. 肝气郁结或肺失宣降,致气滞血瘀,脉道不利,气血壅阻,血溢于络外,渗浸于玻璃体内所致。

4. 年老或久病,肝肾亏损,精血不足,目失濡养,眼前黑影飞动,或阴虚火旺,灼伤脉络、血溢络外,渗浸入玻璃体内,或阴虚水不涵木,肝阳上亢,煎灼清纯之气,致清浊相混,荡漾于玻璃体之中即引起本病。

【临床表现】

1. 自觉症状　眼前有黑影飘动,眼内有闪光感,视力有不同程度的下降,严重者可有夜盲或视物变形。

2. 局部体征

(1)玻璃体混浊:位于玻璃体后部,多呈微尘状,用裂隙灯显微镜观察可看到细胞。

(2)眼底改变

渗出期:新鲜的病灶在视网膜血管下呈圆形或椭圆形,境界模糊的黄白色斑块,病灶处的视网膜水肿混浊,有时可见到小出血斑,血管稍细,有时并有白鞘。病灶可单发,局限于某部位(局限性);也可多发,在很多部位同时发病(散播性);分散的病灶可互相融合成弥漫性。炎症渗出多时,可导致视网膜脱离。

瘢痕期:新鲜渗出斑经数周乃至数月后,水肿混浊开始吸收,视网膜出现色素或脱色素区,病灶境界清楚,色调由黄白变成灰白或白色,病灶内可见色素斑点,其周围被色素环绕形成陈旧性病灶。由于视网膜色素上皮萎缩程度及病变破坏脉络膜血管层次的不同,有的眼底呈棕红色晚霞样外观,大病灶内可见硬化的脉络膜血管,或血管层遭破坏暴露出白色巩膜组织。

【实验室检查】

1. 裂隙灯下见玻璃体内有鲜红色血块,或棕黄色陈旧出血。

2. 检眼镜下见尘状、条状及块状混浊飘浮,或仅见稀微红光,或无红光。

3. 反复出血者,玻璃体内可见增殖性条索或膜,伴有新生血管。

【诊断要点】

1. 眼前黑影飘动。

2. 视力下降或不降。

3. 玻璃体有形态不一、颜色各异的漂浮物。

4. 瞳神形态改变或眼底有出血或渗出。

【辨证分型】

1. 肝胆湿热,浊邪上泛　视物不清,眼前有黑影飞动,或于瞳神紧小及瞳神干缺病证的过程中,检查可见玻璃体中有色黑而呈尘状或细点状混浊;一般多伴有胸胁胀闷,口苦烦闷,大便不调,小便短赤,脉弦数,舌红苔黄腻。

2. 肺脾失调,痰浊上泛　视物昏蒙,眼前有黑影飞动,亦可为眼内某些炎性病变的症状之一,或为病变向愈,遗留此症多难以消退;检查玻璃体内可见尘状、点状、条索状、或网状黑色混浊,或见眼底视网膜有渗出物;或伴有久咳多痰,食欲不振,腹胀便溏,脉滑,舌苔白或滑腻。

3. 气滞血瘀,血溢络外　视物不清,眼前有黑影飞动;检查可见玻璃体内呈细纱状混浊或有条块、絮状混浊物,其色黑或暗红或灰白,眼底可见新鲜或陈旧出血;或又兼有胸闷胁痛,急躁易怒,善太息等症。

4. 肝肾亏损,目失濡养　自觉眼前有黑花飞动,视力无明显减退,检查眼内无异常改变,或见玻璃体液化,或玻璃体内有灰白或黄白色丝状沉着物。

5. 阴虚火旺,络伤血溢　眼前有黑影飞动,视物昏蒙不清,检查可见玻璃体内有点状或条块混浊物,眼底可见视网膜上有陈旧渗出物及出血;或伴潮热盗汗,五心烦热,夜寐多梦,脉细数,舌红少津。

6. 肾阴亏虚,肝阳上亢　眼前时有黑影飞动,视力无明显下降,检查可见玻璃体内有雪花状小球飘动,或有金黄发亮之结晶沉积,眼珠转动则可动荡,静止则沉落于下,眼底亦可见视网膜上有黄亮结晶附着,或可见视网膜动脉反光增强、变细等硬化改变;常伴头重足飘,眩晕耳鸣,急躁易怒,心悸健忘,腰膝酸软,脉弦有力或弦细数,舌红苔少。

【针灸治疗】

1. 辨证治疗

治法:分别以清热利湿,燥湿化痰,活血化瘀,补益肝肾,滋阴降火,滋水涵木,平肝潜阳为治则;胆经、膀胱经、肾经、肺经、胃经、大肠经穴为主。实证针用泻法,虚证针用补法。

处方:睛明、四白、行间、风池、照海、列缺、合谷、光明。

方义:睛明、四白可疏通眼部经络气血,以起到利窍明目之作用;合谷、列缺以化痰通络;行间配风池、光明以清肝泻胆,以利窍明目;照海、行间、风池补益肝肾,滋阴降火,平肝潜阳。

加减:①肝胆湿热,浊邪上泛者,加肝俞、胆俞、瞳子髎、丝竹空、大敦、太阳,以清热利湿。②肺脾失调,痰湿上泛者,加肺俞、脾俞、三阴交、丰隆,以宣畅气机,燥湿化痰,明目开窍。③气滞血瘀,脉道不利者,加气海、肝俞、膈俞、神门、大陵以行气活血化瘀,开窍明目。④肝肾亏损,目失所养者,加肝俞、肾俞、三阴交、太溪以补益肝肾。⑤阴虚火旺,灼伤目络者,加涌泉、太溪、肾俞,以滋阴降火。⑥肝肾阴虚,肝阳上亢者,加肝俞、肾俞、百会、太冲、然谷、太溪,以补益肝肾,平肝潜阳。

操作:每次局部、远端各取 2~4 穴,毫针刺。常规消毒,选用28~30 号毫针。睛明、风池及背俞穴针刺方法同前;四白直刺或微向上斜刺 0.3~0.5 寸,不可深刺,以免伤及眼球,不可过度提插和捻转;加减穴位中,涌泉可采用指针治疗,每日或隔日 1 次,以得气上行至头为佳。其他各穴常规针刺,每日针刺 1 次,每次留针 15~30 分钟。

2. 其他治疗

(1)灸法:选取心俞、脾俞、脑空、中脘、陷谷、冲阳。用艾条灸穴位,每穴灸 1~3 分钟,1 日 1 次,10 次 1 个疗程。

(2)刺血疗法:选取穴位商阳、身柱、上星、曲池、太阳,用三棱针点刺穴位,出血 2~3 滴,1 日 1 次,5 次为 1 个疗程。

(3)耳针疗法:取耳穴肝、肾、心、脾、小肠、胃、内分泌、神门、眼,耳穴埋针法,1 日 1 次,10 次 1 个疗程。采用耳穴压丸,丸用王不留行,胶布固定,保留 1 周,间断用手按压,每日 1~3 次。

(4)穴位注射疗法:用银黄注射液 0.5ml 注于光明、肝俞穴。

【临证点睛与调护】

1. 平时注意休息,不要过度用眼,避免形成近视。切忌"目不转睛",可进行频密并完整的眨眼动作,经常眨眼可减少眼球暴露于空气中的时间,避免泪液蒸发。

2. 不要吹空调太久,避免座位上有气流吹过,并在座位附近放置茶水,以增加周边的湿度。

3. 多吃各种水果,特别是柑橘类水果,还应多吃绿色蔬菜、粮食、鱼和鸡蛋。多喝水对减轻眼睛干燥也有帮助。

4. 保持良好的生活习惯,睡眠充足,不熬夜。

5. 避免长时间连续操作电脑,注意中间休息,通常连续操作1 小时,休息 5~10 分钟。休息时可以看远处或做眼保健操。

6. 保持良好的工作姿势。保持一个最适当的姿势,使双眼平视或轻度向下注视荧光屏,这样可使颈部肌肉轻松,并使眼球暴露于空气中的面积减小到最低。

7. 调整荧光屏距离和位置。建议距眼 50~70cm,且荧光屏应略低于眼水平位置 10~20cm,呈 15°~20° 的下视角。因为角度及距离能降低对屈光的需求,减少眼球疲劳的几率。

8. 如果本来泪水分泌较少,眼睛容易干涩,在电脑前就不适合使用隐形眼镜,要戴框架眼镜。在电脑前戴隐形眼镜的人,最好使用透氧程度高的品种。

9. 40 岁以上的人,最好采用双焦点镜片,或者在打字的时候,戴度数较低的眼镜。

10. 如果出现眼睛发红,有灼伤或有异物感,眼皮沉重,看东

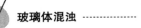

西模糊,甚至出现眼球胀痛或头痛,休息后仍无明显好转,那就需要上医院了。

11. 平时注意不要强光直射眼睛,还要防止眼外伤。适当的休息,避免劳累,做到工作、休息要有规律,长时间用眼每隔1小时休息5~10分钟,使用电脑时间不要过长。此外,可以采用适当的护眼保健品,还可以多进食含有维生素C的食物,如蔬菜和水果等也会有所帮助。加强安全宣传教育,减少眼外伤。最大幅度地避免其他可以引起玻璃体混浊的疾病的发生。

【现代研究】

1. 普罗碘铵注射液穴位注射治疗玻璃体混浊。取攒竹、太阳、球后,用普罗碘铵注射液与5%利多卡因混合液(5∶1)穴位封闭,每穴注射1~1.5ml,每日1次。总有效率93.33%。[蔡丽华.普罗碘铵注射液穴位注射治疗玻璃体混浊30例.长春中医药大学学报,2009,25(2):274]

2. 眼球旁穴注射眼宁治疗玻璃体混浊,每穴1ml,每周1~2次。疗效显著。[方玉香.眼球旁穴注射眼宁治疗玻璃体混浊.中国实用眼科杂志,2002,20(12):S10]

玻璃体积血

【概述】

玻璃体积血是临床上常见的一种玻璃体病变,但不属于一种独立的原发性疾病,积血通常来自视网膜和葡萄膜破损的血管或新生血管。玻璃体内无血管,本身代谢低,血积其中则吸收缓慢,日久形成机化条索甚至导致牵拉性视网膜脱离。中医属"暴盲""目衄""血灌瞳神"等范畴。

【病因病机】

西医认为常由外伤或内眼手术、视网膜静脉周围炎或静脉阻塞、糖尿病视网膜病变、高血压动脉硬化、血液病等所致。

中医认为其病理特点为血热妄行,阴虚阳亢,瘀血阻滞等。《证治准绳·杂病·七窍门》认为:"玄府有伤,络间精液耗涩,郁滞清纯之气而为内障之证。其原皆属胆肾。黑者,胆肾自病;白者,因痰火伤肺,金之清纯不足;黄者,脾胃清纯之气有伤其络。"结合临床归纳为:

1. 肝肾亏损,气血亏虚,目窍失养。

2. 心脾两亏,气虚不能摄血,致血溢络外。

3. 痰湿内蕴,郁久化热,湿热浊气上泛,目中清纯之气被扰。

4. 气滞血瘀,血溢络外,滞于神膏。

【临床表现】

玻璃体内可见点状、片状、团块状飘浮物,颜色灰暗或发红,视网膜有红色出血。大量出血时看不到眼底,用彻照法检查看不

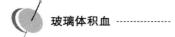

到眼底的红色反光,瞳孔区呈暗黑色。裂隙灯检查可见玻璃体内有棕褐色点状混浊,大量出血时可见红色血块。

【实验室检查】

超声波的诊断:①少量弥散性的出血用 B 型超声波检查可能得到阴性结果,这是因为在玻璃体内缺乏足够的回声界面,而 A 型超声扫描对此可能显示出低基线的回声。②玻璃体积血较致密时,无论 A 型或 B 型超声检查都可看到低度到中度振幅的散在回声。当用高敏感度扫描时,出血的致密度和分布显示得更清楚;降低敏感性的扫描可以使回声振幅下降,多数回声点被清除掉,因此能确定是否同时存在视网膜脱离。③玻璃体积血引起的玻璃体后脱离,在超声图像诊断时应与视网膜脱离相鉴别。

【诊断要点】

自感眼前有云雾飘浮,且随目珠转动而呈无规律飘动。

【辨证分型】

1. 肝肾亏损　眼前黑影飘动,如蚊翅、如环状、半环状,或伴闪光感,可伴近视,视物昏蒙,眼干涩、易疲劳;可见头晕耳鸣,腰酸遗泄;舌红苔薄,脉细。

2. 气血亏虚　自觉视物昏花,眼前黑影飘动,时隐时现,不耐久视,睛珠涩痛;症见面白无华,头晕心悸,少气懒言;唇淡舌嫩,脉细。

3. 湿热蕴蒸　自觉眼前黑影浮动,多呈尘状、絮状混浊,视物昏蒙;胸闷纳呆,或头重、神疲;苔黄腻,脉滑。

4. 气滞血瘀　自觉眼前黑花,呈絮状、块状红色混浊,视力不同程度下降;或有情志不舒,胸胁胀痛;舌有瘀斑,脉弦涩。

【针灸治疗】

1. 辨证治疗

治法:分别以补益肝肾,益气摄血,清热祛湿,活血化瘀为治则;以取足太阳、手足阳明、足太阴及督脉经穴为主;实证、热证用泻法,虚证用补法。

处方:睛明、合谷、四白、三阴交、大椎。

方义:大椎配合谷以清热泻火,凉血止血;睛明、三阴交以滋阴清热,凉血止血;三阴交、合谷、四白以益气摄血。全方共奏清热凉血止血,益气活血通络,明目开窍之功。

加减:肝肾亏损者,加太溪、膈俞、肾俞、肝俞、光明,以补养肝肾、滋阴清热、凉血止血;气血亏虚者,加脾俞、胃俞、膈俞、足三里、中脘、血海、气海,以益气摄血;湿热蕴蒸者,加曲池、三阴交、阴陵泉、丰隆,以清热祛湿;气滞血瘀者,加膈俞、血海、球后、膻中、太冲、光明,以活血化瘀,开窍明目。

操作:睛明、球后选用 1 寸细针,严格消毒,固定眼球,针入眼眶与眼球之间,不作大幅度提插捻转,得气后出针,出针后用干棉球按压针孔,以预防出血。三穴交替使用,隔日 1 次,严格掌握进针的角度与深度。其余各穴常规针刺,留针 10~20 分钟,10 次 1 个疗程。

2. 其他疗法

(1)耳针疗法:取肝、脾、心、肾、膀胱、胃、大肠、胆、内分泌、眼,采用耳穴压丸,丸用王不留行,胶布固定,保留 1 周。

(2)穴位注射法:取患侧太阳穴,注射复方樟柳碱注射液 2ml,进针深度 1~1.5cm,注射后针眼加压 1 分钟,然后贴新鲜马铃薯片,每日 1 次,10 日后间隔 5 日重复注射,20 次为 1 个疗程。

【验案选粹】

1. 翁某,男,37 岁,入院于 1961 年 2 月 14 日,出院于 3 月 4 日。患者于 1959 年 1 月 17 日因右眼发黑曾住院治疗,当时诊断为玻璃体出血。于 2 月 3 日痊愈出院。此次复感右眼突然发暗,黑影遮盖,视物模糊,经检查系旧病复发,故再度住院。

检查:视力:右眼 1 尺数指,左眼 0.3。右眼外眼阴性,虹膜、晶状体亦未见特殊,玻璃体出血弥漫一片,眼底无法窥见。左眼角膜瞳孔区有白色云翳遮住,余阴性。

诊断:右眼玻璃体出血,左眼角膜薄翳。

西医治疗经过:入院后,用维生素 C、维生素 K、仙鹤草素、链霉素等肌内注射,及口服异烟肼、鱼肝油、葡萄糖酸钙等治疗,效果不显,于2月19日请中医会诊。辨证施治:形体较瘦,脉虚弦,舌质红。诉平日少寐多梦,五心烦热,多汗。病由肝虚血少,心火上炎。亢阳炎上,载血妄行,使血失于常道而溢出。治当滋阴降火、养血安神为主,佐以行血祛瘀。用酸枣仁汤合黄连阿胶汤加蒲黄,并予以针刺治疗。选用主穴:然谷、太溪、命门、大椎、攒竹。配穴:通谷、期门、日月、中渚、昆仑。留针5~10分钟,10次为1个疗程。15天后,玻璃体出血吸收,眼底清晰可见。出院时检查该眼视力为0.4,加镜片可达到1.2。[姚和清.眼科证治经验.上海:上海科学技术出版社,1979:97]

2. 患者,女,65岁。主诉:左眼得病3个月,视物模糊,救治无效,近1周来,完全看不见。检查视力:右0.9,左光感。右眼底视网膜动脉曲张,反光强,动静脉交叉压迫明显。左眼玻璃体呈浓厚片状红色,眼底看不清,彻照有红色反光。体征:头晕、口干、舌质红、脉细弦。血压180/100mmHg。诊断:右眼,视网膜动脉硬化。左眼,玻璃体积血。辨证:阴虚阳亢,气血瘀阻。治则:滋阴潜阳、凉血止血化瘀。处方:桃红四物汤加减。药用:生地24g、赤白芍各12g、当归12g、川芎3g、黄芪10g、白茅根30g、生石决(先蒸)30g、杭菊花10g、麦冬15g、丹参15g。同时配合电针睛明、瞳子髎、攒竹、太溪、膈俞、太冲穴。经治疗1个疗程后,头晕等症状好转,继治1个疗程,头晕消失,血压亦转正常。中药改方:桃红四物汤加三七、牛膝。第4疗程后检查视力为0.4(左),第5疗程后检查为1.0,该眼玻璃体积血全退。眼底清晰可见,视网膜动脉硬化现象明显。之后,嘱服杞菊地黄丸以巩固疗效。[贾秀明.桃红四物汤加减配合电针治疗玻璃体积血.中西医结合眼科杂志,1996,14(1):18-19]

【临证点睛与调护】

1. 情志调畅,避免急躁、沮丧,并向患者说明病情。

2. 高度近视者,应避免过用目力和头部震动。

3. 出血引起者,饮食宜清淡,少食辛辣之品。

4. 眼前黑影短期内增加或"闪光"频发时,应详查眼底,防止视网膜脱离。

5. 严重的玻璃体出血应卧床休息,双眼包扎。

6. 生活起居要有规律,避免吃过硬的东西,多吃软食、水果,保持大便通畅。

7. 预防感冒,避免用力咳嗽、打喷嚏,以免引起再出血。

8. 继续治疗原发病,如糖尿病、高血压、视网膜静脉周围炎、血液病等。

【现代研究】

1. 电针配合桃红四物汤加减综合治疗玻璃体积血。方法:电针取穴,主穴:睛明、瞳子髎、攒竹、球后。配穴:足三里、太溪、内关、膈俞。取主、配穴各 2 个,配成两组,轮流行针,留针 20 分钟,每日 1 次,10 次为 1 个疗程。同时服用桃红四物汤加减方,每日 1 剂。并根据病情连治 2~3 个疗程,或更长些。每个疗程间隔 1~2 天。共行 2~10 个疗程,平均 6.7 疗程。本组 48 眼,获得治愈 14 眼,显效 24 眼,进步 6 眼,无效 4 眼。[贾秀明.电针配合桃红四物汤加减治疗玻璃体积血.中西医结合眼科杂志,1996,14(1):18-19]

2. 穴位注射普罗碘铵治疗玻璃体积血。用普罗碘铵注射液与 5%利多卡因混合液(5:1)穴位封闭,每日 1 次,每次攒竹、太阳、球后 3 穴,每穴注射 1~1.5ml,封闭指向球后治疗玻璃体积血。总有效率为 93.33%。[蔡丽华.穴位注射普罗碘铵治疗玻璃体积血疗效观察.中国中医药信息杂志,2010,17(4):274]

恶性眼球突出

【概述】

恶性眼球突出亦称促甲状腺性突眼,原本甲状腺内分泌素增多,基础代谢亢进,甲状腺摘除术后,代之以促甲状腺素增多,眼球突出,眼睑肿胀,结膜水肿,眼外肌麻痹,视一为二等。是引起成人单眼和双眼眼球突出最常见的原因。属于中医学"突起睛高"范畴。

【病因病机】

西医对其确切发病机制不清楚,多数学者认为是一种细胞介导的自身免疫性疾病。

古代医籍对本病病因病机认识较为一致,如《秘传眼科龙木论》说:"此疾皆因五脏热壅冲上,脑中风热入眼所使。"《证治准绳》说:"乃三焦关格阳邪实盛,亢极之害,风热壅阻,诸络涩滞,目欲爆出矣。"结合临床归纳为以下几种。

1. 风热毒邪上壅头目,滞涩眼络,致经气不利,气血不畅,瘀阻不通而致本病。

2. 情志抑郁,气结不化,津液凝聚成痰,气滞痰阻或气滞血瘀,气血互结,经络闭塞所致。

3. 热盛伤阴,阴液亏耗,血行不畅,气血瘀滞而成。

【临床表现】

可自觉眼痛眶疼,或有视一为二,或因病情进展,目珠胀痛渐剧,视力日渐损害,甚而失明;检查可见目珠渐渐胀起,睁眼时患眼可见黑睛上缘露出一带白睛,甚者睑裂开大,眼珠突出眶,胞睑难以闭合,甚或白睛红赤肿胀,眼珠凝定不能运转。有的可因黑睛绽露于外而生翳障。

【实验室检查】

同位素碘[131](^{131}I)试验,吸碘率高于正常;三碘甲状腺原氨酸抑制试验(简称 T 抑制试验),甲状腺吸碘抑制率少于试验前基数的 50%。

【诊断要点】

1. 眼部表现

(1)眼球突,一般为双侧性,向前突出。

(2)眼球下转时,上睑不能随着下垂。

(3)瞬目减少。

(4)睑裂扩大,表现凝视状态。

2. 可有甲状腺功能亢进的全身症状,如食欲亢进、消瘦、性情急躁、心动过速、四肢肌肉震颤及烦热多汗等。

【辨证分型】

1. 风热壅盛,目络瘀阻　目珠胀起突出,睑裂开大,白睛红赤肿胀,眼痛眶疼,多伴头痛身热,或项强,恶心,呕吐,便秘溲赤。

2. 情志抑郁,气滞痰凝　眼症同主症所述,常伴急躁易怒,或颈部瘿瘤,妇女乳房作胀疼痛,月经不调等。

3. 忧思郁怒,气血瘀滞　眼症同上,多兼有头痛胸胁胀闷,走窜疼痛,妇女多见痛经或经闭,脉涩,舌紫暗或有紫斑。

4. 热盛伤阴,阴亏血瘀　眼症同上,多伴头晕头痛,耳鸣,五心烦热,胸闷心悸,失眠多梦。

【针灸治疗】

1. 辨证治疗

治法:分别以清热解毒,散邪通络,行气解郁,祛痰散结,疏肝理气,活血化瘀,软坚散结,养阴清热为治则,以取手、足少阳、阳明、太阳及厥阴经穴为主。实证、热证针用泻法,首用三棱针刺血,继用毫针泻法;虚实夹杂者用补泻兼施法。

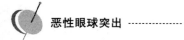

处方:阳白、外关、四白、合谷、攒竹、后溪、行间。

方义:阳白、攒竹可疏调局部经气,利窍明目;外关以调理少阳经气;四白、合谷以调理阳明经气;后溪以通调太阳经气;外关、行间以调理厥阴经气。全方共奏祛风清热,疏通经络,疏肝理气,利窍明目之功。

加减:风热壅盛,目络瘀阻者,加太阳、风池、印堂、耳尖、曲池,以清热解毒,散邪通络;情志抑郁,气滞痰凝者,加肝俞、脾俞、太冲、头维、阴陵泉、三阴交、丰隆、膻中,以行气解郁,祛痰散结;忧思郁怒,气血瘀结者,加百会、肝俞、胆俞、太冲、膻中、膈俞、期门,以疏肝理气,活血化瘀,软坚散结;热盛伤阴,阴亏血瘀者,加太溪、肾俞、肝俞、心俞、血海、三阴交,以养阴清热,活血化瘀。

操作:四白、攒竹及背俞穴操作同前,注意掌握方向、角度和深度。印堂、耳尖采用三棱针刺血,其血量为数滴。余穴常规针刺,每日1次,10次为1个疗程。

2. 其他疗法

穴位注射法:取双侧上天柱穴(在天柱上5分)每次用透明质酸酶1 500U加醋酸氢化可的松25mg,进针后深入1~1.5寸,待针感向同侧眼部或头部放散时,再缓慢推入药液,隔日1次,10次为1个疗程。

【验案选粹】

丛某,男,26岁,水产工人。1977年秋,患者右眼外突半年余,曾到青岛、济南、上海等地中西医院多处求治,皆未得效,病情日重,后求余诊治。余阅既往病历,观西医、中医用药不下几十种,方药多至数百付。遂思之:"毒药无治,针之所宜",决定以针刺治疗为法。检查:患者右眼眼球外突欲脱,闭目露睛,瞳孔略散大,眼球光亮无泪,角膜无溃疡,甲状腺不肿大,脉象弦细而数,伴有右眼胀痛、干涩、视物不清、易疲劳,头晕失眠,腰酸无力等自觉症状。辨证:肝肾阴亏,目睛失养;肝火亢盛,挟痰上扰清窍,凝聚目窠。治则:补肝肾,泻肝火,纳睛归窠。

取穴:丝竹空、瞳子髎、攒竹、承泣、合谷、光明、肝俞、肾俞。

针法:以上各穴交替取用,以远道取穴与局部取穴相结合为原则。肝俞、肾俞用补法,局部穴位用泻法。每 18 次为 1 个疗程,休息 1 周,再进行下一个疗程。

经上法治疗 1 个疗程后,患者自觉眼胀干涩减轻;2 个疗程后,头晕失眠等自觉症状基本消失,眼部症状亦有明显改善。治疗半年而愈,近来随访未再复发。[解霖源.针刺治愈突眼症 1 例.山东中医学院学报,1981,(4):63]

【临证点睛与调护】

1. 恶性突眼因眼球高度突出要注意保护角膜防止感染,避免全眼球炎的发生。

2. 在治疗期间应注意休息,饮食以低钠为主适当补钾,多增加维生素及高蛋白饮食。

3. 对于精神亢奋、心动过速、汗多症状,还应口服普萘洛尔,入睡前将头抬高,避免强风、灰尘、强光的刺激。

【现代研究】

取突眼经验穴:上天柱、风池。此外,辨证取穴:气阴两虚加主穴内关、足三里、三阴交、复溜;配穴阳白、丝竹空。阴虚火旺加主穴间使、太冲、太溪;配穴太阳、攒竹。每周 3 次,留针 20 分钟,20 次为 1 个疗程。治疗突眼症 45 例,治疗后眼球突出度减低,有效率 77.8%,其中恢复正常(<18mm 者)24 只眼,占 26.7%,球后间隙恢复正常(<13.5mm)23 只眼,占 25.6%。[吴泽森,金舒白.45 例突眼症的辨证分型及针刺治疗.中国针灸,1985,(1):14]

眼 球 震 颤

【概述】

眼球震颤是一种不自主的、节律性的和往复性的眼球摆动或跳动。

本病属于中医眼科"辘轳转关""辘轳自转"或"目转"等范畴。

【病因病机】

西医认为发生眼球震颤的机制还不完全清楚,一般认为与注视和定向功能障碍有关。

中医对其病因病机的认识,大概归纳为以下几个方面:

1. 元阳亏虚　先天禀赋不足,与生俱来,致眼持续不停地呈钟摆状颤动。

2. 肝经风热　肝经热炽,再受风邪,风热毒邪入脑伤筋,牵曳目珠摆动不定。

3. 痰浊上扰　情志不遂,肝失疏泄,肝郁痰扰,循经上犯所致。

【临床表现】

眼球震颤方向不定,幅度较大;不一定有眩晕,无听力障碍;身体可有倾倒,但与头位无关;发作时间较长,常持续数月或数年;并伴有其他神经系统症状。

【实验室检查】

1. 眼震电流图检查　可判断眼震频率、振幅和震强。

2. 血液中锰、铜浓度的测定,部分患者可增高。

【诊断要点】

1. 两眼不自主颤动,或垂直或水平摆动或旋转,往复不定。

2. 自觉视物模糊,或有耳鸣耳聋、头晕恶心、步态不稳等症。

3. 可有相关病史,如自幼视力不良、急性中耳炎、颅内病变等,并有其特征性症状出现。

4. 有条件者作内耳前庭和神经内科检查,以利病因诊断。

【辨证分型】

1. 元阳亏虚 眼球颤动,视物模糊,自幼禀赋不足,有胎患内障、视物易色等病,舌淡苔薄,脉细。

2. 肝风内动 眼球颤动,头晕目眩,耳鸣耳聋,或站立不稳,摇晃不定,或步态不稳,动作不协调等,舌红,苔薄黄,脉弦。

3. 湿浊上泛 眼球颤动,头晕耳鸣,甚则头晕如旋,恶心,呕吐唾沫,胸闷,舌淡苔薄腻,脉滑。

【针灸治疗】

1. 辨证治疗

治法:分别以补益肝肾,平肝潜阳,理气解郁,健脾益气为治则;以取足太阳膀胱经、足少阳胆经、手阳明大肠经、足阳明胃经及足厥阴肝经穴位为主;实证多针少灸,虚证针灸并用。

处方:睛明、瞳子髎、合谷、足三里、太冲。

方义:睛明、瞳子髎以通调太阳、少阳经气,利窍明目;合谷以通调手阳明经气,专治头面五官诸疾;足三里以健运脾胃,补益气血,养血止颤;太冲以平肝潜阳,息风止颤。

加减:元阳亏虚者,加肾俞、关元、命门、太溪,以温补肾阳,培肾固本;肝风内动者,加肝俞、行间、侠溪,以平肝息风;湿浊上犯者,加阴陵泉、四神聪、中脘,以健脾化湿,清利头目。

操作:睛明严格消毒,选用细针,固定眼球,紧靠眶缘缓慢刺入 0.5~1 寸,不提插、不捻转,留针 30 分钟后出针,隔日 1 次;背俞穴操作同上;其余各穴常规针刺,每日 1 次,10 次为 1 个疗程。

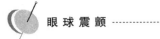

2. 其他疗法

穴位注射疗法:取球后、肝俞、光明用复合维生素 B 注射,每穴位 1ml,隔日 1 次。

【验案选粹】

李某,男,19 岁。1986 年 5 月 30 日初诊。两眼球震颤 2 年余,用眼过度后震颤明显加重。伴头晕目眩,视物模糊,裸视左眼 0.3,右眼 0.2,面色不华,舌质偏淡,脉象沉细。证系肝血不足,不能上承护目,血虚生风则眼球震颤不已。治宜养血柔肝明目为主。取太冲(原穴)、光明(络穴)、风池,用 Vit B_{12} 0.25ml 穴位注射肝俞穴。两天 1 次,针治 6 次后,患者自觉略有好转。继续治疗满 20 次。症状基本解除,裸视左眼 0.6,右眼 0.5。

【临证点睛与调护】

1. 眼球震颤为婴幼儿较常见眼科疾病,临床常可见伴发眼部其他病变,如视神经萎缩、黄斑发育不良、屈光不正等,亦有原因不明、仅为单纯性眼球震颤者。

2. 本病为疑难性眼病,治疗过程较长。针灸治疗本病有一定疗效,值得进一步研究。

【现代研究】

中药结合针灸治疗眼球震颤。选睛明(补)、上睛明(补)、下睛明(泻)、丝竹空(补)、太阳(泻)、阳白(泻)、四白(补)、手足三里(补)、合谷(补)、太冲(补)、风池(泻)、百会(补)、神阙(补)、气海(补)、关元(补)、三阴交(补),运用补泻手法,每日或每隔 2~3 日交替选穴针刺。每日 1 次,20 天为 1 个疗程。中药搜风活血解痉汤口服,每日 1 剂。药物组成:全虫、地龙、白僵蚕、防风、当归、丹参、葛根、山药、黄芪等。25 人中,显效 9 人,有效 15 人,无效 1 人。[张洪星.浅谈中医药结合针灸治疗眼球震颤.中国中医眼科杂志,2009,19(2):88-89]

弱　视

【概述】

弱视是指视觉发育期间,由于各种原因使视觉细胞的有效刺激不足,从而造成单眼或双眼视力发育障碍的眼病。分为斜视性弱视、屈光参差性弱视、屈光不正性弱视、形觉剥夺性弱视及其他类型弱视5大类。中医对本病的论述散见于"小儿通睛""能远怯近""胎患内障"等眼病中。中医无"弱视"之病名,根据症状属"视物昏花"范畴。我国青少年人群中弱视发病率约为2%~4%。

【病因病机】

西医认为弱视的发病机制:①视觉剥夺;②双眼相互竞争的作用;③脑皮层主动抑制。

中医对其病因病机的认识,大概归纳为以下几个方面:

1. 先天禀赋不足,目中真精亏少,神光发越无力。

2. 小儿喂养不当,饮食不节,日久则脾胃虚弱,气血生化乏源,可致目失濡养,视物不明。

【临床表现】

1. 视力减退,重度弱视的视力为≤0.1,中度0.2~0.5,轻度0.6~0.8。

2. 对排列成行的视标分辨力较单个视标差2~3行。

3. 弱视眼常有固视异常,如旁中心固视,即用中心凹以外的视网膜某一点注视目标。

4. 常有眼位偏斜,有的伴眼球震颤。

【实验室检查】

1. 角膜映光法　检查者会在患儿对面,在患儿眼前33cm外,手持手电筒,逗引患儿注视小灯,观察患儿两眼角膜上反光点的位置。当一眼的反光点位于角膜中央时,斜视眼反光点位于瞳孔中央与瞳孔缘之间约为10°,位于瞳孔边缘约为15°,位于瞳孔缘与角膜缘之间为25°~30°,位于角膜缘时约为45°。角膜映光法检查简便,由于各人的瞳孔、角膜弧度不尽相同,所以对患儿斜视角只是粗略的估计。

2. 视野计测量法　让患儿端坐于视野计前面,让固视眼注视正前方6米外目标。检查者手持小电灯,在视野计弧上移动,直至反射灯光恰好位于斜视眼角膜中央,此时视野计弧上小电灯位置的刻度即为斜视角度数。

3. 交替遮盖加三棱镜测量法　交替遮盖试验只能查出隐斜的性质而无具体度数。用一张纸板先遮盖左眼,令患者用右眼注视,然后将纸板由左眼移到右眼,使患者用左眼注视。这样反复交替着遮盖左右眼,同时注意患者的两眼在不遮盖时的转动方向。先用该法,交替遮盖眼的眼球运动。如有运动,则用块状三棱镜分别置于左右眼(内斜者基底向外,外斜者基底向内),直至撤去遮盖时,眼球运动消失为止,这时所用的三棱镜度数,为斜视角度数。三棱镜度数以"△"表示,在20°以内时 $1° = 1.75△$。

【诊断要点】

1. 视力(包括矫正视力)<0.8。

2. 常规检查无器质性病变。

【辨证分型】

1. 禀赋不足　先天远视、近视等致视物不清;或兼见小儿夜惊,遗尿;舌质淡,脉弱。

2. 视物不清,或胞睑下垂;或兼见小儿偏食,面色萎黄无华,消瘦,神疲乏力,食欲不振,食后脘腹胀满,便溏;舌淡嫩,苔薄白,脉缓弱。

【针灸治疗】

1. 辨证治疗

治法:分别以益肾填精,补益脾胃,利窍明目为治则,以取足三阳经、足太阴经穴及背俞穴为主。针用补法,脾胃虚弱者可针灸并用。

处方:睛明、承泣、风池、阳白、光明、申脉、肝俞、三阴交。

方义:睛明、承泣以通调太阳、阳明经气,开窍明目,为主治各种眼病常用有效穴位;风池、阳白、光明以调理少阳经气,通络明目;申脉、肝俞、三阴交以补脾益肾,养肝明目。全方共奏开窍明目之功。

加减:先天禀赋不足,精血亏少,双目干涩,视力渐降者,加肾俞、照海、太溪,以滋补肝肾,填精补阴,开窍明目;脾胃虚弱,目失所养,视力渐降或严重损害者,加脾俞、胃俞、足三里、四白,以补益脾胃,补养气血,开窍明目。

操作:睛明、承泣交替使用,针法同前。阳白、四白、太阳等面部穴位禁用化脓灸。五脏六腑背俞穴,严格掌握进针角度与深度,确保安全。其余各穴常规针刺,均用补法,留针20分钟,每日1次,10次为1个疗程。

2. 其他疗法

(1)耳针法:取耳穴眼、目$_1$、目$_2$、肝、脾、肾、心等,隔日1次;或用王不留行籽压迫,使之达到热胀酸、痛为度。

(2)脉冲疗法:用1%阿托品眼膏充分散瞳验光,配合适的眼镜。然后采用遮盖疗法,同时用脉冲穴位疗法,每日2次,每次15分钟。

【验案选粹】

孙某,男,6周岁,来我院就诊时为小学一年级学生,2004年8月因双眼内斜在外院眼科就诊,被确诊为双眼弱视;双眼矫正视力4.3;后采取配镜,遮盖健眼,穿针,仪器训练(红光视觉刺激)治疗2个月无效。取穴:①睛明、瞳子髎、翳明、光明;②攒竹、丝竹空、风池、合谷。加减穴:太阳、承泣、四白、巨髎、鱼腰、球后、头维、曲池、臂臑、耳穴(目$_1$、目$_2$、肝、肾)、足三里。两组穴交替使用,可根据视力提高程度使用加减穴,每日1次,留针60分钟,20次为1个疗程。1个疗程后休息30天,开始新疗程,以此类推。治疗期间可配合五官超短波治疗仪理疗,防止皮下组织受损。行针时动作轻柔,平补平泻,睛明穴轻度提插。2004年10月治疗前检查:眼底视盘偏小,边界清楚,黄斑中心凹反光点消失,其他未见异常;眼位:双眼内斜20°;视力:右眼4.3,+7.50DS/+250DC×180°=4.3;左眼4.25,+7.00DS/+250DC×180°=4.3。治疗后2005年8月检查视力,右眼4.9,+7.00DS/+200DC×180°=5.0;左眼4.9,+6.75DS/+175DC×180°=5.0,眼位正常。[刘爱英,罗平,张淑忆.综合疗法治疗小儿弱视108例.中国民间疗法,2007,15(8):56]

【临证点睛与调护】

1. 中医认为本病为先天禀赋不足,脾胃虚弱、气血生化乏源或肝肾精血亏虚,导致真精亏少,神光发越无力,目失濡养,视物不明。

2. 注意从小培养青少年的良好习惯,注意用眼卫生,克服长时间玩游戏机、用电脑及近距离看书等不良习惯,增强学生的素质教育。

3. 减轻学生的学习负担,以减少近视、弱视及并发症的出现。

4. 要想治好弱视,必须启发鼓励患儿的主观努力,医生、家长和幼儿园老师都要密切配合,对治疗要有信心和耐心。

【现代研究】

1. 针灸治疗难治性弱视。取穴:①睛明、瞳子髎、翳明、光明。②攒竹、丝竹空、风池、合谷。加减穴:太阳、承泣、四白、巨髎、鱼腰、球后、头维、曲池、臂臑、耳穴(目$_1$、目$_2$、肝、肾)、足三里。两组穴交替使用,可根据视力提高程度使用加减穴,每日1次,留针60分钟,20次为1个疗程。1个疗程后休息30天,开始新疗程,以此类推。治疗后视力均提高2行以上。[周晓莉,魏桂芳.针灸治疗

难治性弱视疗效分析.安徽预防医学杂志,2006,12(1):59-60]

2. 综合治疗儿童弱视 75 例。主穴取双侧睛明、攒竹、承泣、球后、丝竹空、太阳;配穴:双侧合谷、风池、百会、翳风。每次主穴取 4 个,配穴取 1~2 穴交替使用,每天 1 次,每次 30 分钟,15 分钟行针 1 次,20 天为 1 个疗程。间隔 1 周再行第 2 个疗程的治疗。综合疗法:①散瞳检查,验方配镜:初诊时行眼前节检查及眼底检查,排除眼部器质性病变,角膜映光法检查眼位。1%阿托品眼膏,每日 2 次,共 3 日,斜视者用 5 日后行检影验光并行注视性质检查,确定眼镜处方予以配镜。②遮盖治疗:一眼正常者全遮盖健眼,弱视眼戴合适的眼镜;双眼弱视者配镜后视力仍差 3 行以上行6:1遮盖;双眼配镜后视力差 1~2 行者行 4:3 遮盖;双眼配镜后视力相同者行 3:3 遮盖,然后双眼打开 1 日;视力提高到 1.0 以上后,根据病情调整遮盖方法。③增视仪治疗:用电脑多光交闪电针后像增视仪治疗,每天 1~2 次,每次 20 分钟。④精细作业训练:在戴镜加遮盖情况下每天做精细目力作业,如画彩色描画、穿珠子等。采用上法治疗,需每 20 日复查 1 次,根据病情适当调整针刺次数和间隔时间,3 个月至 1.5 年重新验光,调整镜片度数及遮盖方法。弱视基本治愈后,每 2 个月复查 1 次,并逐渐撤除治疗及遮盖。伴斜视者戴全矫眼镜 6 个月以上,待双眼视力平衡或基本治愈后,手术矫正残余斜视角。[林静兰.综合治疗儿童弱视 75 例疗效观察.河南中医,2007,27(11):64]

3. 眼针疗法为主治疗弱视。眼针取穴:1 区、2 区、3 区、4 区、5 区、7 区。轻轻刺入,可直刺或沿皮横刺或斜刺达皮下组织直刺到骨膜即可。横刺不得过区,一般不用手法,刺入 2~3 分深即可。一般留针 15~30 分钟。针刺靠近内眦右 4 区时,不宜过深,以防刺伤动脉。体针取穴:风池、太阳、承泣、球后、睛明、合谷、太冲、肝俞、肾俞。除睛明、球后用压针缓进针 1~1.5 寸外,余穴进针至常规深度后,施平补平泻捻转手法,得气后留针 20～30 分钟,期间可行针 2～3 次,每日 1 次,5～10 次为 1 个疗程,休息 3 天,再行第 2 个疗程。66 例患者(111 眼)均有效。[朱国芹.眼针疗法为主治疗弱视 66 例.辽宁中医杂志,2005,32(3):251]

4. 梅花针治疗弱视。肝肾两虚型多自幼发病,屈光度较高,视力差伴斜视,常见尿频或遗尿,早产儿或有软骨病,目干,盗汗,发枯黄,急躁心烦,偏食。舌质淡苔薄,脉细弱。选穴:正光(位于眶上缘外 3/4 与内 1/4 交界处,即攒竹穴与鱼腰穴之间中点,眶上缘的下方)、正光 2(位于眶上缘外 1/4 与内 3/4 交界处,即丝竹空穴与鱼腰穴之间中点,眶上缘的下方)、风池、百会、印堂、肝俞、肾俞,颈椎 1～4 及胸椎 8～10 两侧和腰、骶部阳性物处。心肝血虚型视物模糊,眼斜,头痛,目干,怕光,性情急躁,偏食,夜寐不安,多梦。苔薄舌光红,脉细稍弦。选穴:正光 1、正光 2、内关、风池、大椎、心俞、肝俞,胸椎 5～10 两侧阳性物处。脾肾虚弱型视物模糊,眼斜,病程较长,面白无华,体瘦,神倦乏力,偏食,喜甜食,有时腹胀,便溏,多有软骨病,自汗。舌质淡苔薄,脉细弱或沉细。选穴:正光 1、正光 2、风池、内关、百会、脾俞、肾俞、中脘、印堂、颈椎 1～4 和胸椎 5～12 两侧及腰部阳性物处。治愈(视力增进至 1.0 以上,眼位复正者)有 256 眼,占 65.3%,总有效率 98.7%。[钟梅泉.梅花针治疗弱视.上海针灸杂志,2006,25(5):1]

5. 梅花针叩刺治疗儿童弱视。取穴百会、风池、翳明、合谷、外关、颈夹脊区,行梅花针局部叩刺治疗儿童弱视,基本治愈率为 62.4%。其他方法:按摩局部、耳部、背俞、手部及足底反射区相应穴位,同时以消积导滞、理脾和中为法选药组方,辅以遮盖等综合疗法治疗 28 例儿童弱视,总有效率为 91%。[刘伟哲.梅花针叩刺治疗儿童弱视疗效观察.中国中医药信息杂志,2007,14(8):59]

6. 针刺配合电脑增视仪治疗青少年弱视。50 例中近视 30 例,弱视 20 例。取攒竹、丝竹空、睛明、承泣、球后、鱼腰、太阳。

每日 1 次,每次留针 20~30 分钟,10 次 1 个疗程。配合电脑增视仪每次使用 10 分钟,每日 1~2 次,10 天为 1 个疗程。在接诊弱视患者中,治疗 2 个疗程的 10 例中,矫正视力提高 3 行达 0.9 者有 4 例,矫正视力提高 2 行达 0.7 者有 2 例,矫正视力提高 1 行者 1 例;弱视治疗 1 个疗程的 10 例中,矫正视力提高 4 行以上达 1.0 者 2 例,矫正视力提高 2 行达 0.7 者 5 例,矫正视力提高 1 行者 1 例,矫正视力不提高者 2 例。[纪丽萍,刘杜霞.针刺配合电脑增视仪治疗青少年近视、弱视 50 例.吉林中医药,2006,26(12):50]

7. 将活血增视丹贴压在选定的耳穴上同时采用梅花针叩刺足太阳膀胱经颈段及风池、百会、合谷等穴,总有效率为96%。[顾书国,程红锋,顾郑慧,等.梅花针叩刺配合耳穴贴敷治疗儿童弱视 45 例.中国民间疗法,2005,13(10):45-46]

8. 使用益气聪明汤加减和耳穴贴压治疗儿童弱视。益气聪明汤(党参、黄芪、当归、白芍、山萸肉、黄精、黄柏、葛根、升麻、蔓荆子、炙甘草等)辨证加减。耳穴:①主穴:肝、心、脾、肾;②配穴:眼、目$_1$、目$_2$、神门等。患儿每日按压 3~5 次,每次3~5 分钟。连续 7~10 天为 1 个疗程,每个疗程结束后休息 2~3 天。共治疗 8~15 个疗程。[李迎舒,马红霞.益气聪明汤加减合耳穴贴压治疗儿童弱视 86 例总结.湖南中医杂志,2006,22(4):29-30]

9. 穴位电刺激配合中药治疗儿童弱视。取眼周穴位(睛明、攒竹、鱼腰、丝竹空、四白、下睛明、瞳子髎)及手部合穴进行穴位电刺激,并以补肾健脾、活血通络为法,自拟中药益视冲剂(党参、山药、枸杞、石菖蒲、木瓜、丹参、白芍),取得了较好的疗效。[吴丽莎,林乔龄.穴位电刺激配合中药治疗儿童弱视. 现代康复,2000,4(12):103]

10. 中药疗法自拟中药方:熟地、枸杞子、黄芪、女贞子等,每日 1 剂,以补益肝肾,清肝明目,健脾安神。艾灸取穴:百会、睛

弱　视 ·················

明。方法:悬灸。每日 2 次,每次 10 分钟,10 日为 1 个疗程,每个疗程间隔 2 日,观察 18~24 个月,平均 20.6 个月,平均治疗时间 6.2 个月。结果 72 眼中治愈 56 眼,进步 14 眼,无效 2 眼,总有效率 97.22%。[王瑛璞,张燕平,刘素清,等.中药加艾灸治疗弱视 40 例.吉林中医药,2008,28(2):130]

中毒性弱视

【概述】

中毒性弱视是由具有毒性的药物、烟、酒、化学试剂等损害视神经及视网膜神经节细胞引起,其共同特征为双眼视力减退和视野缺损,严重者导致视神经萎缩。中医属"青盲""视瞻昏渺"范畴。

【病因病机】

由于有毒物质引起机体血行不畅,经络不通,或脾虚不能运化,精血不能荣于目,目系失养而出现视力渐降,视物模糊。

【临床表现】

患者双眼渐进性视物模糊,视力均有不同程度的下降,在0.2以下,验光配镜不能矫正。

【实验室检查】

眼底初期常无异常发现,至晚期则有视乳头颞侧褪色。中央视野有与生理盲点相连接的哑铃状暗点。暗点为相对性,有时在相对性暗点的中央有1至数个绝对暗点,生理盲点四周围绕有比较暗点。

【诊断要点】

1. 有与有毒物质接触史。

2. 视力减退,而矫正视力不能达到正常。

3. 眼位偏斜,眼球震颤等。

4. 视觉诱发电位是一种较为精确、可靠和重复性强的检查方

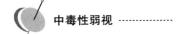

法,可帮助诊断。

【辨证分型】

1. 气滞血瘀 视物模糊不清,伴或不伴有眼痛眼胀,舌质暗,脉弦。

2. 脾胃虚弱 视物不清,抬睑无力,食少神疲,面色㿠白,舌淡苔白,脉细。

【针灸治疗】

辨证治疗

治法:分别以活血化瘀、健脾益气为治则,以取肝经、肾经穴位为主。气滞血瘀者针用泻法;脾胃虚弱者针用补法,并灸法。

处方:睛明、承泣、脾俞、光明、申脉、太冲、合谷、三阴交。

方义:睛明、承泣以通调太阳、阳明经气,开窍明目,为主治各种眼病常用有效穴位;太冲、合谷、三阴交以行气活血,开窍明目;光明以调理少阳经气,通络明目;申脉以调理阳跷脉功能而开窍明目;脾俞、三阴交健运脾胃,补益气血,以养眼目。

加减:情志不舒,气滞血瘀者,加行间、阳陵泉、胆俞、膻中、膈俞、太阳、内关、四神聪,以疏肝解郁,行气活血,开窍明目;脾胃虚弱加足三里、太白、胃俞,以健脾益气,上荣于目。

操作:睛明、承泣交替使用,针法同前。五脏六腑背俞穴,严格掌握进针角度与深度,确保安全。其余各穴常规针刺,留针20分钟。每日1次,10次为1个疗程。

【验案选粹】

患者,男,57岁,农民。主因双眼视力下降2个月,加重10天来诊。患者2个月前无明显诱因出现视物模糊不清,无眼痛眼胀等不适,于当天前往保定一家医院眼科诊治,诊断为老年性白内障,给予白内停眼液。患者回家后即开始遵嘱点眼,症状反逐渐加重,遂于2007年9月3日来我门诊。高血压史3年,经口服降压药现血压控制较稳定,爱抽烟,每日40余支;喜饮酒,白酒每日必饮1斤。门诊检查见:视力右0.04、左0.1,双眼无转动痛及压痛,前节未见明显异常,晶状体皮质密度增高,双瞳孔等大,直径约 3mm,右眼光反射迟钝,左眼光反射可。眼底检查:右眼视乳头色可,颞侧边界略不清,双眼黄斑区色暗,中心凹反光不清。查 ERG-VEP:P100 波峰降低,潜时延长。全自动视野检查:双眼相对性旁中心暗点。门诊以"烟酒中毒性弱视"收住院。治疗方法:血栓通粉针剂 500mg 加入 5% 葡萄糖注射液 250ml 静脉点滴,每日 1 次;维生素 $B_1$100mg 及维生素 B_{12}0.5mg,肌内注射,每日 1 次;口服银杏叶片 40mg,肌苷片 0.2g,每日 3 次。中药方:当归 10g,川芎 10g,赤芍 10g,陈皮 10g,茯苓 10g,炒枳壳 6g,白芍 10g,白术 10g,石菖蒲 10g,细辛 3g,地龙 10g,生甘草 6g。煎服,日 1 剂,分两次服,配合针刺球后、四白、睛明、太阳、风池、合谷、光明、养老等穴,风池平补平泻,余穴不施手法,留针 30 分钟,每日 2 次。治疗 4 天后检查,视力:右眼 0.6,左眼 1.0;接着治疗 5 天,视力为:右眼 0.8,左眼 1.5。眼底双眼视神经乳头界清,右眼视神经乳头颞侧色略淡,双眼黄斑中心凹反光可见。患者自动出院。[董凤,杨光.中西医结合治疗烟酒中毒性弱视 1 例.江西中医药, 2008,(2):34]

【临证点睛与调护】

中毒性弱视主要是损害了视神经的乳头黄斑束,治疗时应针对病因,与现代医学相结合。

癔病性黑蒙症

【概述】

癔病性黑蒙症属于癔病性眼科方面的表现,以视力突然下降为临床表现。引起一过性皮质盲。多发于精神创伤和情绪激动之后。属中医的"暴盲"范畴。多发生于女子,偶然见于男子。好发于单眼,也可以发生于双眼。

【病因病机】

西医认为,本病归属为癔病范畴,为明显精神因素引起的一种急性神经症。多由精神紧张,强烈的精神刺激或压抑,以及各种因素所致。

中医对其病因病机的认识归纳为以下几个方面:

1. 暴怒伤肝,肝失条达,气血郁闭,以致失明。

2. 因惊恐过度,心神失守,气血紊乱,不能运精于目而致。

3. 素恣酒无度,嗜辛无节,胃热蕴蒸,气血逆行于目,骤然目盲。

4. 热动肝风,风热交炽,上扰清窍,亦可致暴盲。尤以小儿为多见。

5. 思虑太过,用心过极或肾精亏极,致使精血虚弱,火炽于上,以致脏腑之精华不能上升,热闭血络而致。

【临床表现】

1. 突然失明,有的呈弱视或单眼复视等形形色色的视觉障碍。

2. 发病前有明显的精神因素,多发生于青壮年女性。

3. 多有癔症性格,情感表现不稳,易感情用事,好显示自己,有丰富多彩的幻想,易接受暗示。

4. 神经系统检查与生理解剖规律不符合,无器质性损害。若发现孤立视觉障碍,如管状视野、螺旋性视野等,被称为癔病特征。

5. 本病应与急性视神经炎、视网膜脱落等引起的急性视觉丧失等疾病相鉴别。

【实验室检查】

1. 视野 如尚有部分视力,则视野呈高度向心性缩窄,如持续不断地进行检查,将呈现典型的螺旋形视野曲线或色视野交错等现象。

2. 瞳孔 大多数瞳孔大小正常,直接、间接光反射均正常但也有少数病例呈瞳孔强直。

3. 眼底正常。

【诊断要点】

1. 视力突然下降甚至短期内失明。

2. 检查无器质性病变。

3. 发病前多有诱发的精神因素。

【辨证分型】

1. 气滞血瘀 有情志不遂或暴怒等诱因,视力急剧下降或丧失。伴有头晕头疼且胀,或有胸胁胀痛,脘闷纳呆,口苦口酸,舌有紫斑或有瘀血点,脉弦或涩。

2. 痰热上壅 视力下降,伴头重头痛,目眩,食少恶心,口苦口臭,或痰稠涎黏,便秘,口糜牙宣,舌苔黄腻,脉弦滑或滑数。

3. 肝火上炎 单眼或双眼发病,视力骤降,甚至失明。眼球压痛,目珠转动时胀痛。伴头晕耳鸣,两颊红赤,口苦口干,少寐多梦,舌红苔黄,脉弦数或细数。

4. 阴虚阳亢 眼部症状同前。常见头晕目眩,耳聋耳鸣,面色红赤,五心烦热,腰酸腰痛,口干口燥,舌红少苔,脉弦细数。

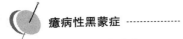

【针灸治疗】

1. 辨证治疗

治法:分别以行气活血,清热化痰,清肝泻火,滋阴潜阳为治则。以取局部穴及手足少阳、手足厥阴经穴为主。前三个证型针用泻法;阴虚阳亢者针用补泻兼施法。

处方:睛明、球后、丝竹空、内关、太冲、膻中、肝俞、光明。

方义:睛明、球后、丝竹空为近部选穴,可疏通局部气血运行以明目;肝俞、内关、膻中、太冲、丝竹空、光明以行气活血,清肝泻火,利窍明目。

加减:气滞血瘀者,加合谷、膈俞、三阴交,以疏肝解郁,行气活血,明目开窍;痰热上壅者,加丰隆、阴陵泉、内庭、足三里,以清热利湿,宣畅气机,通窍明目;肝火上炎者,加瞳子髎、行间、太阳、风池,以平肝降火息风;阴虚阳亢者,加瞳子髎、太溪、肾俞、三阴交、风池、百会,以滋阴潜阳。

操作:睛明、球后每次只用一穴,二穴交替使用,严格消毒,选用细针,固定眼球,严格掌握进针的角度与深度,不作提插捻转,一般得气出针,不留针,出针后用干棉球压迫针孔1~2分钟,以预防局部皮下出血。其余诸穴,常规操作。

2. 其他疗法

(1)半刺疗法:取水沟、合谷(双),强刺激,不留针。

(2)耳穴疗法:气滞血瘀型取肝、胆、目$_1$、目$_2$、屏间;痰热上壅型取脾、胃、神门、目$_1$、目$_2$、耳尖;肝火上炎型取肝、心、胆、目$_1$、目$_2$;阴虚阳亢型取肾、肝、下屏尖、目$_1$、目$_2$、脑。用王不留行籽贴压或埋针,隔日1次,双侧耳穴交替使用。

【验案选粹】

1. 张某,女,42岁。患者素体健康,1982年9月17日因家中被盗而悲伤痛哭,于次日凌晨3点左右方哭止入睡。醒后则双目失明,遂来我院治疗。眼科检查:双眼外观及眼底均正常,瞳孔等大等圆,对光反射存在,双目视力均为零。诊断为"癔病性黑蒙症",经静脉点滴葡萄糖、细胞色素C、维生素C,肌注肌苷、维生素B$_1$和维生素 B$_{12}$,口服非那根、安定和中药逍遥散加减 5 剂,石斛夜光丸 20 丸,治疗 10 天未见好转,于 9 月 28 日来我科要求针刺治疗。

患者发育正常,营养一般,表情郁闷,食欲不振,10 天来经常不自主地哭泣,舌红、苔薄而干,脉弦滑。双目无光感,瞳孔等大等圆,眼球运动自如,对光反射存在,脑血流图未见异常,血、尿常规化验正常。取穴以睛明、承泣透内睛明为主,配以合谷、太阳透角孙。患者采取仰卧位,经常规消毒后,用左手食指将同侧眼球向外推,右手持 1.5 寸毫针,对准睛明穴直刺 1 寸。刺承泣穴时,让病人眼球向上转,并用左手食指于承泣穴处向上推眼球,然后右手持 1.5 寸毫针直刺 0.1 寸后,再横刺透向内睛明穴;针刺太阳穴平刺透向角孙;合谷穴直刺 1 寸。各穴均不提插,亦不捻转,留针 10 分钟。出针后,用消毒棉球轻揉针孔,患者自言已能看见东西,并说可见到她爱人在身边,但只能看见身形,五官则模糊不清。即让患者静卧闭目休息 10 分钟后,对人的五官及红白墙面等均能看清。随后患者自行走出诊室,下楼回到病房。约 40 分钟后查视力,双目均达 0.9。第二天中午和下午两次查视力已达 1.5,一切如常。[唐方田.针刺治愈癔病性黑蒙症 1 例.中医杂志,1983,(6):7]

2. 患者,女,48 岁。主诉:双眼失明,伴头痛 24 小时。该患于 35 小时前与他人发生争吵,中午因生气饮酒四两,当日下午渐觉双眼视物模糊,伴头痛,至 3 时左右双目失明,生活不能自理,行动需人照顾,翌日下午 2 时由他人搀扶前来我门诊就诊。患者平素身体健康,嗜好烟酒。体检:发育正常,营养良好,神志清楚,精神欠佳,恐惧心理,血压 120/80mmHg。

眼部检查:视力双眼均无光感,瞬目反射消失,球结膜轻度充血,角膜透明,前房清,双眼瞳孔等大,约 3mm,直接、间接对光反射存在,晶状体、玻璃体透明,眼底视神经乳头颜色正常,边界清,无水肿及出血,视网膜中央 A:V=1:2 至 2:3,轻度交叉压迹,动脉反光增强,黄斑部小血管痉挛,中心凹反光存在,网膜正常,眼压 2.3kPa(17.30mmHg)。视野:双侧视野向心性缩小,管状视

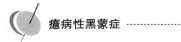

野。诊断:双眼癔病性黑蒙。

治疗　①选用暗示治疗:通过暗示治疗后渐渐出现光感,故测出如上视野,因此确诊为癔病性黑蒙。进一步暗示,患者思想逐渐放松,二眼慢慢能辨别眼前指数,但行走还是有困难,仍需有人搀扶。②针刺治疗:合谷、内关,在针刺前嘱患者紧闭双目,针刺时反复捻转和留针,10~15分钟。患者视力逐渐提高到0.3,并嘱患者在室内行走,其家属跟随身后。约半小时后视力增至0.6,头痛减轻。次日复查,双眼视力恢复1.2。[孙艳,梁丘阳,闫寿健,等.针刺治愈癔病性黑蒙1例.中西医结合眼科杂志,1994,(2):124-125]

【临证点睛与调护】

1. 安排好患者的生活,保证充分的睡眠、休息,避免过分强烈的刺激,改善患者的治疗环境,必要时取得患者家庭的支持。

2. 应排除其他器质性病变。

3. 应详细了解本次发病的主要原因,针刺同时配合语言暗示,尽量做到一次收效。

【现代研究】

取内关、神门、通里。皮肤常规消毒,让患者闭目养神,用1寸毫针直刺内关穴,得气后留针30分钟;运用卧刺针法自神门透通里,得气后,行摇柄法,行青龙摆尾针法,使针感沿前臂向上传导入胸内。此时令患者睁开双眼,患者均能辨认医者手指数。经休息15分钟后,查视力恢复正常5例,患者均经1次治疗后痊愈,裸眼视力恢复如患病前,视力均在1.0以上,每例患者均随访3年,无复发和其他不良反应。[孙彦奇,徐坷.针刺治疗癔病性黑蒙症5例.中国针灸,2003,23(7):416]

眼　疲　劳

【概述】

眼疲劳属眼部的一种感觉异常,一般为视物不能持久,久则视物昏花,头痛,眼胀或眉棱骨痛,或眼酸干涩不欲睁眼等。中医属于"睛珠疼痛""肝劳"范畴。

【病因病机】

西医认为本病是由屈光不正、慢性结膜炎以及全身因素如久患胃溃疡病、慢性肠炎、贫血、神经衰弱等所致。

中医认为本病的发生与心、肝、脾、肾关系密切。其病因病机归纳如下:

1. 久视劳心伤神,耗伤气血,眼目失于荣养所致。

2. 肝肾不足,精血亏虚,筋失所养,调节失司。

【临床表现】

自觉症状　长时间近距离用眼后视物模糊、复视、字行重叠,看远后看近或看近后看远,需注视片刻后才逐渐看清。甚者眼睑困倦沉重难以睁开,眼球或眶周围酸胀感、疼痛、流泪、异物感、眼干涩等,或伴有头痛、偏头痛、眩晕、肩颈酸痛、思睡、乏力、注意力难以集中、多汗、易怒、食欲不佳等。

【实验室检查】

眼部检查　有屈光不正,或无明显异常。

【诊断要点】

1. 持续用眼后出现视物模糊、眼胀、干涩、流泪及眼眶酸痛等

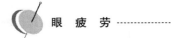

眼部症状,并有头痛、头昏、恶心、乏力等周身不适。

2. 有屈光不正或老视。

【辨证分型】

1. 气血亏虚者,兼症见心悸、健忘、神疲、便干,舌淡苔白,脉沉细。

2. 肝肾不足者,兼症见眼胀干涩、目眩耳鸣、腰膝酸软,舌淡苔白,脉沉弦。

【针灸治疗】

1. 辨证治疗

治法:分别以补益心脾,益气养血,滋补肝肾为治则;以取足太阳膀胱经、足阳明胃经、手少阴心经、足少阴肾经穴为主。针用补法,气血亏虚者可针灸并用。

处方:攒竹、四白、肝俞、心俞、肾俞、足三里、照海、神门。

方义:攒竹、四白疏通局部经气,开窍明目;心俞、足三里、神门,以补养心脾,益气养血,养目安神;肝俞、肾俞、照海以滋补肝肾,益精养血、上荣于目。

加减:气血不足者,加脾俞、内关、膈俞、百会以滋阴养血,补心安神;肝肾不足,精血耗伤者,加太溪、三阴交、悬钟、太阳,以滋补肝肾,益精养血。

操作:攒竹、四白、太阳先用指针按摩 10 分钟后,再配合针刺,留针 30 分钟,肝俞、心俞、脾俞、肾俞操作,注意安全;其余各穴常规针刺,留针 15~30 分钟左右出针。每日 1 次,10 次为 1 个疗程。

2. 其他疗法

(1)艾灸疗法:用艾炷灸关元、膏肓穴,至皮肤潮红,以患者耐受为度。

(2)刺血疗法:取双侧攒竹穴区、耳尖穴区,常规消毒,点刺放血,一处可点 5~7 下,以求出血量大,放至出血色变、量少自止为度。5 日 1 次,5 次为 1 个疗程。

【验案选粹】

卓某,女,28 岁,打字员,于 2000 年 4 月 5 日就诊。主诉:双眼视物模糊,睁眼困难,眼球酸胀伴头痛、恶心2天。2年前患者每在看书或工作时双眼出现干涩、酸困等不适,滴用"珍珠明目液"或"润洁眼药水",后常能缓解,后来上述症状逐渐加重,并伴有头痛、恶心,不能坚持工作,遂先后在多家医院就诊,均被诊为"慢性结膜炎",前后使用过"润舒""贝复舒""阿昔洛韦"等滴眼液,眼部症状时轻时重。近2天来患者在工作时出现双眼酸胀、疼痛、流泪、视物模糊、睁眼困难,同时伴有头痛、恶心、呕吐。查:双眼外观(-),眶上切迹处有明显压痛,睑、球结膜充血(++),眼前节正常,玻璃体絮状混浊。眼底:双眼视乳头界清,色橘红,视网膜呈豹纹状改变,眼底动、静脉血管走行清晰,A:V=2:3,黄斑界清,中心凹反光存在。眼压:双眼均为20.55mmHg。验光结果与其所戴眼镜相符,未发现其他器质性病变。符合双眼视疲劳之诊断,遂按本文所述方法给予针刺治疗,取穴:攒竹、鱼腰、丝竹空、合谷、阿是穴(阿是穴位于眶上切迹直上1寸处)。丝竹空透鱼腰穴,攒竹穴平刺,阿是穴向下平刺,均用平补平泻手法。每次留针30分钟,中间行针1次,每日1次。治疗第2天眼部酸困、疼痛、流泪等症状明显缓解,治疗3次后痊愈,随访3年未见复发。[庞雅菊,宋坤英,陈志生,等.针刺对集合功能不足性视疲劳的疗效观察.中国中医眼科杂志,2000,10(1):12-14]

【临证点睛与调护】

1. 针灸治疗本病效果满意,一般1次即可见效。

2. 针刺对职业性视疲劳(环境性)及其他各种因素引起的视疲劳,有改善视力、缓解视疲劳的作用。

3. 治疗期间禁止患者看电视或长时间操作电脑,并嘱患者注意用眼卫生。

【现代研究】

1. 针刺治疗视疲劳。取穴:攒竹、鱼腰、丝竹空、合谷、阿是穴(阿是穴位于眶上切迹直上1寸处)。操作:双眼者取双侧穴位,单眼者取同侧穴位。丝竹空透鱼腰穴,攒竹穴平刺,阿是穴向下

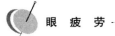

平刺,均用平补平泻手法。每次留针30分钟,中间行针1次,每日1次。346例视疲劳病例中,针刺3次治愈者315例,占91.0%。[才让当周.针刺治疗视疲劳346例.中国针灸,2004,24(8):583-584]

2. 透刺为主治疗视疲劳。取穴:攒竹透上睛明、丝竹空透鱼腰、新明Ⅰ穴(位于翳风前上5分,耳垂后皱褶中点)透下关。方法:令患者正坐位,攒竹穴垂直刺向上睛明,丝竹空穴透鱼腰穴;耳后的新明Ⅰ,透下关穴,三组透穴针尖均朝向眼周,间日1次,每星期治疗3次。10次为1个疗程,疗程间不休息,继续下一个疗程,2个疗程为1个周期。30例视疲劳病例中基本治愈2例,显效19例,有效8例,无效1例。总有效率91.9%。[刘坚,徐斯伟,张仁,等.透刺为主治疗视疲劳的临床观察.上海针灸,2007,26(9):9]

3. 耳压法治疗非视器引起视疲劳。选穴:神门、内分泌、眼、肝、目$_1$或目$_2$。双耳廓常规消毒,选准耳穴后,用王不留行籽压于耳穴上,贴3天休1天再贴第2次。141例患者全部治愈,疗程最短半天,最长15天。[谭清,王建平,王丽英,等.耳压法治疗非视器引起视疲劳的临床观察.中国针灸,2001,21(7):403-404]

4. 雷火灸为主治疗视疲劳综合征。方法:先熏额头,再熏双眼眶周围。点穴包括印堂、鱼腰、瞳子髎、四白、睛明穴;熏双耳,并点耳穴、耳门、耳垂及翳风,最后点双侧合谷、双侧足三里。整个灸疗过程约30分钟,治疗后2小时内不洗脸。每日1次,10天为1个疗程,治疗2个疗程。随访3个月至1年,视疲劳症状消除49例98眼,缓解16例32眼,无效3例6眼。[孙林萍.雷火灸为主综合治疗视疲劳综合征68例疗效观察.新中医,2007,39(8):59]

5. 耳穴贴压加推拿治疗视疲劳综合征。耳穴压贴:取眼、目$_1$、目$_2$、心、肝、肾、神门、皮质下等耳穴,消毒后用王不留行籽压于穴位上,5日为1个疗程,疗程间不休息。采用推拿手法,在睛明、承泣、阳白、鱼腰、丝竹空、风池、角孙等穴位行推拿疗法。每日 1 次,5 次为 1 个疗程,疗程间不休息。治疗期间禁止患者看电视或长时间操作电脑,并嘱患者注意用眼卫生。70 例视疲劳病例中有效 62 例。[薛芹.耳穴贴压加推拿治疗视疲劳综合征 70 例.中国民间疗法,2004,5(12):5]

6. 耳穴贴压配合中药治疗视疲劳综合征。耳穴贴压取穴:眼、目₁、目₂、额、枕、肝、肾、皮质下、神门。操作:常规消毒耳廓皮肤后,3 日更换,两耳交替,5 次为 1 个疗程,疗程间不休息。中药根据症状进行辨证施治,视物疲劳、头晕目眩、神疲乏力为气虚血弱,口服人参归脾丸每日 2 次,每次 1 丸。兼有头昏失眠、两目干涩、腰酸耳鸣,或见眼前黑影晃动为肝肾不足,口服杞菊地黄丸,每日 2 次,每次 1 丸。治疗效果:显效 62 例,占 77.5%,总有效率 92.5%。[李和,张凤华.耳穴贴压配合中药治疗视疲劳综合征 80 例.中国针灸,2000,(2):80]

7. 针刺太溪穴为主治疗视疲劳综合征。取太溪穴,医者以针下有如鱼吞钩之感觉为得气,得气后留针 5 分钟,隔日 1 次,5 次为 1 个疗程。休息 3~5 天,再做下一个疗程。根据症状辨证配合中药治疗。视物疲劳,头晕目眩,神疲乏力,为气血虚弱,口服人参归脾丸,每日 2 次,每次 1 丸;兼有头昏失眠,目干涩,腰膝酸软,耳鸣,或见眼前黑影晃动,为肝肾不足,口服明目地黄丸,每日 2 次,每次 1 丸。10 次为 1 个疗程。[王存安,房毅.针刺太溪穴为主治疗视疲劳综合征.河南中医,2001,21(5):5]

色 盲

【概述】

色盲是眼睛的一种先天性、遗传性辨色能力的缺陷。一般是女性传递，男性表现，所以色盲的发病率男性高于女性。临床上常见的是红、绿色盲。中医属于"视赤如白"。

【病因病机】

西医认为本病为辨色能力的先天性色觉障碍，为视网膜锥体细胞内感光要素不全或异常所致。

中医认为本病与脏气、经络、目睛三者关系密切。《素问·脉要精微论》曰："夫精明五色者，气之华也。"盖五脏六腑之气血皆上注于目。若先天禀赋不足，肝肾亏虚，目络气血不和，目窍失养，可致不能辨别五色。

1. 肝气不和　肝藏血，肝受血而能视，《灵枢·脉度》说："肝气通于目，肝和则目能辨五色"。

2. 内络气郁、玄府不和　"十二经脉，三百六十五络，其血气皆上于面而走空窍。"而《素问·经络》说："心赤、肺白、肝青、脾黄、肾黑，皆亦应其经脉之色也。""阴络之色应其经，阳络之色变无常。"而"玄府"的作用是气机升降出入之路，因此一旦经络阻滞，造成气机郁结，玄府闭塞，传化失常，当升者不得升，当降者不得降，当变化者不得变化，故不能辨色。

3. 目中不和　"瞳子黑眼法于阴，白眼赤脉为于阳。"故阴阳和而睛明。一旦目中不和,阴阳不调,厥阴之经络难通于目,肝气上升受阻,而引起色觉异常。

【临床表现】

1. 全色盲　属于完全性视锥细胞功能障碍,与夜盲(视杆细胞功能障碍)恰好相反,患者尤喜暗、畏光,表现为昼盲。七彩世界在其眼中是一片灰暗,如同观黑白电视一般,仅有明暗之分,而无颜色差别,而且所见红色发暗、蓝色光亮。此外还有视力差、弱视、中心性暗点、摆动性眼球震颤等症状。它是色觉障碍中最严重的一种,这类患者较少见。

2. 红色盲　又称第一色盲。患者主要是不能分辨红色,对红色与深绿色、蓝色与紫红色以及紫色不能分辨。常把绿色视为黄色,紫色看成蓝色,将绿色和蓝色相混为白色。曾有一老成持重的中年男子买了件灰色羊毛衫,穿上后招来嘲笑,原来他是位红色盲患者,误把红色看作灰色。早年还有过报道,一红色盲患者当了火车司机,因看错了信号而造成火车相撞。

3. 绿色盲　又称第二色盲。患者不能分辨淡绿色与深红色、紫色与青蓝色、紫红色与灰色,把绿色视为灰色或暗黑色。一美术训练班上有位画画很好的小朋友,总是把太阳绘成绿色,树冠绘成棕色,草地绘成棕色,原来他是绿色盲患者。临床上把红色盲与绿色盲统称为红绿色盲,这类患者较常见。我们平常说的色盲一般就是指红绿色盲。

4. 蓝黄色盲　又称第三色盲。这类患者蓝、黄色混淆不清,对红、绿色可辨,较少见。

【实验室检查】

眼底镜检查未见明显变化,色谱图检查可发现明显异常。

【辨证要点】

患者多无自觉症状,只是在工作中或体检时才发现丧失辨色能力,或不能辨识红色(红色盲),或不能辨识绿色(绿色盲),或不能辨识红、绿色(红绿色盲)。

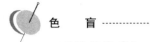

【针灸治疗】

1. 辨证治疗

治法:以补益肝肾、调和气血为治则。以取眼区局部和足少阳、足太阳经腧穴为主。针刺为主,实证用泻法;虚证用补法。

处方:晴明、瞳子髎、风池、肝俞、光明、太溪。

方义:晴明、瞳子髎、风池是治眼病之常用穴,可疏通目络、调养气血;光明为胆经之络穴,专治目疾;肝俞为肝之背俞穴,可疏调肝气,配合肾经原穴太溪,调补肝肾、化生精血、濡养目窍,以强其本。

加减:眼周其他穴如承泣、攒竹、丝竹空、四白、太阳等穴可与上述眼周穴轮换使用。肝气不和,气机郁滞者,可加太冲穴,以强调疏调肝气之作用;肝肾亏虚,气血不足者,加足三里、复溜、肾俞穴,以益肝肾、补气血,以濡养目窍。

操作:针刺眼区穴时,应严格遵守眼区腧穴的针刺操作规程,手法宜轻柔,避免刺伤眼球或造成眼眶内出血;风池穴应注意掌握针刺的方向、角度和深度。

其余腧穴常规操作,每日 1 次,10 次为 1 个疗程。

2. 其他治疗

(1)皮肤针法:轻度色盲,叩刺晴明、承泣、阳白、攒竹、丝竹空等眼区穴位;中度色盲,叩刺风池、肝俞、脾俞、肾俞。每日 1 次。

(2)耳针:取屏间前、屏间后、眼、肝。毫针轻刺激,动留针 15~20 分钟。隔日 1 次。

(3)穴位注射:取风池、翳风、太阳、肝俞、肾俞、足三里。每次选用 2~3 穴,以维生素 B_1 或 5% 当归注射液每穴注射 0.5ml。隔日 1 次。

(4)电针:取攒竹、丝竹空、四白、瞳子髎、风池、光明、足三里、太冲、太溪。每次选 3~5 穴,针后接电针仪,用疏密波中度刺激 10~20 分钟。每日 1 次。

【验案选粹】

秦某,男,22 岁。自幼辨不清颜色。查:视力右眼 0.3,左眼 0.2,戴凹面镜视力矫正双眼为 1.2。用色盲本检查,46 个图只辨出 8 个,按该本诊断标准为"红绿色盲"。针刺取穴;①睛明、四白、上关;②瞳子髎、听官、丝竹空;③风池、阳白、巨髎;④睛明、丝竹空、攒竹。按上述次序每日轮换使用。治疗过程中辨色能力逐渐恢复,治疗至第 47 日时,该色盲本图表能全部正确辨出。1 个月后随访,疗效巩固。[王绍武.针刺治疗色盲 10 例报告.中西医结合杂志,1988:8(12):716]

【临证点睛与调护】

1. 西医学到目前为止还没有找到治疗本病的方法。实验表明,针刺眼区附近的穴位可影响感光器官对红绿光线的感受性,故针刺治疗本病有一定效果。近期疗效较好。

2. 本病患者不适合交通、化工、医学、美术等需要辨色的工作。

【现代研究】

1. 针刺耳穴贴压治疗色盲。取太冲、光明、合谷、四白为主穴。平补平泻手法,持续运针 15~20 分钟,加电针。每 1~2 天治疗 1 次,连续治疗 7~12 次为 1 个疗程。耳压组:取肝、肾、神门等为主穴,结合耳廓上的压痛点或低电阻点为配穴,贴压 7~12 次为 1 个疗程。取得满意效果。[蔡宗敏.针刺耳穴贴压对辨色力影响与疗效观察.中国针灸,1998,9:521]

2. 针刺治疗色盲。第 1 组取风池、攒竹、瞳子髎、合谷;第 2 组取风池、阳白、四白、睛明、合谷。两组穴位轮流使用,隔日治疗,20 次为 1 个疗程。100 例患者中良好 78 例,总有效率 98%。[徐振华,邹瑞平,王晓梅,等.针刺为主治疗色盲 100 例.上海针灸杂志,1997,16(1):27]

3. 电针配合穴位注射治疗色盲。取穴:①承泣、攒竹、太阳、风池、臂臑;②睛明、四白、阳白、风池、足光明。以上穴位均为双侧。用维生素 B_{12} 0.2mg 穴位注射臂臑和足光明。两组穴位交替分别注入 0.1mg。以上两组穴位轮流使用,每日 1 次,12 次为 1 个疗程。[赵俐钰,龙瑛,电针配合穴位注射治疗色盲临床观察.贵阳中医学院学报,1997,19(4):38]

视 神 经 炎

【概述】

视神经炎泛指视神经的炎症、蜕变及脱髓鞘等病。并有视力、视野等视功能的改变。因病变部位不同,分为球内段的视乳头炎及球后视神经炎,前者多见于儿童,后者多见于青壮年,大多为单侧性。如不及时医治,最终可能导致视神经萎缩,造成永久性失明。此病属中医"暴盲"范畴,是眼科的常见急症之一,是由视衣(视网膜)、目系脉络阻滞,气机郁闭,导致神光离散,出现视力急剧下降而失明的内障眼病。

【病因病机】

西医认为本病是视神经在全身和局部因素的影响下出现炎症。其致病因素归纳如下:①脱髓鞘疾病,如多发性硬化以及视神经脊髓炎,视神经炎常为多发性硬化首发症状。②儿童期的传染性疾病,如麻疹、腮腺炎、水痘。③脑膜、眼眶或鼻窦的炎症,如单核细胞增多症、带状疱疹、脑炎。④眼内炎症,如葡萄膜炎、视网膜炎。

中医认为本病多由暴怒惊恐、气滞血瘀,或热邪上壅、肝阳风动,气血两虚所引起。

1. 气滞血瘀 常由情志抑郁,怒气伤肝,气滞血瘀;忧思太过,惊恐失神,气机逆乱,致目系脉络阻塞而发病。

2. 肝阳风动 平素肝阳偏亢,每因酗酒、怒气、过劳而易动肝风。小儿为纯阳之体,感受外邪,邪从阳化,火炎生风,上乘于目,终致神光离散而发病。

3. 气血两虚 气血瘀阻日久,视衣、目系脉络闭塞,致气血俱虚,目窍失荣;或久病体虚,或素体虚弱,或产后血亏,气血亏虚,目系失养所致。

【临床表现】

发病急骤,一眼或两眼突然失明。有时又会自然缓解,视力恢复,可反复发生,最终失明不能恢复。患眼外观虽无异常所见,但眼底变化却很复杂,可见动脉阻塞性改变、视神经乳头色淡或水肿、视网膜动脉变细等。

【实验室检查】

眼底镜检查:视神经乳头炎可见视乳头充血,边界模糊不清,稍隆起,隆起度一般小于 3 个屈光度,视网膜血管迂曲扩张。视乳头炎波及附近的视网膜时,可见视网膜水肿、出血。球后视神经炎的病变主要在眼球后,所以眼底正常。有时有轻度的视乳头充血,边界稍模糊。视神经炎晚期视乳头苍白萎缩。

【诊断要点】

1. 视力突然下降甚至短期内失明。

2. 视盘炎及缺血性视神经病变者,眼底有相应改变;球后视神经炎者,眼球转动感球后疼痛,内、外眼检查常无异常改变。

3. 急性者有瞳孔改变。

4. 视野检查有中心暗点等损害。视觉诱发电位检查有异常。

5. 荧光素眼底血管造影有助于诊断。

【辨证分型】

1. 气滞血瘀 暴怒、惊恐之后突然发病,视物模糊,眼球刺痛,或球后疼痛。兼见情志郁结、头晕头痛、耳鸣、胸胁胀满,舌质紫暗或有瘀斑,脉弦涩。

2. 肝阳化风 突然失明,伴手足麻木、头晕耳鸣、面时潮红、

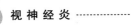

烦躁易怒,口苦咽干,便秘尿赤,舌红、苔黄,脉弦数。

3. 气血两虚　起病缓慢,视力渐减,伴头晕乏力、面色无华,心悸失眠,或自汗,唇舌色淡,苔薄,脉细弱。

【针灸治疗】

1. 基本治疗

治法:气滞血瘀者,行气活血、化瘀通络,肝阳化风者,平肝息风、清肝明目,均只针不灸,用泻法;气血两虚者,补益气血、养血明目,针灸并用,用补法。

处方:睛明、瞳子髎、风池、太冲、光明。

方义:睛明、瞳子髎位于眼部,为治眼病的要穴,具有活血通络、行气明目的作用;风池穴为胆经的腧穴,具有平肝息风、清肝明目的功效;目为肝之窍,肝经原穴太冲穴可清肝活血明目。足少阳经光明穴以疗眼疾为专长。

加减:气滞血瘀加合谷、膈俞理气开郁、活血化瘀;肝阳化风加行间、太溪育阴潜阳;气血两虚加三阴交、足三里补气养血明目。

操作:睛明按眼区穴位操作规程针刺,防止伤及眼球或致眼眶内出血;风池应注意掌握针刺的方向、角度和深度,避免刺入枕骨大孔,伤及延髓;余穴常规操作,每日 1 次,10 次为 1 个疗程。

2. 其他疗法

(1)皮肤针法:取睛明、攒竹、鱼腰、丝竹空、瞳子髎、太阳、承泣等。一般打针 3~5 下循序渐进,每日 1 次。

(2)耳针法:耳针:①肝、胆、内分泌;②肝、胆、脾、胃;③肝、耳尖、神门、肾上腺。毫针浅刺,或埋揿针;耳尖还可点刺出血。

(3)穴位注射:①球后、合谷;②睛明、外关;③光明、风池。用维生素 B_1 或 B_{12} 加 0.5%盐酸普鲁卡因 0.2ml 三组穴交替注射。

【验案选粹】

1. 患者,女,44 岁,刺绣工人,于 2007 年 8 月 9 初诊。主诉:左眼视力急剧下降,伴眼眶痛半月。病史:半年前患者左眼视力急剧下降,伴眼眶痛,特别是眼球转动时疼痛加剧,眼科诊为左眼球后视神经炎,予口服泼尼松龙、血塞通、维生素 B_1,半个月后左眼力恢复到 1.0,之后终止所有治疗。近半个月因工作不舒心,上症复发,继予上药治疗 5 天无效,大剂静脉点注糖皮质激素及血管扩张药 10 天,效果不满意,故来我科诊治。查:左眼视力 0.05,脑 CT 见异常。诊断:左眼球后视神经炎。针刺主穴睛明、球后、承泣、肝俞、肾俞、光明、内关、膈俞、翳明、行间。每次取 5~6 穴,随证加减,每日 1 次。针刺 15 次后复查视力,左眼恢复到 0.5,又针刺 15 次,左眼视力恢复到 1.2,至今未复发。[慈勤仁,解乐青,仲春光,等.针刺治疗早期球后视神经炎 36 例.中国针灸,2008,28(8):624]

2. 付某,男,28 岁。双眼视力减退 2 个月。视力检查:左眼0.3,中心外注视 10 点钟处 $3°$;右眼 0.1,中心外注视 2 点钟处$5°$。诊断:"球后视神经炎""视神经萎缩"。针灸治疗取眶上穴(眶上内 1/3 和外 2/3 交点处)、接力穴(枕骨粗隆与耳轮顶连线中点)、前额中点透印堂、太阳、风池、外关。眶上穴不行手法,接力穴、前额中点透印堂等穴用捻转法。每日 1 次,10 次为1 个疗程。结果:每个疗程视力都有提高。连针 3 个疗程,双眼视力均提高到 0.8,注视点移到中心。7 个疗程痊愈。[王雪峰.针刺治疗视神经萎缩 110 例临床观察.中国针灸,1993,13(6):9]

【临证点睛与调护】

1. 本病是一种较为难治的眼疾,应早期治疗,可使视力恢复,否则拖延日久,顽疾难愈。

2. 因本病病程较长,收效慢,增强患者治疗信心也是治疗的关键。

3. 针药并用,内外结合,使脏腑协调,气畅脉通,玄府开

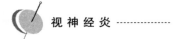

放,目系得养,视力恢复。

【现代研究】

1. 针刺治疗早期球后视神经炎。取穴:睛明、球后、承泣、肝俞、肾俞、光明、内关、膈俞、翳明、行间。球后轻微捻转,不宜提插,用中等刺激,其他穴用强刺激。每日治疗1次,10天为1个疗程。经过2个疗程治疗,痊愈(视力完全恢复)9例;显效(视力恢复到1.0以上)21例;有效(视力恢复在1.0以下)6例。所有患者随访1年未见复发。[慈勤仁,解乐青,仲春光,等.针刺治疗早期球后视神经炎36例.中国针灸,2008,28(8):624]

2. 激素联合复方樟柳碱局部注射治疗球后视神经炎。用复方樟柳碱注射球后、颞浅动脉封闭(沿患者眉梢与外眦角向发际方向各引一条线,在2条线的交界处可触及皮下有动脉搏动感,在搏动处)常规皮肤消毒将针头与皮肤呈30°角刺入皮下约1cm,回抽无血缓缓注入药物。注射药物成人2ml,每日1次,14次为1个疗程,持续2~3个疗程(其间需要适当间隔)。治疗效果:治疗后视力达1.0以上的6例,视力提高到0.5的19例,好转9例,无效2例。[齐爱霞,韩娜.激素联合复方樟柳碱局部注射治疗球后视神经炎的临床观察及护理.中国民康医学,2007,19(4):328]

3. 针刺配合穴位注射治疗视神经炎。取睛明、球后、攒竹、太阳、风池、合谷、内关、太冲、足三里、百会。针睛明、球后得气后行针1分钟即出针,余穴均留针30分钟,风池和太阳加用电针,百会加艾灸;针风池时,采用顶针和相应手法使对侧眼球有酸胀或清凉感。每日1次,10次为1个疗程。[冯桂平.针刺配合穴位注射治疗视神经炎20例.辽宁中医杂志,2002,29(11):682]

4. 针刺为主治疗急慢性球后视神经炎。取建阳Ⅰ穴:此穴位于丝竹空穴外2分,上5分,进针时针体与皮肤呈35°角进针,针刺达骨膜时即斜行于外明穴与瞳子髎穴之间,斜刺达 5 分左右可获针感(整个眼球连同眼眶出现酸麻热感)。之后体壮及慢性者采取旋转式强捻法,每分钟 150~200 次左右,不完全失明及体差者每分钟 100 次左右。治疗急慢性球后视神经炎 44 例,痊愈 23 例,显效 13 例,进步 8 例。[葛新民.以针刺为主治疗急慢性球后视神经炎.江苏医药,1977,(8):24]

视神经乳头水肿

【概述】

视神经乳头水肿是一种由于颅内压增高,视神经鞘蜘蛛膜下腔淋巴液郁积而引起的眼病。本病为视神经乳头非炎性阻塞性水肿,亦称瘀血乳头。表现为视神经乳头隆起扩大,突起 3 个屈光度以上,视网膜静脉迂曲扩张,早期视力可以正常,日久可发生视神经萎缩,视力逐渐减退,甚至完全丧失。中医属"青盲""暴盲"等范畴。多见于 50 岁以上的老年人。

【病因病机】

西医认为本病常由颅内或眶内占位性病变、脑膜炎等,颅内压或眶内压增高所致。

中医认为本病病机为肝肾两亏,精血虚少,不得荣目;或为情志抑郁,肝气不舒,玄府郁闭,脉道失于通利,神光不得发越。

【临床表现】

早期视力可以完全正常,但常有阵发性视物模糊。因多数有颅内压增高,故常有头痛、恶心、呕吐等症状,有的患者头痛得像要裂开似的。如果是因为眶内病变引起的,常伴有眼球突出。病久视神经乳头逐渐萎缩,中心视力明显减退,周边视野缩小,甚至完全失明。

【实验室检查】

1. 眼底检查　视神经乳头边界模糊,像蘑菇一样突起,一般可超过 3 个屈光度,生理凹陷消失。其附近网膜灰白色水肿,可

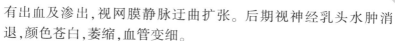

有出血及渗出,视网膜静脉迂曲扩张。后期视神经乳头水肿消退,颜色苍白,萎缩,血管变细。

2. 视野检查　早期就出现生理盲点扩大。

3. CT检查　头颅、视神经孔CT检查,以明确有无颅内占位性病变。

【诊断要点】

1. 突然视力下降。

2. 典型视野缺损即与生理盲点相连的象限性缺损,但其改变不以水平线或垂直线为界。

3. 眼底视神经　乳头部分或全部水肿,颜色稍淡或苍白,边界模糊。

4. 荧光素眼底血管造影　早期视神经乳头部分或全部充盈迟缓,晚期强荧光及荧光素渗漏。

【辨证分型】

1. 肾虚肝郁　眼部突然出现视物模糊。眼征:①瞳孔直接对光反射迟钝;②眼底视神经乳头充血水肿2~3个屈光度,乳头表面有小片状出血,视网膜静脉增粗,视野检查可及巨大致密的中心暗点,伴头昏耳鸣,胃纳减少,口干,便润,舌苔薄白或无苔,脉弦细或沉弦数。

2. 肝气郁结　眼部情况同前,但视力多突然下降或失明,平时情志不舒,郁闷易怒,胸胁胀痛,气逆叹息,口苦咽干,舌红,苔薄黄,脉弦数或弦细。

3. 产后气血亏虚　为产后不久发病,眼部情况同前,兼见面色黄白,心悸怔忡,少气懒言,体弱乏力,自汗,舌淡,苔薄,脉虚数或沉细。

【针灸治疗】

1. 辨证治疗

治法:分别以滋补肝肾、滋阴养血、疏肝解郁、行气活血、开窍明目为治则,以取足太阳膀胱经、足少阳胆经、足厥阴肝经、足少阴肾经穴为主。肝气郁结者针用泻法;产后气血亏虚者针用补

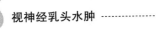

法,并灸法;肾虚肝郁者用补泻兼施法。

处方:睛明、承泣、风池、阳白、光明、申脉、肝俞、太冲、太溪。

方义:睛明、承泣以通调眼部经气,开窍明目,为主治各种眼病常用有效穴位;风池、阳白、光明以调理少阳经气,活血通络,开窍明目;肝俞、太冲以疏肝解郁,开窍明目;申脉可调理阳跷脉功能而开窍明目;太溪、肝俞以补肝益肾明目。

加减:肾虚肝郁,视物模糊者,加肾俞、三阴交、期门补养肝肾,疏肝解郁;情志不舒,肝气郁结,视力渐降者,加行间、章门、阳陵泉、胆俞、膈俞、膻中、太阳、内关、四神聪,以疏肝解郁,行气活血,开窍明目;产后气血亏虚,视物模糊者,加脾俞、胃俞、足三里、三阴交、气海、血海、百会以补益气血,养窍明目。

操作:睛明、承泣交替使用,针法同前。阳白、太阳等面部穴位禁用化脓灸。脏腑背俞穴,严格掌握进针角度与深度,确保安全。其余各穴常规针刺,每日 1 次,10 次 1 个疗程。

2. 其他疗法

中药治疗:原因不明的视乳头水肿,可用中药治疗,多用泻肝利水之法,药用柴胡6g,茯苓、白术各20g,当归、白芍、栀子、丹皮、泽兰、茺蔚子、车前子各10g。每日 1 剂,水煎服。

【临证点睛与调护】

1. 颅内肿瘤是视乳头水肿的主要的常见原因,若病到晚期或不能做手术,则预后不良,不仅可以造成双目失明,还有生命危险。

2. 注意治疗原发病,如高血压、糖尿病、高脂血症等疾病。

前部缺血性视神经病变

【概述】

前部缺血性视神经病变为供应视盘筛板前区及筛板区的睫状后血管的小分支发生缺血,致使供应区发生局部阻塞。是以突然视力减退、视盘水肿及特征性视野缺损(与生理盲点相连的扇形缺损)为特点的一组综合征。属于中医学"暴盲""视瞻昏渺"等范畴。

【病因病机】

西医认为本病是由于视盘局部血管病变,如炎症、动脉硬化或栓子栓塞;血黏度增加,如红细胞增多症、白血病;或系统性低血压、颈动脉狭窄、急性大出血及眼内压增高等引起。

中医认为本病多因五志过极,肝失条达,肝气郁结,脉络不畅,气滞血瘀,玄府不利;或因年老体弱,肝肾不足,精血亏耗;或脾胃虚弱,气血不足,目失所养致神光无以发越而发病。

【临床表现】

起病突然,视物模糊,或自觉视野中有某一部位不能看清,一般视力不是很差,少数严重患者可以完全失明。本病不伴有眼球转动痛,也没有颅内压增高现象。

【实验室检查】

1. 眼底检查　视乳头颜色稍浅,但早期颜色可以正常或稍充血,边界模糊,水肿较轻,隆起小于 3 个屈光度,视乳头附近可见点状出血,视网膜血管无明显改变或有视网膜动脉硬化。视乳头水肿消退后呈局限性苍白萎缩。

2. 荧光眼底血管造影　在本病初期,由于睫状后动脉阻塞,循环迟缓,视乳头血管不充盈或延迟充盈。轻者仅病变区域不充盈。

【诊断要点】

1. 视力突然下降、眼前有暗影遮挡或视力丧失。

2. 视野象限性缺损。

3. 眼底前部缺血性视神经病变以视乳头水肿,隆起约 1~3D,边界模糊,有时周围伴少量点状出血。

4. 眼底荧光血管造影见:早期视盘部分或全部充盈迟缓,晚期强荧光或荧光素渗漏。

5. 除外视神经疾病的其他因素如外伤、炎症、颅内肿瘤、癔病等。

【辨证分型】

1. 阴虚阳亢　除眼部表现外,常伴有头晕目赤,口干咽燥,烦躁易怒,舌红少苔,脉弦细。

2. 肝肾不足　除眼部表现外,常伴有头晕、耳鸣、腰膝酸软、健忘等,舌质淡,脉细。

3. 气滞血瘀　除眼部表现外,常伴有头痛,胁胀、口苦等症,舌质红或边有瘀点,脉弦涩。

4. 脾胃虚弱　除眼部表现外,常伴有头晕乏力,面色淡白,纳呆食少,胸腹胀满,肠鸣腹泻,舌淡,脉细。

【针灸治疗】

1. 辨证治疗

治法:分别以平肝潜阳、滋补肝肾、活血化瘀,补益脾胃为治则;以取足太阳、足少阴、足少阳、足阳明、手阳明经穴为主。实证针用泻法;虚证针用补法,脾虚不荣者可针灸并用。

处方:睛明、瞳子髎、照海、风池、太冲、光明。

方义:睛明以通调太阳经气,配照海以调整少阴经气和跷脉功能;风池、光明调理少阳经气,足少阳胆经与足厥阴肝经互为表里,且肝经连目系,肝开窍于目,专治目疾,配瞳子髎更加强开窍明目的作用;太冲以平肝潜阳,开窍明目。

加减:肝肾阴虚,肝阳偏亢,视物模糊者,加肝俞、肾俞、行间、太溪、四神聪、攒竹、丝竹空,以滋补肝肾,平肝潜阳,明目开窍;肝肾不足,精亏髓少,目失所养者,加肝俞、肾俞、太溪、申脉、百会、悬钟、太阳,以补益肝肾,填精补髓,开窍明目;肝气郁结,脉络不畅,气滞血瘀者,加合谷、膈俞、血海、三阴交,以行气活血,通络明目;脾胃虚弱,气血不足,目失所养,视物昏蒙不清者,加脾俞、胃俞、血海、足三里,以健运脾胃,补益气血,开窍明目。

操作:睛明、风池针法及注意事项同前。背俞穴严格掌握进针角度与深度,确保安全。其余各穴常规针刺,每日1次,10次1个疗程。

2. 其他疗法

穴位注射法:用灵光注射液(复方樟柳碱)2ml在患侧颞浅动脉旁皮下注射,每日1次,15天为1个疗程,疗程结束后,休息2天,继续下一个疗程。

【验案选粹】

彭某,女,48岁,干部。患者有低血压、供血不足等病症。由于眼底缺血性病变,使视网膜出现暗红色斑区,易与视网膜中心动脉阻塞相混淆。因此疑诊视网膜中心动脉阻塞转来我科针刺治疗。由于本病对针刺未能作出视力方面的迅速反应(一般情况下视网膜中心动脉阻塞,经1次针刺后,患者当即有视功能变化的反应),经3次针刺后,视力仍为黑蒙。经用眼底荧光造影检查,确诊为本病,改用缺血性病变的辨证用方(主穴合谷、睛明、承泣、三阴交)按本病治疗。观察经过:经5次针刺后,使视力黑蒙长达1周的患者恢复光感。

针刺9次视力为指数/半尺;针刺50次后眼底荧光造影复查,血管充盈较前改善。针刺70次、中药31剂后,两眼视力0.1,矫正视力1.0,随访复查(停止治疗半年后):视力两眼0.1,矫正

视力1.0,视野正常。[曹仁方.常见眼病针刺疗法.北京:人民卫生出版社,1990]

【临证点睛与调护】

1. 本病发病突然,若治疗不当,可出现视神经萎缩,视功能严重受损。

2. 应积极治疗全身疾患,如高血压、动脉硬化、颞动脉炎、红细胞增多症等。

3. 为防止血压突然降低或眼压突然升高,不要服用过量的降血压药、镇静药,不要睡眠压迫眼球等。

4. 针刺治疗配合中药可以使较长时间的黑蒙视力逐渐恢复视觉功能。

【现代研究】

1. 针刺治疗前部缺血性视神经病变

(1)52例(60眼)患者给予常规药物联合针刺治疗3个疗程。针刺主穴:太阳、攒竹、承泣、丝竹空(患侧),合谷、风池(双侧);进针至常规深度,不提插捻转,留针30分钟,每日1次,10日为1个疗程,疗程结束后休息2天,继续下一个疗程,共3个疗程。药物治疗为葛根素400mg、能量合剂40mg静脉滴注,每日1次;维生素B₁100mg及维生素B₁₂500μg肌注,每日1次;复方樟柳碱2ml颞浅动脉旁皮下注射,每日1次。与针刺前比较,针刺5分钟后视网膜中央动脉和睫状后短动脉的收缩期峰值速度(PSV)及舒张末期速度(EDV)明显提高,阻力指数(RI)明显降低。说明针刺为主联合药物治疗前部缺血性视神经病变可以通过患眼球后血流的即时效应,改善视力。[郑艳霞,张沧霞,邵春燕,等.前部缺血性视神经病变针刺即时效应研究.眼科新进展,2008,28(5):353]

(2)针刺治疗前部缺血性视神经病变。35例(49眼)患者给予常规药物联合针刺治疗3个疗程。主穴:太阳、攒竹、承泣、丝竹空(患侧),合谷、风池(双侧);进针至常规深度,不提插捻转,留针30分钟,每日1次,10天为1个疗程,疗程结束后休息

2 天,继续下一个疗程,共 3 个疗程。药物治疗为葛根素 400mg、能量合剂静点,每日 1 次;维生素 B_1 100mg 及维生素 B_{12} 500μg 肌注,每日 1 次;复方樟柳碱 2ml 颞浅动脉旁皮下注射,每日 1 次。35 例患者 49 眼治疗 3 个疗程,视力提高 27 例 39 眼,5 例 5 眼视力无变化,3 例 5 眼视力下降。[张沧霞,郑艳霞,邵春燕,等.针刺治疗前部缺血性视神经病变球后血流的即时效应观察.辽宁中医杂志,2008,35(3):436-437]

2. 中西医结合治疗前部缺血性视神经病变。18 例(23 眼)采用中西医结合疗法,西药口服维生素 B_1 20mg、三磷酸腺苷 40mg,每日 3 次;肠溶阿司匹林 75mg,每日 1 次;球后注射 654-2、氟美松针各 5mg,每日 1 次;静滴低分子右旋糖酐 500ml(糖尿病者用 0.9%氯化钠注射液)加复方丹参针 20ml,连用 10 天。中医治疗:①气滞血瘀型:活血化瘀,通络明目。方用血府逐瘀汤加减。当归 10g,桃仁 12g,生地 20g,红花 12g,赤芍 12g,枳壳 10g,川芎 12g,牛膝 12g,柴胡 10g,桔梗 6g,每日 1 剂,分 2 次服;②肝胆湿热型:清热利湿,化瘀明目。方用龙胆泻肝汤加减。桃仁 12g,茵陈蒿 30g,车前子 10g,红花 10g,细辛 1.5g,龙胆草 10g,地龙 10g,桔梗 6g,栀子 10g,生地 15g,赤芍 15g,黄芩 10g,丹参 30g,茺蔚子 10g,甘草 6g,每日 1 剂,分 2 次服;③针刺治疗:第 1 组取风池、太阳、睛明、球后、合谷;第二组取风池、太阳、上睛明、承泣、合谷。操作:睛明、上睛明、球后、承泣用压针缓进法进针 0.5~1 寸,余穴刺常规深度,行平补平泻捻转手法,留针 30 分钟。每日 1 次,2 组穴交替应用。治疗 18 例 23 眼,21 眼有不同程度视力提高,总有效率 91.30%。[闫仲朝,王来群.中西医结合治疗前部缺血性视神经病变.眼科新进展,2005,25(5):483]

3. 中西医结合治疗前部缺血性视神经病变。中药:葛根素注射液 400mg 加入 5%葡萄糖注射液 250ml,静脉滴注。每日 1 次,14 天 1 个疗程,治疗 4 个疗程,两个疗程间休息 2 天。针刺治疗:取睛明、球后、承泣、太阳。配穴:风池、合谷、足三里、翳明。留针 30 分钟,每日 1 次,10 天 1 个疗程。发病 2 周内用 654-2

注射液 10mg、地塞米松 5mg,球后注射,隔日 1 次。口服维生素 B_1、维生素 C、路丁片。治疗 20 例 26 眼,其中 23 眼有不同视力提高,有效 5 眼,好转 18 眼,无效 3 眼。[李军,由新英.中西医结合治疗前部缺血性视神经病变临床观察.新疆中医药,2005,23(2):39-40]

视神经萎缩

【概述】

视神经萎缩是指各种原因导致的视网膜神经节细胞轴索广泛损害，出现萎缩变性，以视功能损害和视神经乳头苍白为主要特征。是一种严重影响视力的慢性眼底病，也为致盲率较高的一种眼病，成为诸多内障眼病的最终结局。本病分为原发性和继发性两种。原发性或称单纯性视神经萎缩，病变开始于球后者称为下行性视神经萎缩，病变由视神经乳头和视网膜发生者称为上行性视神经萎缩。无论何种神经萎缩，必有视力和视野不同程度的改变及色觉障碍。本病属于中医学"青盲""视瞻昏渺"的范畴。

【病因病机】

西医认为视网膜视神经的炎症、退变、缺血、外伤、遗传等因素，以及眶内或颅内占位性病变的压迫，其他原因所致视神经乳头水肿、青光眼等各种原因，均可能引起视神经萎缩。

中医认为多因先天禀赋不足，肝肾亏损，精血不足，目窍萎闭，神光不得发越于外；或情志抑郁，肝气不疏，经络郁滞，玄府郁闭，气血瘀阻，光华不能发越；或目系受损，脉络瘀阻，精血不能上荣于目所致。

【临床表现】

一般患眼外观无异常而视力显著减退，甚至完全失明。视野改变与视力减退同时进行，视野呈向心性缩小，以红绿色视野缩小最为显著,其缩小程度随视力减退而进展。瞳孔反应亦随视神经萎缩之轻重而由迟缓至完全消失。原发性视神经萎缩可见视神经乳头苍白,边缘清楚,筛板清晰可见。晚期,视网膜血管变细。继发性萎缩时视神经乳头呈灰白色、污白色或蜡黄色,边缘模糊,视网膜动脉变细,乳头附近血管常伴有白色线条。

【诊断要点】

患眼外观无异常而视力显著减退,甚至完全失明。视野改变与视力减退同步发展,视野呈向心性缩小,以红绿色视野缩小最为显著,瞳孔反应因视神经萎缩轻重不同而迟缓或消失。

【辨证分型】

1. 肝气郁结　情志不舒,急躁易怒,郁闷胁痛,口苦,舌红、苔薄,脉弦。

2. 气血瘀滞　有头或眼部外伤史,伴见头痛眩晕,健忘,舌色暗有瘀斑,脉涩。

3. 肝肾亏虚　双眼干涩,头晕耳鸣,咽干颧红,遗精腰酸,舌红、苔薄,脉细数。

【针灸治疗】

1. 辨证治疗

治法:分别以疏肝理气,活血化瘀,补益肝肾、养精明目为治则。以取眼区局部及足少阳经腧穴为主。肝气郁结、气血瘀滞者,针用泻法;肝肾亏虚者针用补法或平补平泻。

处方:球后、睛明、承泣、风池、太冲、光明。

方义:球后、睛明、承泣皆位于眼部,旨在通调眼部气血;风池为足少阳与阳维之会穴,通络明目;太冲为足厥阴肝经的原穴,光明为足少阳胆经之络穴,原络互用,以疏肝理气、养肝明目。

加减:肝气郁结者,加行间、侠溪疏肝解郁;气血瘀滞者,加合谷、膈俞行气活血、通络明目;肝肾亏虚者,加肝俞、肾俞、太溪加强补益肝肾、养精明目的作用。

操作:球后、睛明、承泣均按眼区腧穴常规操作,应注意避免伤及眼球和血管;风池穴应把握好进针的方向、角度和深浅,最好能使针感向眼部传导;余穴常规针刺,每日 1 次,10 次为 1 个疗程。

2. 其他疗法

(1)耳针:取眼、肝、肾、神门、皮质下等穴。埋针或用王不留行籽贴压,每日自行按压 3~5 次。

(2)穴位注射法:用复方樟柳碱 2ml 于患者患侧颞浅动脉旁注射治疗每日 1 次,14 天为 1 个疗程。

(3)皮肤针:取眼眶周围、胸 5~12 两侧、风池、膈俞、肝俞、胆俞。眼区轻度叩刺至潮红,其余部位及经穴施以中度叩刺。隔日 1 次。

(4)头针:取额旁二线、枕上正中线、枕上旁线。得气后快速捻转,每分钟 200 次,留针 3~6 小时,留针时可行脉冲电流刺激。隔日 1 次。

【验案选粹】

张某,男,15 岁。2004 年 8 月 2 日初诊。两年前由不明原因引起头晕,继而呈视力逐渐下降趋势,严重影响学习。曾先后就诊于多家医院,应用多种中西药,均未见效,近两个月加重。7 月 15 日在某医院被收住入院,检查视力是右眼 0.3,左眼 0.8;双眼角膜透明,双眼玻璃体轻度混浊,右眼底视神经乳头蜡黄,以颞侧为主,视网膜血管细小,黄斑部中心反光不见,诊断为右眼视神经萎缩。住院治疗半个月未好转,遂来请求治疗。诊见形体消瘦,精神萎靡,肢软乏力,外眼无异常,右眼视物不清,较左眼视力明显下降,并伴口苦咽干,食少失眠。舌红、苔薄白,脉弦细而数。辨证为肝肾不足,气机失调,目失濡养所致之青盲。治宜补益肝肾,调畅气机,通络明目。穴取双侧之太冲、内庭、涌泉、中渚、二间、劳宫。其中太冲、内庭两针使与涌泉相透;二间透向劳宫;中渚向上斜刺。各穴得气后患者小幅度活动四肢相应的腕踝关节。留针 30 分钟。每日治疗 1 次。经治 10 次后诸症大有好转。复查视力:左眼1.0,右眼0.8,继治5次,双眼视力正常。[蔡园昌.针刺治疗中心性视网膜炎23例.青海医药杂志,1998;28(6):5]

【临证点睛与调护】

视神经萎缩至今尚无满意的疗法,针灸有一定的近期疗效,可控制病情发展,促进康复,提高视力,延缓致盲。注意生活起居,调节情志,戒恼怒,不过劳。

【现代研究】

1. 针刺治疗儿童视神经萎缩。针刺穴位:主穴取睛明、球后、攒竹、阳白、承泣、合谷,配穴取四白、上天柱、曲池、太冲、光明。留针30分钟。每日1次,10次为1个疗程,一般6~9个疗程。50例(68眼)患者治疗时间最短者7天,最长者1年,显效26眼,占38.2%;总有效率为86.8%。[李小玉,张虹等.针刺治疗儿童视神经萎缩的疗效观察.湖北中医杂志,2009,31(1):21]

2. 灵龟八法配合辨证取穴治疗视神经萎缩。取穴给予灵龟八法按来诊时辰选择双侧穴位开穴,配合辨证取穴治疗。开穴用平补平泻法。辨证取穴:球后、睛明、承泣、风池、太冲、光明。肝气郁结加行间、侠溪;心脾两虚加神门、脾俞;肝肾亏虚加肝俞、肾俞、太溪。肝气郁结用泻法,心脾两虚、肝肾亏虚用平补平泻法。每日1次,连针10天后间隔1天,1个月为1个疗程,共3个疗程。36眼中显效16眼,总有效率77.8%。[阙冬梅,彭崇信.灵龟八法配合辨证取穴治疗视神经萎缩25例临床观察.江苏中医药,2009,41(2):43]

3. 眼三针治疗视神经萎缩。取"眼三针"(睛明、承泣、上明)"四神针"(以百会穴为中心,前后左右各旁开1.5寸取四穴)治疗本病36例,总有效率72.2%。[靳瑞.眼三针治疗视神经萎缩的疗效观察.辽宁中医杂志,1997,(5):232]

4. 穴位注射治疗视神经萎缩。取眼氨肽注射液1支(2ml)。注射部位为眼周的阳白、承泣、太阳、攒竹、鱼腰、球后、睛明、瞳子髎,每天2穴为一组。每日1次,每次一组穴位,10~14天为1个疗程。结果:显效 22 例(35 只眼),有效 15 例(26 只眼),无效 3 例(4 只眼)。[高丹红,高肖.穴位注射治疗视神经萎缩 40 例.中国民间疗法,2009,17(1):9]

5. 电针治疗视神经萎缩。针刺百会、风池、球后、太阳、睛明、合谷、行间等,每日 1 次,10 次为 1 个疗程,一般治疗 3~5 个疗程,总有效率 77.1%,视野的平均光敏度的增加,P-VEP 中 P100 波潜伏期的缩短,N135 波振幅的增加以及 F-VEP 中 N3、N4 波的潜伏期的缩短均有显著的变化。疗程间休息 5 天。[孙河,黄春娟,张慧,等.青光眼视神经萎缩电针治疗的统计学分析.针灸临床杂志,2005,21(4):26-28]

6. 针灸辨证治疗视神经萎缩。取球后、睛明、风池、肝俞、脾俞、肾俞等穴,再根据辨证选用全身穴:肝肾不足配太冲、太溪;心营亏耗配神门;脾气虚弱配足三里、三阴交;肝气郁结配光明、太冲;气血瘀滞配膈俞。并在眼周作温和灸,治疗本病 38 例,痊愈 1 例,有效率 76.3%。[陈辉.针灸辨证治疗 38 例视神经萎缩疗效分析.针灸临床杂志,1998,14(9):16]

7. 针刺配合中药治疗视神经萎缩。主穴取睛明、阳白、球后、瞳子髎、风池、内关,辅穴取肝俞、肾俞、膈俞、光明、三阴交、四关,每日 1 次。配合石斛夜光丸加减,每日 1 剂,10 天为 1 个疗程,疗程间休息 5 天。共治疗 4 个疗程,总有效率 91.7%。[罗平,张爱英,张淑艺,等.针刺配合中药治疗视神经萎缩 36 例.中国针灸,2005,25(7):504]

8. 针药并用治疗外伤性视神经萎缩。以活血化瘀、疏肝理气、除风益损的方法治疗外伤所致的视神经萎缩。方用:通窍明目 1 号加减。药物组成:石菖蒲、当归、红花、防风、藁本等。西药治疗同时给予神经营养剂、B 族维生素。取穴位承泣、球后、百会、太阳、风池、行间、三阴交、视区。同时,配合足三里、合谷、足光明等穴。每次行针后,在两侧风池穴和行间穴通电,同时可加用 1~2 个配穴,留针 20~30 分钟,每日 1 次,15 次为 1 个疗程,治疗 2 个疗程。显效:7 眼,总有效率 92.3%。[孙河,王玉

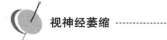

斌.针药并用治疗外伤性视神经萎缩 13 例.针灸临床杂志,2007,
23(6):11]

9. 针药结合治疗视神经萎缩。中药汤剂根据中医辨证进行
治疗,气滞血瘀型治以疏肝理气、活血化瘀,方用血府逐瘀汤加
减;脾虚湿泛型治以健脾益气、渗湿化痰,方用益气聪明汤合五冬
散加减;肝肾阴虚型治以滋补肝肾、开窍明目,方用加减驻景丸加
减;气血两虚型治以益气养血,方用八珍汤加减;每日 1 剂,水煎 2
次,取汁 400ml;针刺治疗气滞血瘀型取穴睛明、球后、瞳子髎、太
冲、外关、期门、曲泉、气海、足三里、足光明等刺激,每次近端取穴
2 穴,远端取穴 2 穴,每日 1 次,14 次为 1 个疗程,每个疗程间隔
3~4 天;脾虚湿泛型同气滞血瘀型,加脾俞,弱刺激;肝肾阴虚型
同气滞血瘀型,加肝俞,肾俞,弱刺激;气血两虚型同气滞血瘀型,
弱刺激。[孙慧悦.针药结合治疗视神经萎缩 36 例 58 眼.辽宁中
医杂志,2007,34(3):330]

视盘血管炎

【概述】

视盘血管炎是近40年来提出的一种比较少见的眼底病,它是发生于视神经乳头血管的炎性病变,为一种非特异性炎症。视乳头内的血管有视网膜中央静脉和睫状动脉的小分支。前者的炎症称为视网膜中央血管炎,后者的炎症称为视盘睫状动脉炎。中医属于"视瞻昏渺"的范畴。常见青壮年男性,单眼发病。病程经过缓慢,有自愈倾向。

【病因病机】

西医认为,视盘血管炎属非特异性炎症,临床可分为Ⅰ型(视盘水肿型)和Ⅱ型(视网膜静脉阻塞型)。前者是由筛板前睫状血管非特异性炎症所致,炎症增加了血管渗透性而引起视盘水肿,水肿又可压迫视盘内静脉而导致血流瘀滞;后者则为筛板后或视乳头的中央静脉炎症所诱发。

中医认为,目系属筋,由肝所主,内裹血脉,运血以养目;脉为血府,为心所主。郁怒伤肝,日久化火上攻;心火亢盛,内迫营血,易于灼伤血脉。木火相生,合邪上乘目系,致热壅血瘀。血溢脉外则眼内出血,目窍闭塞则发暴盲。病因可分为:

1. 情志不舒,气郁化火,火灼目系。

2. 气虚血瘀,目络受阻,目系失养。

3. 素体气血不足或肝肾阴虚,目系不荣。

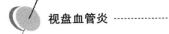

【临床表现】

本病主要表现为视物模糊,可伴有眼前黑影,视物变小、变形及眼球搏动疼等。

(一) 视网膜血管炎周边型(Eales 病)

男性较女性多见,发病年龄较轻,多数患者有单侧暂时性视力障碍。眼底周边视网膜静脉有出血,静脉壁周围伴有白鞘,许多病例尚有玻璃出血,严重者可引起明显的视力下降。玻璃体出血常可逐渐吸收,引起双侧永久性失明者罕见。晚期视网膜周边部静脉出现细小的新生血管。并发症有视网膜增生、牵引性视网膜脱离、并发性白内障与继发青光眼。

(二) 视网膜血管炎中央型(视盘脉管炎)

常见于男性青年,单眼发病,病程较长,可达数月,但预后视力良好。眼底表现为视盘充血、水肿、附近视网膜水肿,静脉扩张,动脉很少或不受侵犯,可有各种形态的视网膜或视盘内外的出血,几乎完全没有玻璃体出血。常见的后遗症为静脉白鞘,视盘内及盘缘毛细血管扩张,黄斑色素紊乱,此时可继发视神经萎缩,若双眼先后发病,可状似 Foster Kennedy 综合征。

【实验室检查】

1. 视盘睫状血管炎引起的视盘水肿型(Ⅰ型):视盘均有水肿,充血,边界模糊,隆起度小于 3D,盘周有小片状火焰状出血,视网膜静脉可见扩张和瘀血。

2. 视网膜中央静脉炎引起的中央静脉血栓型(Ⅱ型)视盘亦见充血,轻度隆起,但不如Ⅰ型明显,沿视盘及大血管有浅层或深层视网膜出血。

【诊断要点】

1. 眼前黑点或闪光感,视力正常或轻微减退。个别患者视力损害严重。

2. 眼底

(1) Ⅰ型(视盘水肿型):表现同视盘水肿,但隆起高度小于 3D。

（2）Ⅱ型（视网膜中央静脉阻塞型）：表现近似于视网膜中央静脉阻塞，只是出血局限在视盘附近。

3. 视野呈生理盲点扩大，有时有中心暗点。

【辨证分型】

1. 肝火上炎　眼部症状，伴有头晕、耳鸣、面赤，舌红脉弦等。

2. 气滞血瘀　眼部症状，伴有胸闷腹胀、口苦咽干，苔黄质红或有瘀斑，脉弦等。

3. 阴虚火旺　眼部症状，伴有腰膝酸软，头晕耳鸣，颧赤唇红，五心烦热，口干舌红，脉细数或弦细。

【针灸治疗】

1. 辨证治疗

治法：分别以清肝泻火，行气活血，滋阴潜阳、平肝息风为治则。以取足太阳、手足少阳、足厥阴经穴为主。肝火上炎者、气滞血瘀者针用泻法；阴虚火旺者针用补泻兼施法。

处方：睛明、承泣、丝竹空、光明、风池、四白、太冲。

方义：睛明、承泣、四白、丝竹空可通调眼部经气，开窍明目；风池善于清利头目，加强疏通眼部气血的作用，配光明、太冲，可清肝泻火，平肝潜阳，开窍明目。

加减：肝火上炎，目系受灼，视力突然急剧下降者，加肝俞、胆俞、行间、侠溪、曲泉，以清肝泻火，凉血解毒，明目开窍；气滞血瘀，壅阻目系，视力突降者，加肝俞、三阴交、膈俞、血海、合谷，以疏肝解郁，行气活血，明目开窍；阴虚阳亢，脉络闭阻，视力下降，头目胀痛者，加太溪、阴谷、肾俞、肝俞、瞳子髎、百会，以滋阴潜阳，平肝息风，明目开窍。

操作：睛明、承泣每次只用1穴，两穴交替使用，严格消毒，选用细针，固定眼球，严格掌握进针的角度与深度，不提插捻转，不留针，出针后用干棉球压迫针孔1~2分钟，以预防局部皮下出血；背俞穴操作同前；其余各穴常规针刺，每日1次，10次为1个疗程。

2. 其他疗法

耳针法:取眼、肝、肾、神门等穴,埋针或王不留行籽贴压,隔日1次,每日自行按压3~5次。

【验案选粹】

赵某,男,18岁。主诉:右眼视力减退已半年,左眼视力减退3周。病史:今年4月工作很累,当时曾多次着急生气,右眼视力突然减退,经某医院治疗好转,但视力未能恢复正常,一直在0.7~0.8之间。左眼于3周前复因生气后视力急剧下降,伴眼球、眼眶痛、左侧偏头痛。检查:右眼视力0.7,近视力未查;左眼视力1尺指数,近视力因视力太差不能查。右眼底视乳头颞侧苍白,边界清,动静脉比例正常,黄斑中心光反射不明显,周边部未见异常。左眼底视乳头色红,水肿隆起,边界模糊不清,乳头周围网膜伴有点条状出血,视网膜静脉扩张,黄斑部中心光反射可见,周边部未见异常。

脉象:弦细。

舌象:舌质红,苔微黄。

诊断:右眼视瞻昏渺,左眼暴盲。

辨证:暴怒伤肝,肝气郁结,气机不畅,脉络受阻而暴盲。

治则:舒肝解郁、活血破瘀为主,辅以平肝明目。

中药丹栀逍遥散加减,针刺以睛明、丝竹空、光明、风池、合谷、太冲、行间为主,随证加减。末诊:1959年12月28日。现双眼视力自觉正常。右眼眶有时隐痛。检查:右眼视力1.2;左眼视力1.0。[中医研究院广安门医院.韦文贵眼科临床经验选.北京:人民卫生出版社,1980:93]

【临证点睛与调护】

1. 中医认为本病为外邪入侵　目系虽深藏于内,却容易受到外邪的侵袭。目为清窍,清阳灌目,不仅是视瞻的基础,还是防御外邪入侵的重要条件,所谓"阴在内,阳之守也"。

2. 病在气,从肝经论治　肝藏血、主疏泄、喜条达,气机逆乱为肝病的基本病理特征。疏泄适度,气机调达,则玄府通利,目系得养。

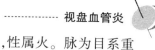

3. 病在血,从心论治　心藏神,主血脉,性属火。脉为目系重要的组成部分,手少阴心支脉与目系直接相连,密切了心与目系间的联系。

4. 兼顾肝肾与心肾制化　肝肾与心肾制化异常与目系病密切相关。在着眼目系与五脏整体观的前提下,重视肝肾、心肾制化关系的调理,对论治目系病至关重要。

视神经脊髓炎

【概述】

视神经脊髓炎是急性或亚急性起病的同时或相继累及视神经与脊髓的中枢神经系统炎症性脱髓鞘性疾病。其临床特征为不同程度的单眼或双眼视力丧失,在视力改变之前或之后数日或数周伴发横贯性或上升性脊髓炎症状。中医属"暴盲""痿证"等范畴。

【病因病机】

西医认为视神经脊髓炎(又名 Devic 综合征),原因不明,也为一种脱髓鞘性疾病。

本病多属于中医的痿证、痹证、虚损等病证范畴,乃先天禀赋不足,后天失调或内伤劳倦,情志不畅,日久脾胃受损,累及他脏虚损,导致气血亏虚,筋脉失养,或内生痰、瘀、风、湿邪阻滞经络所致。以正虚为本,邪实为标。病理基础为脾肾亏虚、肝肾阴虚,病位在肝、脾、肾三脏。

【临床表现】

绝大多数患者首先出现视神经炎症状,数日或数周出现脊髓炎症状。视神经炎多表现为迅速出现的视物模糊、视力减退、视野缺损、复视、伴或不伴眼球转动疼痛。脊髓症状轻重不一,可表现为截瘫、四肢瘫痪、传导束型感觉障碍、足根痛、尿便障碍等。

【实验室检查】

病程早期可有轻度血白细胞增高。脑脊液检查,椎管通畅,常有轻、中度的白细胞和蛋白质增高;急性期以粒细胞较多,稍后以淋巴细胞增多为主,约在 10~200/mm³,最高可达 1000/mm³ 左右,蛋白质在 50~150mg 之间,最高可达数百毫克。蛋白质和白细胞增高程度与脊膜的炎症程度成正比。

【诊断要点】

初为外感之状,继而出现下肢瘫痪、尿失禁,甚则呼吸困难,同时出现双目暴盲、瞳神中度散大、对光反射消失。

【辨证分型】

1. 肝肾阴虚,精血亏少　视物模糊,视力减退,目干目涩,舌质红,舌体瘦,少苔,脉细数。

2. 脾肾阳虚,目失温养　视物模糊,口泛清涎,完谷不化,四肢不温,小便清长,便溏,舌淡,脉沉

3. 情志不舒,气滞血瘀　视野缺损,伴或不伴眼球转动疼痛,胸闷不舒,与情志变化有关,舌暗,脉弦。

【针灸治疗】

1. 辨证治疗

治法:分别以补益肝肾,填精补阴,开窍明目;温补脾肾,温阳开窍;疏肝解郁,行气活血为治则。以取足三阳经、足厥阴肝经、足少阴肾经穴为主。肝肾阴虚者,只针不灸,针用补法;脾肾阳虚者,针灸并用,针用补法;气滞血瘀者,针用泻法。

处方:睛明、承泣、阳白、肝俞、太冲、光明、申脉、太溪、足三里。

方义:睛明、承泣、阳白以通调太阳、少阳、阳明经气,开窍明目,为主治各种眼病常用有效穴;肝俞、太冲、光明以疏肝解郁,明目开窍;申脉以调理阳跷脉功能而开窍明目;太溪、肝俞以补益肝肾;足三里灸之可温补脾胃。

加减:肝肾不足,精血亏少,双目干涩,视力渐降者,加肾俞、涌泉、照海、三阴交,以滋补肝肾,填精补阴,开窍明目;脾肾阳虚,目失温养,视力渐降或严重损害者,加脾俞、肾俞、命门、关元,以温补脾肾,温阳开窍;情志不舒,气滞血瘀,视力渐降者,加期门、

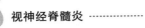

章门、阳陵泉、胆俞、膈俞、太阳、内关,以疏肝解郁,行气活血,开窍明目。

操作:睛明、承泣交替使用,针法同前;五脏背俞穴及期门、章门、关元等胸腹部腧穴,严格掌握针刺的方向、角度与深度,确保安全。其余各穴常规针刺,每日1次,10次为1个疗程。

2. 其他疗法

穴位注射法:取甲钴胺注射液2ml注射光明、足三里、阴陵泉,隔日1次。

【验案选粹】

戴某,女,24岁,工人。胸部紧束感伴视力下降2年,反复发作,近日症情加重伴发双下肢瘫痪来诊。症见双下肢瘫软无力,不能活动,不知痛痒,胸部紧束感,呼吸受窘,双目发暗,视物不清,脊背酸痛,大小便失禁。病前无外感史。查体:神志清楚,双目视力:左眼0.5,右眼0.3。眼底检查:视神经乳头苍白,边缘境界欠清,轻度视神经乳头水肿,视网膜色淡,动静脉比1:3,动脉弹性尚可,黄斑区存在。肢体检查:上肢肌力5级,下肢肌力2级,双下肢肌张力增高,腱反射亢进,双侧巴氏征阳性。胸5平面以下浅感觉障碍明显,腹壁反射阴性,比弗氏征阴性。实验室检查:血象正常,脑脊液检查结果示:总蛋白量及糖均在正常范围,免疫球蛋白测定IgG为14mg%。根据症状及检查结果,提示本病为视神经脊髓炎。中医四诊:两腿瘫软不用,胸胁窒滞,呼吸窘迫,腰膝酸软无力,足如踩棉,倦怠无力,面浮无华,舌红,苔薄少,脉细弦。辨证:风邪外客,经脉不利。治疗:以疏风通络为法。取穴:双侧胸4~9夹脊、双睛明、攒竹、鱼腰、环跳、阳陵泉、太冲,除夹脊与睛明穴外,其他穴位均采用平补平泻手法。隔日针灸1次。经以上治疗10次后,病情明显缓解。下肢的瘫软及麻木明显减轻,能在他人扶携下行走,神经系统检查:双下肢肌力4级,肌张力基本正常,腱反射较前大有改善,病理反射仍存在;胸部紧束感也减轻,呼吸变轻松;视力改善明显,双眼裸眼视力均达1.0,眼底复查:视乳头水肿消失,视乳头边界清,乳头部泛淡黄色。由于病情进入缓解期,故转从标本兼治。除去进眶的穴位,每次眼周选两个穴浅刺,隔日 1 次,背俞取代夹脊穴,施以灸法,间日 1 次,同时配合中药治疗,2 个月后已能独立行走,视力亦有更明显的改善,带回中药 10 剂离院。半年后信访未复发。[杨仁青,张桂兰.针刺治疗视神经脊髓炎 28 例.中国针灸,1994,12(2):13)]

【临证点睛与调护】

1. 视神经脊髓炎表现有视神经和脊髓的症状。中医学认为视力减退可由于肝血不足无以营养,肾水枯竭神光不足而眼目昏暗导致。

2. 视神经炎的后期,视乳头色泽褪色而且萎缩,视力自发病起就受损甚至丧失,但即使如此也不能放弃治疗,因为经针剂治疗后视力可能得到一定的恢复。若不抓紧治疗时机,将会给患者带来终身遗憾。

【现代研究】

针药结合治疗视神经脊髓炎。取血海、三阴交、太溪(补法)、风池、太冲(泻法);睛明、瞳子髎、太阳、球后、四白;养老、光明(补法)。留针 30 分钟,每日 1 次,连续 6 次后休息 1 天。中药以柔肝健脾、养精明目为法。处方:柴胡、当归、决明子、菊花各 15g,茯苓、白芍、白术、枳实、醋陈皮各 10g,甘草 6g。每日 1 剂,水煎服。激素以地塞米松 10mg 静脉滴注。疗效满意。[朱丽莉.针药结合治疗视神经脊髓炎 1 例报告.新中医,2008,40(1):113]

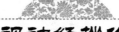

视神经挫伤

【概述】

当额部或眉弓部受到撞击,损伤视神经,或影响视神经血液循环,或骨折碎片直接损伤视神经,称为视神经挫伤。表现为视力急骤下降,瞳孔散大,直接对光反应消失,间接对光反应存在,日久出现视乳头苍白萎缩。中医属于"撞击伤目""暴盲"等范畴。

【病因病机】

1. 球类、拳头、棍棒、砖块、金属制品、皮带等钝性物体撞击眼部。

2. 高压液体、气体冲击眼部。

3. 头面部突然撞击墙体等硬性物或受到强烈震击。

总之,眼部气血受伤,组织受损,以致气血瘀滞而发本病。

【临床表现】

视力严重下降,日久可发生视神经萎缩。严重的眼挫伤可发生眼球破裂,眼内容物流出,眼球塌陷而失明。

【诊断要点】

1. 有钝物撞击头目史。

2. 眼部有肿胀、疼痛、视力下降等症状和体征。

【辨证分型】

1. 撞击络伤　胞睑青紫,肿胀难睁;或白睛溢血,色如胭脂;或眶内瘀血、目珠突出;或血灌瞳神,视力障碍;或眼底出血,变生络损暴盲、目系暴盲。

2. 气滞血瘀　上胞下垂,目珠偏斜,瞳神紧小或散大不收;或视衣水肿,视物不清;或眼珠胀痛,眼压升高。

【针灸治疗】

辨证治疗

治法:以行气活血、化瘀止痛为治则,以取手足三阳经、肝经穴位为主,针灸并用,针用泻法。

处方:睛明、承泣、风池、阳白、肝俞、光明、血海。

方义:睛明、承泣以通调太阳、阳明经气,开窍明目,为主治各种眼病常用有效穴位;风池、阳白、光明以调理少阳经气、通络明目;肝俞、血海以养肝明目开窍。全方共奏开窍明目之功。

加减:头眼外伤,瘀血阻络,视力突降者,加膻中、膈俞、侠溪、太阳,以活血化瘀,通经活络,明目开窍;气滞血瘀者,加太冲、膈俞,以行气活血化瘀。

操作:睛明、承泣交替使用,针法同前。五脏六腑背俞穴,严格掌握进针角度与深度,确保安全。其余各穴,针灸并用,均用泻法。

【验案选粹】

许某,男,46 岁。被人用木棍击伤头部,当时昏迷 5 小时,清醒后发现右眼“失明”,在当地医院清创缝合,5 天后就诊我院眼科。专科检查:见右眼光感,瞳孔散大,直接对光反射消失,间接对光反射存在。眼底检查视乳头色稍苍白。右额部青紫瘀血。CT 检查示右侧视神经管未见骨折。诊断:右侧视神经挫伤。患者 5 天前经外院激素、脱水、营养神经治疗,右眼视力无好转。鉴于患者脾胃较虚,针刺取穴:睛明、太阳、攒竹、球后、百会、肝俞、风池、合谷、曲池、太冲、光明、足三里穴,每日治疗 1 次。每次针刺后患者自觉视力有所提高,但不能维持。连续治疗 40 天后,视力稳定在 0.3。随访 1 年,视力无明显改变。

【临证点睛与调护】

1. 工作时或在运动场所要全神贯注,注意保护眼睛

2. 如有前房出血,患者要半卧位卧床休息,双眼包扎。半卧

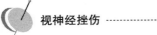

位后,前房里的血往下沉,瞳孔可以暴露出来,不被血液封住。

3. 针刺作用的机理没有完全阐明,但针刺治疗视神经挫伤确实简便有效,有必要深入进行研究。

【现代研究】

1. 针刺治疗视神经挫伤。取穴:睛明、太阳、攒竹、球后、百会、肝俞、风池、合谷、曲池、太冲、光明。每日治疗 1 次。6 天后逐渐起效,连续治疗 30 次后视力稳定在 0.6,随访半年视力无下降。[黄家兰.针刺治疗视神经挫伤.湖北中医杂志,2006,28(5):471]

2. 复方樟柳碱颞侧皮下注射治疗挫伤性视神经病变。颞侧皮下注射复方樟柳碱注射液 2ml,每日 1 次,14 天为 1 个疗程,注射 2~3 疗程。辅助治疗:高压氧治疗;药物治疗:维生素 B_1、维生素 B_{12} 肌内注射等。显效 20 例,有效 25 例,无效 5 例,总有效率 90%。[周妍丽,吴京莉.复方樟柳碱颞侧皮下注射治疗挫伤性视神经病变的临床探讨.实用医技杂志,2008,15(8):1076]

皮 质 盲

【概述】

皮质盲又称中枢性盲,是大脑枕叶皮质受到毒素影响或血管痉挛缺血而引起的一种中枢性视功能障碍。以血管痉挛性损害最为常见。主要特点为视力丧失,瞳孔反应存在和眼底正常。中医属"青盲""暴盲""视物瞻渺"的范畴。

【病因病机】

西医认为,本病可因小儿脑炎(流脑、乙脑、化脓性脑膜炎和结核性脑膜炎等)、中毒性痢疾和中毒性肺炎等疾病,高热、昏迷、抽搐之后所引起。

中医认为,本病是由于病后热留,肝经郁热,玄府闭塞,或肝心阴虚、目失濡养,或脾胃虚弱,玄府气血不能上荣于目,目失所养等所致。

【临床表现】

双眼视觉完全丧失,瞳孔光反射正常,眼底正常,可有偏瘫等。

【诊断要点】

1. 视觉完全丧失。

2. 强光照射及外界恐吓性刺激均不能引起眼睛闭合反应。

3. 两侧瞳孔大小相等,对光反射存在。

4. 眼底无异常。

【辨证分型】

1. 肝经郁热 病发于高热抽搐之后,双眼视物不见,舌暗红,

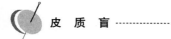

苔黄,脉弦。

2. 肝心阴虚 双目失明,兼有神志不清,四肢不灵或手足搐动,舌红,少苔,脉细数。

3. 脾胃虚弱 双目失明,兼面黄肌瘦,食少便溏,舌淡,苔白,脉濡滑。

【针灸治疗】

1. 辨证治疗

治则:以清肝泻热,滋阴养心,补益脾胃,开窍明目为治则,以取手足三阳经、肝经、肾经、心经穴位为主,针灸并用,针用泻法,灸则补之。

处方:睛明、承泣、风池、阳白、肝俞、太冲、光明、三阴交、申脉。

方义:睛明、承泣以通调太阳、阳明经气,开窍明目,为主治各种眼病常用有效穴位;风池、阳白、光明以通调少阳经气,开窍明目;肝俞、太冲既可清泻肝火、开窍明目,又可养肝明目;三阴交以健运脾胃,配肝俞可养肝明目;申脉以调理阳跷脉功能而开窍明目。

加减:肝经郁热者,加行间、侠溪、太阳、印堂,以清肝泻热;肝心阴虚者,加太溪、心俞,以补心养肝;脾胃虚弱者,加脾俞、胃俞、足三里、四白,以健运脾胃,补气养血明目。

操作:睛明、承泣交替使用,均按眼区腧穴常规操作;针刺风池时,向鼻尖方向斜刺0.8~1.2寸,必须严格掌握针刺的角度与深度,切忌向上斜刺,以免损伤延髓。背俞穴操作方法及注意事项同前;其余各穴常规针刺,每日1次,10次为1个疗程。

2. 其他疗法

三棱针法:取印堂、四缝用三棱针点刺放血3~5滴。每日1次。

【验案选粹】

赵某,女性,1岁,1997年4月25日因发热、惊厥、双目失明4

天而入院。入院前 4 天,由于受凉、饮食不洁而发病,症见高热、抽搐、神志不清、呕吐、腹泻,经当地医院治疗 2 天疗效不佳而转入我院。查体:发育不良,神清嗜睡状,精神差,烦哭,方颅。视物不见,颈部稍有抵抗感。咽部充血,鸡胸,串珠,心肺未见异常,腹软,肝脾不大,双膝腱反射可,布氏征(±)、克氏征(−)、巴氏征(−)。辅助检查:脑脊液外观透明无色,细胞数 0,蛋白 25mg%,葡萄糖 50mg%,氯化物 70mg%;血 Hb14.8g/dl,WBC 14 900/mm^3,N 80%,L 20%。诊断:①高热惊厥后脑损伤,皮质盲;②急性肠炎合并中毒性脑病。用抗菌、消炎、降颅压、能量合剂、对症支持等疗法。5 月 12 日邀余会诊,查患儿体温正常,抽风停止,仍双目失明,不能坐立,四肢活动尚可,食欲欠佳,二便正常,咽红,五心潮热,舌红少苔,脉细数。眼科检查:对光反射存在,无光感,眼底未见异常。诊断为皮质盲。取主穴:内睛明,每日 1 次。配穴:风池、光明为一组,合谷、太冲为一组,两组配穴交替使用。2 次后,患儿双眼有了光感,4 次后能看 3 米外的花,6 次后患儿视物清晰,可自行拾起地上的小糖豆,且能坐立,四肢活动如常,痊愈。[王聚文.针刺治疗小儿皮质盲 1 例.针灸临床杂志,2001,17(3):49]

【临证点睛与调护】

1. 皮质盲系大脑双侧枕叶皮质广泛受损。

2. 针刺能有效改善脑功能,对于患儿原发病的治疗有直接或间接作用,并能促进患儿大脑的发育。

【现代研究】

1. 针刺内睛明治疗皮质盲。主穴:内睛明,每日 1 次。配穴:风池、光明为一组,合谷、太冲为一组,两组配穴交替使用。毫针沿目内眦红肉上迅速垂直刺入 0.5~1 寸深;或翻开眼睑针从目内眦红肉上垂直刺入 0.5~1 寸深,不提插,不捻转。风池、光明、合谷、太冲行平补平泻法,均留针 30 分钟。治疗次数最短者为 6 次,最长者为 24 次。治疗后全部视力恢复,视物清晰,均痊愈。[刘月珍.针刺内睛明治疗皮质盲 50 例疗效观察.针灸临床杂志,

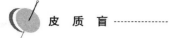

2002,18(8):52]

2. 针刺治疗皮质性盲。主穴:睛明、球后、风池。配穴:光明、太冲、四白。病因取穴:脑炎、乙型脑炎之类加刺百会、水沟、大椎;脑性瘫痪、脑血管病加刺曲池、合谷、阳陵泉、环跳、哑门等;脑外伤加刺膈俞、血海;尿毒症加刺太溪、肾俞、关元;一氧化碳中毒加刺足三里、太渊、百会。一般用平补平泻法;睛明、球后,刺1~1.2寸,针感传至眼后方;风池针1~1.5寸,针感向上放射,最佳达前额部;其他穴,针感沿经络路线传导。患者自我按摩,儿童父母亲帮助按摩,穴位与上同,每次10~15分钟为宜。以上治疗,每日1次,10次为1个疗程,一般治疗最多不超过3~4个疗程。结果:针刺对皮质性盲总有效率为95.9%。[施希鹏,施土生.针刺治疗皮质性盲98例临床观察.山西中医,2005,21(3):37-38]

3. 针刺治疗小儿皮质盲,治疗组120例,并与对照组30例进行比较。治疗组取睛明、瞳子髎、承泣、风池、光明、头针枕上旁线(视区)为主穴。合并瘫痪、失语者,配哑门、廉泉、手三里、外关、合谷、后溪、环跳、足三里、悬钟、申脉。行平补平泻捻转手法10~15次后出针,不留针;头针枕上旁线刺入后快速捻转2~3分钟,不留针。每日1次,10次为1个疗程,疗程之间休息3天。对照组采用盐酸士的宁颞侧皮下注射治疗[药量=2mg×小儿体重(kg)÷50]。用0.9%氯化钠注射液配制成相应浓度,首次双颞侧各注射0.2ml,以后每日递加0.1ml,第5天开始左右颞侧交替皮下注射,至第7天注射到0.8ml后,每日递减0.1ml,至第11天仍改为双侧,直至递减到0.1ml,共计14天为1个疗程,疗程之间休息1周。治疗2周,结果:治疗组痊愈率(76.7%)优于对照组(26.7%),总有效率(94.2%)优于对照组(70.0%)。[郭健.针刺治疗小儿皮质盲120例临床观察.中国针灸,2003,23(6):332-334]

4. 针刺治疗小儿皮质盲。取双侧视区,配风池、头临泣、瞳子髎、三阴交、合谷、太冲、承泣、攒竹、肝俞、太阳、足光明、鱼腰、肾俞,经验穴:内睛明。以上配穴,每次取 2~3 穴,交替应用。内睛明针法:令患儿睁开眼睛,术者左手固定眼球或翻开患儿眼睑,于目眦红肉迅速垂直刺入 0.5~1 寸,不作提插。其余体穴:邻近取穴,捻转,小幅度提插 1 分钟,不留针。远道取穴,视患儿合作情况留针 20~30 分钟,施平补平泻手法。视区,双侧进针到所需深度后,快速捻针(每分钟 180~240 次)1 分钟,留针 15~20 分钟,间隔 5 分钟行相同手法 1 次。每日 1 次,30 天为 1 个疗程,疗程间隔 1 周。9 例患儿全部有效,痊愈 6 例,占总有效率的 66.7%。[李发明,张学斌,于景礼,等.针刺治疗小儿皮质盲 9 例临床报道.吉林中医药,2007,27(10):45]

5. 头皮针治疗皮质盲。取矢状缝与两眶上缘向后的平行线,在枕后的交点为第 1 进针点,与第 1 点平行向两侧每隔 1cm 为 1 点,各取 2 点,共 5 个进针点。同时取两侧头临泣穴,均由上向下刺。针与头皮成 15°角,进至帽状腱膜下,迅速捻转,15 分钟捻转 1 次,留针 1 小时。隔日 1 次,6 次为 1 个疗程。休息 5 天行第 2 疗程。治疗 3 个疗程。脑梗死伴皮质盲 10 例,治愈 7 例,好转 2 例,无效 1 例。脑出血伴皮质盲 2 例皆治愈。总治愈率 75.0%;有效率 91.7%。[李素华.头皮针治疗皮质盲 12 例.中国针灸,2000,(8):495]

6. 穴位疗法治疗婴幼儿皮质盲。穴位注射药物:精制脑组织注射液针 2ml、丹参针 2ml。取穴:太阳(双)、阳白(双)、光明(双)、肾俞(双)、肝俞(双)、睛明(双)、视区(双)。操作:用注射器抽取 2ml 精制脑组织注射液及 2ml 丹参注射液,取一组 8 个穴区或穴位(如双太阳、双肾俞、双光明、双肝俞),常规消毒后,斜刺进针 0.5cm,每穴推入药液 0.5ml,每日 1 次,每周 5 次,20 次为 1 个疗程。针刺:选头部穴位斜刺入帽状腱膜下进针 0.5cm,快速捻转,留针 1 小时,腰部穴位斜刺进针 0.5cm,行平补平泻法,下肢穴位点刺不留针,每日 1 次,每周 5 次,20 次为 1 个疗程。按摩:做完穴位封闭及针刺治疗

3~5 小时后,对头部眼周穴位施行推、按、揉及点穴等手法,手法由轻到重,由浅至深,每次 20 分钟。痊愈 16 例(42.11%),有效 20 例(52.63%),无效 2 例(5.26%),总有效率为 94.74%。[权弋.穴位疗法治疗婴幼儿皮质盲 38 例疗效观察.中国临床康复,2002,6(5):705]

中心性渗出性脉络膜视网膜病变

【概述】

中心性渗出性脉络膜视网膜病变又称中心性浆液性脉络膜视网膜病变,是以视网膜色素上皮屏障功能失常,脉络膜毛细血管渗漏,造成黄斑部视网膜神经上皮浆液性脱离为特征的常见眼底病。本病在我国发病率较高,多见于25~45岁的男性青壮年,男女之比差异较大,约(5~10):1,90%以上为单眼发病,左右眼无差异。中医学上属"视瞻昏渺"范畴。

【病因病机】

西医学认为,本病是由机体内外环境的不利条件,如精神过度紧张或兴奋、脑力劳动过度或病灶感染所引起的中枢神经功能失常而产生血管痉挛,使视网膜上的血液循环和营养发生障碍,以致产生血细胞或血浆外渗损害视网膜的功能。

中医认为,本病的病因病机有如下几个方面:

1. 饮食不节或思虑过度,内伤于脾,脾不健运,水湿上泛;或湿聚为痰,郁遏化热,上扰清窍。

2. 情志失调,肝气郁结,横犯脾胃,脾失健运,目失所养。

3. 肝肾不足,精血亏损,精不上承,目失濡养引起脉络膜视网膜水肿、渗出等病变。

【临床表现】

1. 视力下降 视力减退的程度与黄斑部病变的轻重有关。如果为正视眼则裸眼视力一般不低于0.5,最坏不低于0.2,往往

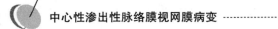

出现+0.50～+2.50的暂时性远视,病程早期可用镜片矫正至1.0。病程迁延或多次复发者,可致永久性视力障碍。

2. 中心暗点　自觉眼前正中有一灰色或深灰色的圆形影子挡住视线,注视目标时看不清目的物,而目标旁边的东西反而清楚。此即与黄斑部相对称的暗点。

3. 小视症及视物变形　即视物变小及视物弯曲变形。因黄斑部渗出水肿,使视网膜圆锥细胞的间隙增加及排列不规则所致。

【实验室检查】

1. 检眼镜检查可见黄斑部有约1～3PD大小、边界清楚的盘状浆液性神经上皮脱离区。脱离区色较暗,周围有反光晕,中心凹反光消失。发病数周后脱离区视网膜可见多数散在的黄白色小点沉着。恢复期视网膜下积液吸收,中心凹反光恢复,但仍可残留有光泽的陈旧性黄白小点和轻度色素紊乱。

2. 眼底血管荧光造影所见　在动脉期或静脉早期,黄斑区出现一个或数个高荧光渗漏点,以后随着时间的推移,渗漏点逐渐扩大增强。伴有色素上皮浆液性脱离时,在动脉早期就有荧光勾画出色素上皮浆液性脱离的范围,随着造影过程逐渐增强,其亮度持续到后期,但其大小、形态始终不变,当正常脉络膜荧光消退后仍清晰可见。色素上皮脱失的陈旧性病变,造影时可见窗样缺损的高荧光。

【诊断要点】

1. 眼前灰黄暗影,视物变色、变形。

2. 视力下降,但常不低于0.2。

3. 眼底黄斑部视网膜水肿呈圆形反光轮,中心凹反光消失,有黄白色点状渗出。

4. 眼底荧光血管造影等检查有助于诊断。

【辨证分型】

1. 脾虚湿困　中心视力下降,视物变形,眼底可见黄斑区圆形水肿区;荧光血管造影可见黄斑区或附近有渗漏逐渐扩散。可见体倦乏力,腹胀纳呆,舌淡,苔白腻。

2. 痰热内蕴　自觉视物昏蒙,或视瞻有色,视大为小,视直为曲等。眼底可见黄斑区水肿、渗出,中心凹反光不清等,眼症常缠绵不愈。症见头重胸闷,食少,小便黄少。舌红,舌苔黄腻,脉滑数。

3. 肝郁脾虚　视力下降及视物变形如前,眼底黄斑区水肿伴点状硬性渗出,荧光血管造影亦有一至数个渗漏点。情志抑郁,时有胁肋胀痛,纳呆食少,舌淡,苔白,脉弦细。

4. 肝肾亏损　视力下降,日久不愈,或眼前暗灰色阴影日久不退。眼底可见硬性渗出及黄斑区色素不匀,中心凹反光日久不恢复等。头晕耳鸣,腰膝酸痛,舌红,少苔,脉弦细数。

【针灸治疗】

1. 辨证治疗

治法:分别以健脾祛湿,清热化痰,疏肝健脾,滋补肝肾为治则。以眼区局部和足少阳经腧穴为主。脾虚湿困及肝郁乘脾者,毫针刺,平补平泻法;痰热内蕴者针用泻法;肝肾亏虚者,针用补法。

处方:睛明、承泣、球后、瞳子髎、风池、光明、太冲。

方义:睛明、承泣、球后、瞳子髎均为眼部腧穴,可疏通局部气血,开窍明目,为治眼病的要穴;风池穴功善清利头目,配光明可加强活血明目的作用;目为肝之窍,太冲为足厥阴肝经的原穴,取之以养肝明目。

加减:脾虚湿困者,加脾俞、足三里、阴陵泉、三阴交,以健脾祛湿;痰热内蕴者,加中脘、丰隆、内庭,以清热化痰;肝郁脾虚者,加行间、太溪、足三里理气健脾;肝肾亏损者,加肾俞、肝俞、三阴交、太溪,以滋补肝肾。

操作:睛明、承泣、球后按眼眶内腧穴操作常规谨慎针刺,避免刺伤眼球和出血;风池穴应注意掌握针刺的方向、角度和深度,用行气法,最好能使针感向眼球部传导;余穴常规针刺,每日 1次,10 次为 1 个疗程。

2. 其他疗法

（1）耳针：取眼、肝、肾、神门等穴。埋针或王不留行籽贴压，每日自行按压 3~5 次。

（2）穴位注射法：采用复方樟柳碱注射液于患眼太阳穴及患侧肾俞穴皮下注射各 1ml，每日 1 次。

【验案选粹】

张某，女性，24 岁。4 个月前自觉双眼视力减退，视物或大或小，模糊不清，傍晚后则视物不见，眼内干涩，头晕耳鸣。眼科检查：双眼底黄斑区水肿，视网膜血管痉挛。视力：左眼 0.2，右眼 0.4。诊断为"中心性视网膜炎""青盲"（肝肾阴亏）。服中西药物月余，未见明显效果。针刺治疗取承泣、四白、巨髎、足三里、三阴交。隔日 1 次，10 次为 1 个疗程。共治 3 个疗程，患者视物清晰明亮。眼科复查黄斑区水肿消失，视网膜血管恢复正常。复查视力：左眼 0.9，右眼 1.0。随访 3 年，疗效巩固。[蔡国昌.针刺治疗中心性视网膜炎 23 例.青海医药杂志，1998：28（6）：5]

【临证点睛与调护】

西医眼科尚缺乏有效的治疗手段，采用针灸疗法治疗中浆病，见效快，疗效好，不失为目前治疗中心性渗出性脉络膜视网膜病变的有效方法。本病有复发的倾向，故平时应适当休息，节用目力，避免过度精神兴奋、情绪紧张、劳神过度，少食辛辣刺激性食物，戒烟酒，以减少复发。

【现代研究】

1. 针刺治疗中心性浆液性脉络膜视网膜病变。取穴：睛明、承泣、球后、太溪、太冲、合谷、光明。隔日治疗 1 次，10 次为 1 个疗程，中间休息 5~7 天，根据病情再治第 2 个疗程。93 例中痊愈 46 例，显效 27 例，好转 14 例，无效 6 例，总有效率 93.55%。[俞定芳，童峰峰.针刺治疗中心性浆液性脉络膜视网膜病变 86 例.中国针灸，1997，（5）：273]

2. 针刺翳风透曲鬓及局部近取丝竹空，加电针治疗中心性浆液性脉络膜视网膜病变，经治 38 眼，痊愈 22 眼，显效 10 眼。[孙

宏昌.针刺治疗中心性浆液性脉络膜视网膜病变 30 例.针灸临床杂志,2000,16(11):9]

3. 用复方樟柳碱注射液 4ml 分双侧肾俞穴位注射,每日 1 次,10 天为 1 个疗程的方法联合中药分期辨证论治:①水肿期(早期,方以五苓散加减;②渗出期(中期)方以六君子汤加减;③恢复期(后期)方以六味地黄丸合生脉散加减。每日 1 剂,水煎温服,10 天为 1 个疗程,共用 4 个疗程。治疗组总有效率为 98.7%,平均治愈天数为 24.3 天。[江志华,陈志祥.分期论治加穴位注射治疗中心性浆液性脉络膜视网膜病变 80 例临床观察.中医药导报,2006,12(7):61-62]

4. 取穴:睛明、承泣、球后、合谷、光明、太溪、太冲。单眼患病,睛明、承泣、球后取患侧;双眼患病取双侧。合谷、太溪、太冲、光明均取双侧。5 次为 1 个疗程,中间休息 3~5 天,根据病情再治第 2 个疗程。同时口服维生素 E 丸,每日 1 次,每次 1 片(100mg);复合维生素 B 片每日 3 次,每次 2 片;复方路丁片每日 3 次,每次 2 片;三磷酸腺苷片每日 3 次,每次 2 片(40mg)。42 例中,痊愈 22 例,显效 14 例,好转 5 例,无效 1 例,总有效率 97.6%。[童峰峰,俞定芳.针刺结合药物治疗中浆.中西医结合眼科杂志,1997,15(1):15]

视网膜静脉阻塞

【概述】

视网膜静脉阻塞是临床常见的视网膜出血性疾病之一,也是较易致盲的眼底病。其特点是视网膜静脉迂曲扩张,受累静脉有出血,视网膜水肿、渗出等。由于阻塞部位和性质的不同,可以是突然视力减退,也可以是部分视野损害,轻度视物模糊。根据视网膜缺血情况分为缺血型和非缺血型。缺血型者病情重,预后差。本病多发于老年人,以及动脉硬化、高血压、心脏病,亦见于结核、梅毒、贫血引起的血管病等患者;男性稍多于女性;常单眼发病,左右眼无差别,双眼发病者少见。其发病率仅次于糖尿病视网膜病变,是第二位常见视网膜血管病。本病属于中医"暴盲""视瞻昏渺""云雾移睛""目衄"等范畴。

【病因病机】

西医认为,视网膜静脉阻塞的发病机制复杂,主要与高血压、动脉硬化、高血脂、血液黏稠度和血液流变学密切相关,同时与肥胖、嗜烟酒有关。

中医认为,本病是多种原因致眼底脉道瘀阻、损伤而血溢脉外引起,临床可归纳为:

1. 情志内伤,肝气郁结,肝失调达,气滞血郁,血行不畅,瘀滞脉内,瘀久则脉络破损而出血。

2. 肝肾阴亏,水不涵木,肝阳上亢,气血上逆,血不循经而外溢。

258

3. 过食肥甘厚味,痰湿内生,痰凝气滞,血脉瘀阻出血。

4. 劳瞻竭视,阴血暗耗,心血不足,无以化气则脾气虚弱,血失统摄,血溢脉外。

【临床表现】

本病外眼正常,不痛不痒,由于阻塞的部位及阻塞的程度不同,视力减退的程度也不同,总干阻塞、完全性阻塞要比分支阻塞、不完全性阻塞视力下降严重,出血波及黄斑区的患者,视力下降明显,有的仅能分辨手指。视力减退一般不像中央动脉阻塞那样急剧严重。

【实验室检查】

1. 眼底检查 可见①视乳头充血,边界不清楚,常被出血遮盖。②视网膜可见以视乳头为中心的放射状、火焰状出血。如果是静脉主干阻塞,则病变侵犯整个视网膜,以后极部最显著,日久可见黄白色类脂质变性渗出与出血相混杂。如果是分支阻塞,则出血仅限于该血管分布区。出血常发生在动静脉交叉处。由于额上支动静脉交叉较多,所以分支静脉阻塞以额上支较多见。出血波及黄斑区则视力明显减退,出血较多时流入玻璃体则眼底不能看到。③静脉因回流受阻呈高度扩张纡曲,颜色发紫,有时呈腊肠状,时隐时现于出血之中,动脉变细,常有动脉硬化现象。④视网膜可以发生水肿,由于血液回流受阻,血管壁的渗透性增加,血管中的液体外渗而视网膜水肿。不论阻塞发生在什么部位,凡黄斑区有持续水肿者,时间久了将逐渐发生视网膜囊样变性,视力严重受损。

2. 眼底荧光血管造影 阻塞的静脉在动静脉交叉处可见荧光阻塞点,阻塞远端静脉与毛细血管可见荧光充盈迟缓及荧光渗漏。总干阻塞时,因有大片出血,显示荧光遮蔽,视网膜因水肿反光增强。

【诊断要点】

1. 中老年发病者常有高血压等病史,青年发病者常有反复发作的眼前黑影及视力障碍史。

2. 视力突然减退,或有眼前黑影飘动,严重者可骤降至眼前手动。

3. 荧光素眼底血管造影对本病诊断有重要参考价值。

【辨证分型】

1. 气滞血瘀　外观端好,视力急降,眼底表现同眼部检查;可有眼胀头痛,胸胁胀痛或情志抑郁,食少嗳气,或忿怒暴悖,烦躁失眠;舌红有瘀斑,苔薄白,脉弦或涩。

2. 痰瘀互结　同前;或是病程较长,眼底水肿渗出明显,或有黄斑囊样水肿;形体肥胖兼见头重眩晕,胸闷脘胀,舌苔腻或舌有瘀点,脉弦或滑。

3. 阴虚阳亢　同前;兼见头晕耳鸣,面热潮红,头重脚轻,失眠多梦,烦躁易怒,腰膝酸软;舌红少苔,脉弦细。

4. 心脾两虚　较久,视网膜静脉反复出血,其色较淡;常伴有面色萎黄或㿠白,心悸健忘,肢体倦怠,少气懒言,月经量少或淋漓不断,纳差便溏;舌淡胖,脉弱。

【针灸治疗】

1. 辨证治疗

治法:以行气活血,祛痰化瘀,滋阴潜阳,补益心脾,开窍明目为治则。以取肝经、胆经、膀胱经、肾经、肺经、胃经、大肠经穴为主。气滞血瘀和瘀互结者,用泻法;阴虚阳亢者,针用补泻兼施法;心脾两虚者,针用补法,并灸法。

处方:睛明、承泣、太阳、风池、光明、太冲、太溪。

方义:睛明、承泣为眼部腧穴,配太阳可通调局部气血,开窍明目;风池穴功善清利头目;目为肝之窍,太冲为足厥阴肝经的原穴,取之以养肝明目;肝胆相表里,取胆之络穴光明以开窍明目;肾之原穴太溪配太冲可滋补肝肾,平肝潜阳。

加减:气滞血瘀,脉道不利,血溢络外,眼前黑影飞动者,加合谷、膈俞、血海、三阴交,以行气活血化瘀,开窍明目。痰瘀互结者,加中脘、丰隆、合谷、膈俞、三阴交,以祛痰化瘀;肝肾阴虚、肝阳上亢,眼前时常出现黑影飞动者,加肝俞、肾俞、照海、三阴交、行间、侠溪,以补益肝肾,平肝潜阳;心脾两虚,血失统摄,血溢脉外,视物昏蒙,眼前黑影飞动者,加脾俞、心俞、足三里、三阴交,以补益心脾。

操作:睛明、承泣按眼眶内腧穴操作常规谨慎针刺,避免刺伤眼球和出血;风池穴应注意掌握针刺的方向、角度和深度,用行气法,最好能使针感向眼球部传导;背俞穴操作同前,注意安全;余穴常规针刺,每日 1 次,10 次为 1 个疗程。

2. 其他疗法

(1)穴位注射疗法:予碟脉灵注射液与 0.5%的利多卡因混合液(5:1)穴位封闭,每日 1 次。取攒竹、丝竹空、球后 3 穴,每穴注射 1~1.5ml 封闭方向指向球后。

(2)头针疗法:取双侧视区,平刺进针 1.5 寸,快速捻转,频率为每秒 3~5 个往复,幅度为 3~4 圈,行针 1~2 分钟后出针,每日 1次,10 次为 1 个疗程,疗程间隔 3 天。

(3)激光疗法:用刺入式氦-氖激光针灸治疗取穴:球后、肾俞、肝俞,配穴:睛明、新明、光明。

(4)针药并用:取穴为睛明、瞳子髎、命门、上星、内关、肝俞、百会、内迎香、光明。肝阳上亢配太冲;目胀、烦热、口苦加关冲放血;盗汗加心俞、肾俞;失眠加神门;视物昏花加养老;痰热明显加丰隆、内庭。其中内迎香用刺血法,不留针,每次 1 穴,双侧轮流使用;其余穴平补平泻,留针 30 分钟,每天 1 次。用协定方活血明目汤内服。处方:柴胡、栀子、牡丹皮、女贞子、车前子、谷精草各 10g,丹参、川芎、菊花、花蕊石各 15g,茺蔚子 20g,三七粉(冲服)3g。水煎服,每天 1 剂,早晚各 1 次。以上治疗均以 10 天为 1个疗程,休息 3 天,继续下一个疗程。

【验案选粹】

患者,男,53 岁。既往视力近视,1 个月前因生气突觉右眼眼前有黑点,视力由发病前 0.8 降至 0.08。西医眼底检查见视乳头充血,边界模糊,表面有散在血斑,静脉血管扩张纡曲,黄斑轻度水肿。诊断为视网膜分支静脉阻塞。口服维脑路通等药后,略有好转。就诊时右眼视力 0.2,伴急躁易怒,头痛目胀,口干口苦,大便燥结,舌红苔黄,脉弦数。辨证:肝火上炎。治则:清热疏肝,泻火明目。选穴:右侧睛明、球后、太阳,双侧风池;小幅度快速捻针,使针感上行,能到达眼区时最佳。双侧曲池、支沟、阳陵泉、太冲;用泻法,每日 1 次,每次留针 30 分钟,10 次为 1 个疗程。1 个疗程后,右眼视物较前清晰,视力为 0.5。大便已通,烦躁、口苦等症状基本消失,仍觉头痛目涩,诊为肝肾阴虚。处方去支沟,加太溪,用补法。复连续治疗 2 个疗程,自觉诸症消除,眼科复查视网膜出血基本吸收,水肿消退,右眼视力 0.7。因工作不能继续针灸治疗,嘱口服石斛夜光丸以巩固疗效。[韩毳,李学武.治疗视网膜静脉阻塞 1 例针刺治疗视网膜病变举隅.北京中医药大学学报,2000,23(12):117]

【临证点睛与调护】

在出血发作期应适当休息,有新鲜玻璃体积血者,应半坐卧位,使积血下沉。饮食宜清淡而富有营养,少食辛辣煎炸之物及肥甘厚味,并戒烟慎酒。本病有可能反复性出血,应坚持长期治疗和观察,当病情反复时,勿急躁、悲观,忌愤怒,心情宜舒畅,积极配合治疗。

【现代研究】

1. 针刺治疗视网膜静脉阻塞。气滞血瘀型主穴:球后、睛明、丝竹空、翳明。配穴:太冲、光明。阴虚火旺型主穴同上,配穴:太溪、三阴交。每日 1 次,2 周为 1 个疗程,疗程间休息 3 天。结果:41 例中,显效 20 例(出血吸收,视力恢复,皆为分支阻塞),有效 15 例(出血大部分吸收,视力提高 3 行以上,多为分支阻塞),无效 6 例(多为总干阻塞)。[李维华,白淑英.针刺治疗视网膜静脉阻塞 41 例.辽宁中医杂志,1998,25(11):536]

2. 毫针透刺治疗视网膜静脉阻塞。选取主穴:攒竹、睛明、丝竹空、太阳。配穴:肝胆火炽配光明,气滞血瘀配太冲,阴虚火旺配三阴交,气血亏虚配足三里,治疗结果显效率为 71.4%。[武丹蕾、孙蕾.毫针透刺治疗视网膜静脉阻塞临床观察 62 例.甘肃中医

学院学报,2004,21(2):43]

3. 穴位封闭为主治疗视网膜分支静脉阻塞。取穴:以球后、新明Ⅰ、睛明、攒竹、迎香,配以肝俞、肾俞。采取眼区上下内外配合,每次取3个穴,定期轮换取穴治疗。用利多卡因注射液与安妥碘注射液混合液穴位封闭,每日1次,20次为1个疗程。治疗67例中,显效31例,有效34例,无效2例。[李伟,李秀梅,孙爽.穴位封闭为主治疗视网膜分支静脉阻塞67例.中国民间疗法,2006,14(6):24]

4. 源洛欣注射液穴位封闭治疗视网膜中央静脉阻塞。采用源洛欣射液与0.5%盐酸利多卡因注射液(麻醉作用)混合液(5:1)穴位封闭,每日1次。选取丝竹空、鱼腰、攒竹、球后等穴位,每日2穴,每个穴位注射0.3ml。治疗组23例,临床痊愈5例,显效8例,有效8例,无效2例,总有效率91.30%。[孙爽,张庆莲.源洛欣注射液穴位封闭治疗视网膜中央静脉阻塞临床观察.吉林中医药,2008,28(5):350]

5. 取双侧四白、承泣、太阳、丝竹空、鱼腰、攒竹、瞳子髎,取双侧合谷、足三里、三阴交。背穴为肝俞、肾俞,选取4个穴位,注入香丹注射液0.1ml或莪术注射液0.1ml或生脉注射液0.1ml,间日1次,共10次。270例中显效90例,有效120例,无效60例,总有效率77.8%。[陈明英.中药穴位针刺注射治疗眼底病600例临床观察.四川中医,2007,25(10):109]

6. 刺入式氦-氖激光针灸治疗视网膜静脉阻塞。用刺入式氦-氖激光针灸治疗视网膜静脉阻塞,取穴:球后、肾俞、肝俞,配穴:睛明、新明、光明,治疗97例,有效率为87.62%。[李桂森.刺入氦-氖激光针灸治疗视网膜静脉阻塞97例疗效观察.中国针灸,1991,11(4):7]

7. 活血药穴位注射配桃红四物汤治疗视网膜中央静脉阻塞。取双侧四白、球后、承泣、太阳、丝竹空、鱼腰、攒竹、瞳子髎,每次选取2个穴位;取双侧合谷、足三里、三阴交,每次选取4个穴位;取肝俞、肾俞,选取4个穴位。注入中药针剂0.1ml,病程小于3

个月者用香丹注射液,大于3个月者用莪术注射液,10次为1个疗程。隔日1次口服中药桃红四物汤加减(生地、桃仁、赤芍、红花、当归、枳壳、郁金、刘寄奴、柴胡、川牛膝各15g,川芎、地龙各12g)。水煎服,日1剂。70例病例中,显效38例,有效23例,无效19例,总有效率87.14%。[陈明英.活血药穴位注射配桃红四物汤治疗视网膜中央静脉阻塞70例.陕西中医,2007,28(10):1394]

视网膜动脉阻塞

【概述】

视网膜中央动脉的主干或分支及视网膜睫状动脉因阻塞或血管壁痉挛性闭塞所引起的供血区域急性缺血和功能障碍总称为视网膜动脉阻塞。多见于单眼,也可发生于双眼,是造成失明的严重眼病之一,任何年龄均可发病。常表现为突然视力严重减退或完全丧失。中医属"暴盲"的范畴。

【病因病机】

西医认为,本病常因血管壁病变所引起,如动脉粥样硬化、血管痉挛,或因心脏瓣膜赘生物脱落,阻塞于视网膜动脉等。

《证治准绳·杂病·七窍门》谓:"乃否塞关格之病。病于阳伤者,缘忿怒暴悖,恣酒嗜辣好燥腻,及久患热病痰火人,得之则烦躁秘渴。病于阴伤者,多色欲悲伤,思竭哭泣太频之故,患则类中风,中寒之起。"结合临床可归纳为:

1. 忿怒暴悖,气机逆乱,气血上壅,血络瘀阻。

2. 偏食肥甘燥腻,或恣酒嗜辣,痰热内生,血脉闭塞。

3. 年老阴亏,肝肾不足,肝阳上亢,气血并逆,瘀滞脉络。

4. 心气亏虚,推动乏力,血行滞缓,血脉瘀塞。

【临床表现】

主要表现为一只眼突然失明,有的能看到光亮及分辨手指,有的连光亮也不能看到。如果是分支阻塞,则表现为相应的视野缺损。部分患者病前有一时性的视物模糊、头痛头晕等。由于视网膜是极其娇嫩的组织,一旦血液供应中断,则视力极度下降甚至失明。

【实验室检查】

1. 眼底检查 由于血流突然中断,视神经乳头颜色变淡,视网膜动脉显著变细,呈线状,有时血管里的血柱呈串珠状,就是一段有血柱,一段没有,静脉也相应较细。视网膜呈急性贫血状,后极部视网膜呈乳白色混浊,黄斑中心反光消失。此处视网膜最薄,没有视网膜内层,由脉络膜供给营养的黄斑区仍保持正常红色,与周围视网膜乳白色水肿对照更显得突出,这就是所说的"樱桃红点",是诊断本病的典型症状。如果有睫状动脉者,视乳头与黄斑之间仍有血液供应,留下红色舌状区仍保留中心视力。若为分支阻塞,则其分支动脉供血区出现视网膜水肿。视网膜混浊一般在2周左右消退。出现视乳头苍白,动脉狭细如线。

2. 视网膜电流图 在动脉阻塞数小时内视网膜电流图的 b 波迅速减退。

3. 荧光眼底血管造影 可显示动脉无染料灌注,充盈迟缓,数日后动脉血流可重新出现。由于很难在发病当时立即进行荧光血管造影检查,所以荧光造影所见变化很大。从血流完全停止,血流缓慢,部分无灌注到充盈完全正常都可以看到。

【诊断要点】

1. 突然视力下降或丧失。

2. 视网膜动脉极细,血柱呈节段状。

3. 视网膜中央动脉阻塞时,后极部广泛性灰白水肿混浊,黄斑樱桃红。

4. 眼底荧光血管造影有助于诊断。

【辨证分型】

1. 肝阳上亢 症状及眼底检查同前,目干涩;头痛眼胀或眩晕时作,急躁易怒,面赤烘热,心悸健忘,失眠多梦,口苦咽干;脉弦细或数。

2. 痰热上壅 症状及检查同前;形体多较胖,头眩而重,胸闷烦躁,食少恶心,口苦痰稠;舌苔黄腻,脉弦滑。

3. 气血瘀阻　外观端好,骤然盲无所见,眼底表现同眼部检查;急躁易怒,胸胁胀满,头痛眼胀;舌有瘀点,脉弦或涩。

4. 气虚血瘀　日久,视物昏蒙,眼底动脉细而色淡红或呈白色线条状,视网膜水肿,视盘色淡白;或伴短气乏力,面色萎黄,倦怠懒言;舌淡有瘀斑,脉涩或结代。

【针灸治疗】

1. 辨证治疗

治法:分别以滋阴潜阳、化痰通络、活血化瘀、补血活血为治则,以取足太阳、手足少阳、手足阳明、足厥阴经穴为主,实证多针少灸,虚证针灸并用。

处方:睛明、球后、丝竹空、风池、太冲、光明、四白、血海。

方义:睛明、球后、丝竹空、四白疏调眼部气机,通络明目;风池、太冲平肝潜阳息风;肝胆相表里,取胆之络穴光明以开窍明目;血海以补血活血。

加减:肝阳上亢者,加行间、侠溪、百会,以平肝潜阳;痰热上壅者,加中脘、丰隆、内庭,以清热祛痰;气血瘀阻者,加合谷、膈俞、三阴交,以行气活血化瘀;气虚血瘀者,加足三里、气海、三阴交、膈俞,以补养气血,活血化瘀。

操作:睛明、球后每次只用一穴,两穴交替使用,严格消毒,选用细针,固定眼球,严格掌握进针的角度与深度,不提插捻转,不留针,出针后用干棉球压迫针孔1~2分钟,以预防局部皮下出血。风池、背俞穴针刺同前,注意安全。其余各穴常规针刺,每日1次,10次为1个疗程。

2. 其他疗法

针药并用:主穴取球后、睛明、承泣。配穴取太阳、攒竹、瞳子髎、风池、合谷、百会、内关、太冲等。配合中药通窍活血汤、血府逐瘀汤、补阳还五汤。

【验案选粹】

赵某,男,39岁。右眼于10日前突然视力下降,当日即赴某医院就诊,确诊为视网膜动脉阻塞,经多种西药和高压氧舱治疗无效。今来我院求中医诊治,查视力:指数/眼前。眼底:视盘色淡,边界尚清,网膜动脉明显变细,行走较直,静脉细呈节断状,后极部网膜色淡,黄斑呈樱桃红色。患者自述有高血压病史5年,平日嗜好烟酒,喜食辛辣炙煿之品,近日头晕,四肢发麻时震颤。查患者形体较胖,面色红润,舌质红、苔黄,脉弦劲有力。辨证为肝阳上亢,肝风内动,脉道被阻。治宜平肝潜阳,活血通脉。立即给针刺球后、睛明、太阳、合谷,留针20分钟;中药以加味通窍活血汤:灵磁石30g,石决明15g,菊花10g,生龙牡各15g,赤芍15g,川芎25g,桃仁10g,红花10g,丹参30g,老葱3根(碎),生姜10g(切片),红枣7枚,麝香0.5g(冲),啤酒250ml(兑服)。留针20分钟后起针,视力0.02。嘱其每日针灸1次,中药1剂。治疗3日后视力0.06,患者自服药后头皮发紧,隐隐作痛,遂以原方加白芷12g,钩藤30g,藁本10g。继前治疗3日后,症状略有缓解,视力0.1。考虑治疗6日后不宜麝香用量过大,原方麝香减为0.15g,余药同前。共治疗9日,视力0.1,后患者中断治疗。[田开愚.针药并施治疗视网膜动脉阻塞.中国中医急症,1999,8(6):285]

【临证点睛与调护】

患者应戒除烟酒,防止寒冷,注意保暖,寒冷可以使血管收缩,加重病情。高血压患者,一定要按医生的要求用药,不要急于求成,降压不要过快或降得太低,应保持稍高于正常人的血压。睡眠时不要伏卧压迫眼球而使眼压升高。低血压高眼压不利于本病的恢复。对于急需抢救视力的视网膜中央动脉阻塞,针刺治疗可使患者的视力有不同程度的改善。视网膜中央动脉阻塞部位不同,其疗效也不同;中央动脉阻塞的时间越长,临床疗效越差。在针刺操作过程中要提防冠心病患者心绞痛的发作。有冠心病病史患者必须注意避免发生意外。

【现代研究】

1. 针刺治疗视网膜中央动脉阻塞。取穴:①主穴:风池、角孙、大椎,用"烧山火"手法不留针。配穴:太阳、阳白、四白,用一般手法留针 30 分。②主穴:脑空、鱼腰、攒竹,用普通手法不留针。配穴:内睛明,用"压针缓进"手法留针 10 分。以上 2 组穴位轮流配合使用,每日 1 次,每 2 周为 1 个疗程,休息 1 周后再继续治疗。视力提高到 0.08 者 2 例,0.1 者 1 例,0.2 者 3 例,0.3 者 2 例,0.4 者 2 例,0.8 者 1 例。[宫建稚,宫继宏.针刺治疗视网膜中央动脉阻塞疗效观察.北京中医,1997,(2):43]

2. 视网膜动脉阻塞的针刺治疗。第 1 组主穴:球后、睛明、健明、承泣等,配穴:太阳、四白、翳风、风池等;第 2 组主穴同第一组,配穴:曲池、天柱、光明、命门、肾俞、太冲等。每日 1 次,10 次为 1 个疗程。治疗 245 例,显效者 61 例,有效 70 例,进步 83 例,无效 31 例,有效总数 214 例,总有效率为 87.3%。[郑建中,陈志生,王万敏,等.视网膜动脉阻塞的针刺治疗.上海中医药,1983,(11):29-30]

3. 针刺法治疗视网膜动脉阻塞 50 例。取主穴:睛明、球后、承泣、健明;配曲池、合谷、风池、太阳。每日 1 次,每次取主穴 2 个,配穴 1~2 个,10 次为 1 个疗程。治疗 50 例,显效 33 例,进步 12 例,无效 5 例,总有效率为 90%。[聂淑珍.针刺法治疗视网膜动脉阻塞 50 例.天津中医,1990,(5):19~21]

4. 针灸治愈 1 例 CRVO 合并睫状动脉阻塞。取穴百会、睛明、太阳、风池、曲池、内关、合谷、足三里、三阴交、太冲;手法以有放散感(得气)为好。连续针灸 7 天,此后每周一、三、五针刺。结合中草药雾化熏眼部,辅助针灸,历时半月。在此后的 3 个月中,坚持每周针 3 次。经中草药结合针灸治疗,患者基本痊愈。[汤剑羚,柳耕钧.针灸治愈 1 例 CRVO 合并睫状动脉阻塞.医学导刊,2007,(10):87-88]

视网膜静脉周围炎

【概述】

视网膜静脉周围炎亦称青年性复发性视网膜玻璃体出血。多见于男性,双眼先后发病,有复发趋势。视力减退程度与病变部位及出血量有关。反复发作,视力不易恢复,可形成增殖性网膜炎,增殖组织收缩牵引可导致视网膜脱离。多发于20~40岁之间的青壮年,男性多于女性,双眼多于单眼。中医属"云雾移睛""暴盲""青盲"等范畴。

【病因病机】

西医认为,本病是一种过敏反应性疾病,与结核菌素或其他感染病灶及内分泌障碍有关。

《审视瑶函·暴百症》中谓本病若"……病于阳伤者,缘忿怒暴悖,恣酒嗜辣,好燥腻,及久患热病痰火人得之,则烦躁秘渴;病于阴伤者,多色欲悲伤,思竭哭泣太频之故;伤于神者,因思虑太过,用心罔极,忧伤至甚。元虚水少之人,眩晕发而盲瞽不见。能保养者,拾之自愈,病后不能养者,成痼疾。"后世多沿此说。结合临床归纳为:

1. 六淫外感或五志过极,肝火内盛,循肝经上扰,灼伤目系而发病。

2. 悲伤过度,情志内伤,或忿怒暴悖,肝失条达,气机郁滞,上壅目系,神光受遏。

3. 热病伤阴或素体阴亏,阴精亏耗,水不济火,虚火内生,上炎目系。

4. 久病体虚,或素体虚弱,或产后血亏,气血亏虚,目系失养。

【临床表现】

本病不痛不痒,主要表现为视力下降。视力下降的程度与病变部位和出血量有关。发病早期,病变在视网膜周边部,视力一般不受影响。出血波及黄斑区就会视力下降。少量出血进入玻璃体时,好像一杯清水中飘动着几片茶叶,眼前就会有黑影飘动。进入玻璃体的血液较多时,称为玻璃体积血,好像一杯清水中放了一大把泥土而混浊不清,外来的光线不能进入眼内,视力会突然下降,甚至仅辨眼前指数或光感。当眼球转动时,如幕布样飘游动荡。

【实验室检查】

1. 眼底检查　①病变静脉的形态:视网膜周边部静脉首先受到侵犯,可见周边部静脉粗细不均,或成串珠状,或弯曲呈螺旋形,有的静脉周围有白鞘,有的静脉变成一条白线。病变可由周边小静脉逐渐发展到主干静脉。②视网膜出血:病变静脉周围有大小不等、形态不一的鲜红色出血,有时出血遮盖住部分血管。出血往往进入玻璃体,出血多时,瞳孔区一片漆黑,不能看清眼底。③增殖性视网膜病变:反复出血时间长了,在视网膜和玻璃体内形成纱幕状或条索状结缔组织及不同程度的玻璃体混浊,并可行成新生血管。由于增殖组织的收缩牵引,可导致视网膜脱离。如出血过多,由于眼内容积增加,可以继发青光眼,最终可造成失明。④检查另一眼:一眼突然失明,玻璃体混浊,眼底不能看到,甚至连红光反射也看不到,这时检查另一眼眼底,如果静脉周围有白鞘可以诊为本病。

2. 裂隙灯显微镜检查　当眼底不能看到时,应鉴别玻璃体是出血性混浊,还是炎症混浊。本病房水无混浊,玻璃体可见棕红色粉尘状混浊,而色素膜炎造成的玻璃体混浊往往有房水混浊、角膜后沉着物等。

【诊断要点】

1. 视力突然下降甚至短期内失明。

2. 急性者有瞳孔改变。

3. 视野检查有中心暗点等损害,视觉诱发电位检查有异常。

4. 荧光素眼底血管造影有助于诊断。

【辨证分型】

1. 肝经实热　视力急降甚至失明,伴眼球胀痛或转动时作痛,眼底可见视盘充血肿胀,边界不清,视网膜静脉扩张、纡曲,颜色紫红,视盘周围水肿、渗出、出血,或眼底无异常;症见头胀耳鸣,胁痛口苦,舌红苔黄,脉弦数。

2. 肝郁气滞　眼症同前,头晕目眩或前额、眼球后隐痛,患者平素情志抑郁或妇女月经不调,喜叹息,胸胁疼痛,头晕目眩或前额、眼球后隐痛,口苦咽干,舌质暗红,苔薄白,脉弦细。

3. 阴虚火旺　眼症同前,症见头晕目眩,五心烦热,颧赤唇红、口干,舌红苔少,脉细数。

4. 气血两虚　病久体弱,或失血过多,或产后哺乳期发病,视物模糊,兼面白无华或萎黄,爪甲唇色淡白,少气懒言,倦怠神疲,舌淡嫩,脉细弱。

【针灸治疗】

1. 针灸治疗

治法:分别以疏肝解郁,行气活血,平肝息风,滋阴潜阳为治则。以取足太阳、手足少阳、足厥阴经穴为主。实证多针少灸,虚证针灸并用。

处方:睛明、球后、丝竹空、光明、四白、照海、风池、太冲、申脉。

方义:睛明、球后、丝竹空、四白可通调眼部气机,开窍明目,为治眼病要穴;光明为胆经络穴,肝胆相表里,开窍明目;太冲以疏肝解郁,行气活血以明目;照海、风池、太冲以滋阴潜阳,平肝息风;申脉可通调阳跷经气,具有明目开窍之功。

加减:肝经实热者,加上星、印堂、行间、侠溪、太阳、耳尖,以清泻肝热,泻火解毒,明目开窍;肝郁气滞者,加行间、阳陵泉、膻中、内关、期门,以疏肝理气,明目开窍;阴虚火旺者,加太溪、三阴交、涌泉、肾俞,以滋阴降火,明目开窍;气血虚弱者,加脾俞、足三里、三阴交、气海、膈俞,以益气养血,明目开窍。

操作:睛明、球后每次只用一穴,两穴交替使用,严格消毒,选用细针,固定眼球,严格掌握进针的角度与深度,不作提插捻转,不留针,出针后用干棉球压迫针孔1~2分钟,以预防局部皮下出血。风池、背俞穴针刺同前,注意安全;其余各穴常规针刺,每日1次,10次为1个疗程。

2. 其他疗法

穴位注射法:取攒竹、光明、足三里、三阴交用复合维生素B注射液1~2ml,隔日1次。

【验案选粹】

刘某,男,30岁,农民,于1984年6月7日就诊。主诉:两眼视物模糊1年,3个月来加重。病史介绍:患者于1983年6月20日,两眼视物突然模糊,来天津眼科医院检查,诊断为"视网膜静脉周围炎"住中医病房治疗,视力基本恢复正常出院。于1984年1月25日复发,视力再度下降,于中医专科门诊治疗。3个月来病情日益加重,医治罔然,要求转来我科治疗。

检查:视力:右眼:手动/眼前,左眼:指数/眼前。两眼外观未见异常,角膜正常,瞳孔对光反射迟钝。眼底:窥不见眼底,无红光反应。

脉象弦稍迟,舌质淡红,苔白腻厚。四肢乏力,头胀,二便正常。

诊断:双眼视网膜静脉周围炎。

中医诊断:暴盲(双眼)。

治疗:针刺合谷、上天柱(风府穴旁开1寸处,天柱穴之上方取之)、内关、三阴交、足三里。留针20分钟,每日1次。中药(自拟方):桃仁12g、红花12g、赤白芍各15g、川芎12g、花蕊石20g、仙鹤草12g、柴胡12g、三七粉(冲)6g、地龙9g、三棱6g、莪术6g、知母12g、鸡血藤12g、牡蛎12g、决明子9g、蒲公英12g、海藻12g、昆布12g、生地12g、麦冬6g、白及6g。水煎服,每日1剂。

治疗 1 个半月后,视力:右眼:0.1、左眼:0.1。眼底:右眼颞侧隐见网膜组织,乳头鼻侧可见白色条束状机化物,只能见到局部网膜,其余均为白色混浊所阻挡。左眼眼底窥不见,但已能见到眼底红光反应。[曹仁方.常见眼病针刺疗法.北京:人民卫生出版社,1990:84]

【临证点睛与调护】

避免悲观和急躁情绪,以免因病而郁,因郁而影响疗效或加重病情。病后还应静心养息,惜视缄光,以免阴血耗损。要坚持系统的及时的治疗,忌随意中断或改换用药。

【现代研究】

针刺治疗视网膜静脉周围炎。局部取承泣、球后、太阳、瞳子髎穴;远部取膈俞、肝俞、足三里、三阴交穴。观察病例 32 例 43 眼,痊愈 16 眼,显效 13 眼,有效 6 眼,有效率为 81.4%。[王富春,魏丽娟.针刺治疗视网膜静脉周围炎 32 例.北京中医学院学报,1989,12(3):25]

视网膜色素变性

【概述】

视网膜色素变性是一种主要损害光感受器和色素上皮的进行性遗传性眼病。病变多自视网膜赤道部的视细胞向视网膜后极部和内层发展,晚期累及视神经节细胞,出现严重的视力障碍,最终导致失明。眼底检查以视盘色泽蜡黄,视网膜血管变细,视网膜上有骨细胞样色素沉着为特征。多为双眼发病,偶见单眼,男多于女,幼年发病随年龄增加而加重。本病属于中医学的"高风内障""高风雀目"等范畴。《医宗金鉴·眼科心法要诀》曰:"高风内障之症,两眼至天晚不明,天晓复明,缘肝有积热,肾终虚损,乃阳微阴盛也,天晚阴长,则天时之阴,助人体之阴,能视顶上物,不能下视诸物。至天晓阳长,则天时之阳,助人身之阳,两眼复明矣。"

【病因病机】

西医认为,本病为遗传性眼病,其遗传方式可有常染色体显性、常染色体隐性和性连锁隐性遗传。

中医认为,本病的形成系先天禀赋不足、命门火衰;或肝肾亏损、精血不足;或脾胃虚弱、清阳不升,致使脉道不得充盈,血流滞涩,目失所养而神光衰微,夜不见物,视野缩窄。病变过程中多兼脉道瘀塞,后期常因脉道闭塞,气血失养而失明。

【临床表现】

本病首先表现为进行性夜盲和进行性向心性视野缩窄,晚期视力减退,常缓慢发展,终致全盲。故早期自觉症状主要为夜盲,常于儿童或少年时期发生,随年龄增长逐渐加重,以致在黄昏时或于暗处行动困难。视野早期为典型的环形暗点,其位置与赤道部相符。逐渐向中心扩展,可能留颞下周边小部分,维持较长时间后才逐渐消失;中心部发展较慢,当仅余中心视野时,视敏度虽然很好,但患者处于管视状态,行动极为不便。最后中心视野消失,患者完全失明。一般患者两眼视野缺损情况基本相似。

【实验室检查】

1. 眼底检查　早期多正常或视网膜显示污秽,赤道部可见少许骨细胞样色素沉着,有的盖于血管之上。中期可见视乳头呈蜡黄色萎缩,视网膜动脉、静脉普遍狭窄,末梢尤其明显,中间部蜘蛛状或骨组织样色素沉着向周边及后极部扩散,亦有呈虫蚀状者,同时可有色素脱失,黄斑色暗。晚期视乳头黄白,视网膜青灰,动脉细,但不被血管和白鞘包绕,色素沉着可为团块状,可透见硬化的脉络膜血管,黄斑部可有色素脱失、色素沉着、囊样变性及视网膜前纤维增生。

2. 视野检查　环状或岛状暗点,逐渐扩大融合,成为典型环状暗点。应用自动静态定量视野仪可于病变早期发现动态视野异常之前病变对应区域内视网膜对比敏感度降低,光阈值增高。

【诊断要点】

1. 夜盲,暗适应功能下降。

2. 视野向心性缩小。

3. 电生理改变　视网膜电图(ERG)呈熄灭型,尤其是 b 波消失。眼电图(EOG)开始时 LP/DT 降低,最后熄灭。

4. 眼底表现　视神经乳头蜡黄色萎缩、视网膜血管变细,尤以动脉为甚,视网膜散在骨细胞样色素斑。

【辨证分型】

1. 肾阳不足　初起入暮或黑暗处视物不清,行动困难,至天明或光亮处视力复常。日久症重,视野日渐缩窄,甚至缩窄如管状,仅见眼前事物,不能看到周围空间,行动极为困难,最终可失明。伴身背畏寒,四肢不温,耳鸣耳聋,腰酸腿软,夜间尿多,舌淡苔净,脉细无力;男子可有阳痿、早泄、失精,女子可有月经不调、白带过多且质地清稀等。

2. 肝肾阴虚　眼部主症同上,伴眼内干涩不适,失眠多梦,头晕目眩,耳鸣耳聋,口干或渴或不渴,舌红少苔,脉细而数。

3. 脾胃虚弱　眼部主症同前,伴面色㿠白,神疲体倦,懒言少食,视物昏花,不能久视,或有脱肛或子宫下垂等症,舌淡,苔薄白,脉细弱。

4. 脉络瘀阻　其证属后期,迁延日久,眼内经络脉道闭塞,气血往来阻滞,病势已趋深重,成为内障或青盲重症。

【针灸治疗】

1. 辨证治疗

治法:分别以温补元阳,滋补肝肾,补中益气、健脾升阳,活血化瘀,明目开窍为治则。以取足太阳膀胱经、足少阴肾经、足厥阴肝经、足少阳胆经、足阳明胃经穴位为主。肾阳不足和脾胃虚弱者,针灸并用,针用补法;肝肾阴虚者,针用补法;脉络瘀阻者,针用平补平泻法。

处方:睛明、球后、风池、肝俞、涌泉、太冲、足三里、光明。

方义:睛明、球后二穴均为眼部腧穴,可疏通眼部气血而明目;风池穴善于清理头目,加强疏通眼部气血的作用;肝俞、太冲、涌泉以补益肝肾,目为肝之窍,肝经原穴太冲还可养肝明目;足三里为足阳明经的合穴,足阳明经的经脉循行与眼部有密切的关系,足三里既可疏通眼部的经脉以行气活血,又可补养脾胃以益气明目;胆经之络穴光明善疗眼疾。

加减:肾阳不足,命门火衰,视物不清者,可加肾俞、命门、关元等穴以温补肾阳,明目开窍;肝肾阴虚,精血亏少,视物不清者,可加肾俞、太溪以滋补肝肾,养精明目;脾气虚弱,清阳不升,视物不明者可加脾俞、胃俞、三阴交,以健运脾胃,补益气血,明目开窍;脉络瘀阻,不能视物者,加合谷、膈俞、三阴交,行气活血,通络明目。另外,眼周的攒竹、丝竹空、瞳子髎、承泣、四白等穴可与上述眼部穴位交替使用。

操作:睛明、球后二穴按眼眶内腧穴常规操作,需要小心谨慎,以免伤及眼球和血管;风池穴针用行气法,最好能使针感向眼部传导;肾阳不足、脾气虚弱者,肾俞、命门、关元、脾俞、足三里针用补法,均可加灸。

2. 其他疗法

(1)穴位注射法:用川芎嗪、黄芪注射液于太阳穴进行穴位注射治疗。

(2)电针法:新明Ⅰ(奇穴,位于翳风前上5分,耳垂后皱褶中点)、球后、上睛明、新明Ⅱ(奇穴,位于眉梢上1寸,外开5分凹陷处);配穴:风池、翳明。

【验案选粹】

1. 赵某,女,35岁,工人,1981年12月4日就诊。主诉:晚上视物不清7年。病史介绍:患者7年前发现晚上视物不清,诊断为"视网膜色素变性",曾于我科进行2个疗程(20次)针刺治疗,视力提高两行,后因妊娠而停针刺,未用其他治疗。近来视力减退,再次来我科要求针刺治疗。

检查:视力:右眼0.3,左眼0.6。外眼未见异常。眼底:两眼乳头边界清,色泽正常,网膜周边部可见黑色骨细胞样色素,黄斑部及中心凹光反射不清,血管动脉稍细,其他未见异常。

纳尚佳寐,多梦,无耳鸣,有腰酸,月经正常,口干,舌淡红,苔薄白,脉沉细。

诊断:双眼视网膜色素变性。

中医诊断:高风内障(阴风内障)。

治疗:针刺主穴:百会(补法,或灸)、合谷、睛明、球后、承泣、足三里。中药:熟地12g、首乌12g、女贞子9g、枸杞子30g、五味子12g、当归9g、夜明砂(包)12g、薏苡仁9g、茯苓12g、白芍12g、苍术12g、知母12g、太子参12g、麦冬9g 狗脊9g、玄参9g。水煎服,每日1剂。

观察经过:患者经过 10 个疗程针刺治疗后,视力:右眼 0.4、左眼 0.8,视野:向心性缩小 10°左右。经过服中药 92 剂后,视力:右眼 0.4~1.0、左眼 0.8~1.0,视野:较前扩大 5°~10°(基本恢复正常)。[曹仁方.常见眼病针刺疗法.北京:人民卫生出版社,1990:117]

2. 卓某,女,16 岁。自幼视物不清,经眼科诊断为"先天性视网膜色素沉着"。现症:只能平视前方,看不清周围,看不清笔画多的字,夜晚视力更差。眼科检查:双眼外观正常,眼底视乳头基本正常,视网膜呈青灰色,散在遍布色素沉着,正中凹陷,光反射不明显,左右眼视力均为 0.1。针刺承泣、瞳子髎、攒竹、睛明、光明、三阴交,动留针半小时。隔日 1 次,15 次为 1 个疗程。1 个疗程后,白天视物及看笔画多的字较以前清楚了,视力提高到 0.3。又经 5 个疗程的治疗,夜晚视物如同白天,并能看电视。半年后参加工作。[孙丽.针刺治疗视网膜色素变性 1 例.上海针灸杂志,1994:13(4):191]

【临证点睛与调护】

1. 由于本病是一种遗传病,病因病机尚不清楚,故目前尚无特异性治疗方法。针灸治疗有一定效果。

2. 做好遗传咨询工作,尽可能防止本病的发生。

3. 强光刺激对本病十分不利,因此患者应经常戴用遮光眼镜以尽量避免强光的刺激。

4. 本病患者大多视野窄,暗适应能力差,因此应尽量减少夜间户外活动。

5. 本病患者应注意劳逸结合,避免精神与体力的过度紧张,以免加重病情。另外因本病为慢性进行性发展,且由于目前尚无特效药物治疗,故应让患者做好与疾病进行长期斗争的心理准备。

6. 定期到医院复诊,及时了解疾病的进展情况,采用中西医结合等综合的方法治疗,使疾病的进展速度降低至最低水平。

【现代研究】

1. 治疗本病则主穴取承泣、太阳、风池、攒竹,配穴取睛明、百会、足三里,共奏补肝肾、益精血、通络明目之效。[张彬.针刺治疗眼病图解.北京:北京科学技术出版社,2005:138]

2. 针刺治疗原发性视网膜色素变性(RP)。一组:太阳、攒竹、承泣、合谷、太溪;二组:睛明、风池、曲池、丝竹空、三阴交;三组:球后、鱼腰、阳白、光明、足三里;四组:百会、视区、额中线、额旁1线。每日依次取一组穴,用平补平泻手法,留针30分钟。电脉冲刺激耳穴和眼周围穴,每次取5~8穴,每穴约刺激1分钟。15次为1个疗程,治疗4个疗程。本疗法对于RP患者视力、视野的提高,疗效满意。[窦惠芳,张欧,叶增桂,等.针刺治疗原发性视网膜色素变性临床观察.中国针灸,1996,10:13-14]

3. 比较电针与单纯针刺治疗RP的疗效差异,结论为电针能明显改善RP患者的视力、视野,增强视网膜神经纤维层的电活动,对视网膜光感受器层损伤的修复有明显促进作用。[白鹏,王影,赵吉平,等.电针与单纯针刺治疗视网膜色素变性的临床对比研究.针灸临床杂,2006,22(9):17-19]

4. 用麝香注射液穴位注射肝俞、肾俞治疗RP患者,取得良好效果,其研究结果表明该法可有效地改善RP患者的视细胞功能及代谢,促进视网膜内层循环,提高视敏度,扩大视野,保护中心视力。[郝小波,王桂红,彭崇信,等.麝香注射液穴位注射治疗视网膜色素变性作用研究.中国针灸,2003,23(4):203-206]

5. 采用中药配合穴位注射治疗视网膜色素变性。60例患者分为对照组和治疗组。对照组予右归丸加减,治疗组在对照组治疗基础上加穴位注射。眼穴注射:取双侧四白、球后、承泣、太阳、丝竹空、鱼腰、攒竹、瞳子髎,每次选取2个穴位,每个穴位针刺得气后注入参附注射液0.1ml,隔日1次。四肢体穴注射:取双侧合谷、足三里、三阴交,每次选取4个穴位,每个穴位针刺得气后注入参附注射液0.2ml,隔日1次。背俞穴注射:肝俞、肾俞,将4个穴位,针刺得气后注入香丹注射液0.1ml,隔日1次。1个月为1

个疗程,4 个疗程后观察:治疗组显效 10 例,有效 15 例,无效 5 例,总有效率为 83.33%;对照组显效 7 例,有效 12 例,无效 11 例,总有效率为 63.33%。[陈明英.中药配合穴位注射治疗视网膜色素变性的临床观察.河北中医,2007,29(2):153-154]

6. 电针治疗原发性视网膜色素变性 65 例。治疗方法:取穴:主穴:新明Ⅰ、球后、上睛明、新明Ⅱ;配穴:风池、翳明。操作:主穴每次均选,配穴每次取 1 对穴,2 穴轮用。治疗结果:显效 8 例 16 眼,有效 38 例 76 眼,无效 19 例 38 眼。[刘坚,张仁.电针治疗原发性视网膜色素变性 65 例.中国针灸,2000;(10):595]

7. 采用针灸辨证治疗视网膜色素变性。脾肾阳虚型:温肾补脾,升阳明目。取穴:睛明、球后、上明、合谷、养老、光明。配穴:百会(灸)、脾俞(灸)、肾俞(灸)、命门(灸)。肝肾阴虚型:调肝补肾,滋阴明目。主穴:同上。配穴:太溪、照海、三阴交。脾虚气弱型:健脾养胃、益气明目。主穴:同上。配穴:足三里(灸)、百会(灸)、胃俞(灸)。气虚血瘀型:疏肝理气、通络明目。主穴:同上。配穴:肝俞、膈俞、太冲。眶内睛明、球后、上明三穴,根据患者病情每次可选用 1~2 穴,三穴交替轮换,深刺 2 寸左右,针尖达到眶尖部,不提插,轻捻转,眼球及眼眶周围出现较强的麻胀感。脾肾阳虚型、脾虚气弱型的配穴用温针灸,其他腧穴常规操作。每次留针 30 分钟,每 10 分钟行针 1 次。耳穴取心、肝、肺、脾、肾、眼、目$_1$、目$_2$,每次单侧 3~5 穴,王不留行籽贴压。穴位注射:当归注射液或复方丹参注射液每次 4~6ml,风池、足三里交替穴位注射。每日 1 次,10 次为 1 个疗程,治疗 3 个疗程。视野显效 18 只眼(8.74%),有效 112 只眼(54.37%),无效眼 76 只眼(36.89%)。[陈俊军,马越华,吴建云,等.针灸辨证治疗视网膜色素变性的疗效观察.中国中医眼科杂志,2003,13(2):96-97]

8. 用针刺加穴位注射治疗 RP 患者,主穴取风池、翳明、球后、攒竹、四白、养老、合谷、三阴交、太冲。肝肾不足型加肝俞、肾俞、太溪;气血不足型加膈俞、脾俞、足三里,将上述穴位分成 2~3 组,每次选用 3~4 对穴位。穴位注射用黄芪注射液、当归注射液各 4ml 混和后分别注入风池或翳明、足三里、肝俞、脾俞各 1~1.5ml。两法均隔日 1 次,交替进行。治疗 2 个月后评定疗效,本疗法视力总有效率为 69.4%,视野总有效率为 75.8%。[罗明.针刺加穴位注射治疗视网膜色素变性 31 例.中国针灸,2003,23(2):102]

9. 取睛明、球后、承泣、攒竹、太阳、风池、养老、光明、太冲、太溪、肝俞、肾俞。肝俞、肾俞用补法,余穴用平补平泻法,留针 30 分钟。起针后选眼部周围腧穴悬灸 15~20 分钟,隔日 1 次,10 次为 1 个疗程。穴位注射第一组穴为太阳、球后;第二组穴为肝俞、肾俞。均为双侧。采用复方麝香注射液,每支 2ml。两组穴位轮流交替穴位注射,每穴位注入药液 0.5ml,隔日 1 次,10 天为 1 个疗程,与针灸疗法轮流交替使用。同时方用中药明目地黄丸加减:熟地、生地、山茱萸各 15g,泽泻、茯神、丹皮、柴胡各 8g,山药、当归、五味子、丹参、牛膝、夜明砂、毛冬青各 10g。每日 1 剂,水煎早晚服,20 天为 1 个疗程。29 例患者经治疗 2 个月后,视力:显效 22 眼,有效 28 眼,无效 8 眼,总有效率为 86.2%。视野:显效 21 眼,有效 31 眼,无效 6 眼,总有效率为 89.7%。[李种泰.针灸穴位注射合中药治疗视网膜色素变性 29 例.陕西中医,2006,27(4):477-478]

眼 底 出 血

【概述】

眼底出血不是一种独立的眼病,而是许多眼病和某些全身疾病所共有的表现,以视网膜毛细血管病变最为常见,主要是毛细血管内膜损坏,渗透性增加而使血液渗出。引起眼底出血的疾病很多,常见的有视网膜静脉周围炎、视网膜静脉阻塞、视盘血管炎(静脉阻塞型)、老年性黄斑病变、眼外伤和一些系统性疾病(包括糖尿病、高血压、肾病、白血病等)引起的眼底病变。由于出血的多少、部位不同,对视力的影响亦不同,出血少者仅觉视物模糊或眼前有黑影飘动,重者可使视力骤然丧失。中医属于"云雾移睛""视瞻昏渺""暴盲""血灌瞳神""目衄"等范畴。

【病因病机】

西医认为眼底出血虽然病因不同,但都与视网膜的血液循环障碍有关,都有视网膜组织缺氧的病理变化。

《银海指南·肾经主病》提出其病可因"属相火上浮,水不能制"的见解。本病是多种原因致眼底脉道瘀阻、损伤而血溢脉外,结合临床可归纳为:

1. 情志内伤,肝气郁结,肝失条达,气滞血瘀,血行不畅,瘀滞脉内,瘀久则脉络破损而出血。

2. 肝肾阴亏,水不涵木,肝阳上亢,气血上逆,血不循经而外溢。

3. 过食肥甘厚味,痰湿内生,痰凝气滞,血脉瘀阻出血。

4. 脾不统血　久病脾虚,脾不统血,血溢脉外,渗灌瞳神而为本病。

5. 瘀血阻络　撞击伤目,眼内脉络破损,血不循经而外溢,以致血灌瞳神。

【临床表现】

视网膜出血多来自静脉及毛细血管。网膜深层出血呈点状;浅层出血呈火焰状;网膜前出血多在黄斑区,边缘清楚,上方呈水平线、下方呈半圆形的出血斑。临床所见,视网膜出血最多见于视网膜静脉血栓、视网膜静脉周围炎、高血压性以及糖尿病性视网膜病变等。

【实验室检查】

检眼镜检查:出血量少时,可见玻璃体呈条状,絮状、团块状混浊,视网膜上可见火焰状或片状出血或渗出斑块,静脉迂曲扩张,或呈串珠状,或静脉有白鞘,或动脉变细等;出血量多,瞳孔区可见一片红花,眼底结构不清或瞳孔区无红光反射,眼底窥不见。

荧光素眼底血管造影有助于了解出血部位及严重程度。

【诊断要点】

1. 中老年发病者常有高血压等病史,青年发病者常有反复发作的眼前黑影及视力障碍史。

2. 有上述典型之眼底临床表现。

3. 荧光素眼底血管造影对本病诊断有重要参考价值。

【辨证分型】

1. 气滞血瘀　眼外观端好,视力急降,眼底表现同眼部检查。伴有眼胀头痛,胸胁胀痛或情志抑郁,食少嗳气,或忿怒暴悖,烦躁失眠,舌红有瘀斑,苔薄白,脉弦或涩等。

2. 痰瘀互结　眼症同前,病程较长,眼底水肿渗出明显,或有黄斑囊样水肿。形体肥胖兼见头重眩晕,胸闷脘胀,舌苔腻或舌有瘀点,脉弦或滑。

3. 阴虚阳亢　眼症同前,兼见头晕耳鸣,面热潮红,头重脚轻,失眠多梦,烦躁易怒,腰膝酸软,舌红少苔,脉弦细。

4. 心脾两虚　病程较久,视网膜静脉反复出血,其色较淡。常伴有面色萎黄或㿠白,心悸健忘,肢体倦怠,少气懒言,月经量少或淋漓不断,纳差便溏,舌淡胖,脉弱。

【针灸治疗】

辨证治疗

治法:分别以理气化瘀;活血祛痰;滋阴潜阳;补益心脾,益气摄血为治则。以取足太阳、手足阳明、足太阴及督脉经穴为主。气滞血瘀和痰瘀互结者,针用泻法;心脾两虚者,针用补法;阴虚阳亢者,针用补泻兼施法。

处方:睛明、承泣、四白、三阴交、血海。

方义:睛明、承泣、四白通调眼部经气,开窍明目;三阴交以滋阴清热,凉血止血;三阴交、血海以益气摄血。全方共奏益气活血通络,明目开窍。

加减:气滞血瘀者,加膈俞、膻中、太冲、光明,以行气活血,明目开窍;痰瘀互结者,加丰隆、中脘、膈俞,以祛痰化瘀,开窍明目;阴虚阳亢者,加肝俞、肾俞、太溪、照海、光明、太冲、太阳,以滋补肝肾,平肝潜阳,明目开窍;心脾两虚者,加脾俞、胃俞、心俞、膈俞、足三里、气海,以补益心脾,益气摄血。

操作:睛明选用1寸细针,严格消毒,固定眼球,隔日1次,针入眼眶与眼球之间,不作大幅度提插捻转,得气后出针,出针后用干棉球按压针孔,以预防出血。睛明、承泣、球后三穴交替使用,间日1次,方法相同,严格掌握进针的角度与深度。其余各穴实证以针为主,虚证针灸并用,寒证多灸少针,宜留针。

【验案选粹】

李某,女,61岁,糖尿病患者,2007年10月9日来我院针灸科接受针灸、按摩治疗。患者1个月前曾在省级医院就诊,确诊系糖尿病并发外展神经变性麻痹引起斜视、重影、视物模糊,并予以相关药物治疗,弥可保静推30天,效果不佳,建议针灸康复治疗。来诊时,患者精神可,左眼斜视,视物模糊、重影。经眼科医生会诊:左眼眼底出血、小动脉扩张、微血管瘤。针刺治疗取穴:患侧太阳、攒竹、四白、瞳子髎、风池、印堂,远端配外关、足临泣、合谷。刺法:除风池穴外皆用平补平泻手法,针刺时手法要轻盈有力度,且得气。针刺风池穴时,嘱患者坐位,进针 0.5~0.8 寸,行针得气。此时,医者右手持针,左手拇指置于风池穴下方,其余四指和拇指配合,拇指略做挤压,以引导针感上行,行针时力求强针感,同时,让患者自感左眼眼底发胀为度。按摩治疗患者于按摩床上仰卧位,医者先用一指禅推法按摩,施于眼部穴位 5~10 分钟,后配合擦法拇指分推法:印堂至神庭、印堂至鱼腰至太阳穴,分推时由印堂向两侧鱼腰、太阳按摩,并在动作末挤按太阳穴,力度适中。按摩以患者面部略感发热为度,注意防止面部皮损,最后按揉合谷、外关等穴。针刺按摩治疗每日 1 次,20 天为 1 个疗程,每疗程间休息 2 天。患者经过 2.5 个疗程的治疗,斜视完全恢复,重影、视物模糊基本改善。

【临证点睛与调护】

1. 在出血发作期应适当休息,有新鲜玻璃体积血者,应半坐卧位,使积血下沉。

2. 饮食宜清淡而富有营养,少食辛辣煎炸之物及肥甘厚味,并戒烟慎酒。

3. 本病有可能反复出血,应坚持长期治疗和观察,当病情反复时,勿急躁、悲观及忿怒,心情宜舒畅,积极配合治疗。

【现代研究】

中药加穴位封闭治疗采用局部为主取穴。以睛明、攒竹、迎香、球后、新明Ⅰ、新明Ⅱ等为主穴,配以肝俞、肾俞。采取眼区上下内外配合,每次取 3 个穴,定期轮换取穴治疗。用利多卡因注射液与安妥碘注射液混合液穴位封闭,隔日 1 次,10 次为 1 个疗程。口服中药出血期自拟方:三七粉、生蒲黄、丹皮、茜草、赤芍、生地、藕节、木贼、血余炭。出血后期自拟方:川芎、生蒲黄、三七粉、黄芪、赤芍、生地、大黄、䗪虫、红花、菖蒲、当归。[冯丽君,张亚贤.中药加穴位封闭治疗眼底出血.中西医结合眼科杂志,1997,15(1):31]

黄斑区出血

【概述】

黄斑区出血是高度近视眼常见的继发性视网膜病变之一,亦见于眼外伤。黄斑是视觉的中心,常骤然发病,视力锐减。又因本病易复发,往往造成严重的视功能损害。中医属"暴盲""目衄"等范畴。

【病因病机】

西医认为黄斑区出血多因工作劳累,用脑过度,或素有高度近视,可由剧烈咳嗽、大便秘结、外伤等所致。

《张氏医通》认为:"此证有三:若肝肾血热灌入瞳神者……最难得退;有撞损血灌入者,虽甚而退速;有针内障,失手投著黄仁,瘀血灌入者……"综合古今分析归纳如下:

1. 肝肾阴亏,虚火上炎,灼伤脉络,血溢脉外,流注瞳神即为之病。

2. 肝胆蕴热,热入血分,热盛血涌,破络外溢,灌注瞳神引起。

3. 久病脾虚,脾不统血,血溢脉外,渗灌瞳神而为本病。

4. 撞击伤目,眼内脉络破损伤黄仁等,导致血灌瞳神。

【临床表现】

本症常骤然发病,轻者眼前如云雾飘动,或见红花、黑影,重者则见红光满目,或眼前漆黑一片、不别人物,目珠胀痛,热泪频流,或兼头额剧痛。玻璃体内有积血一片,渐掩瞳孔,或见瞳孔里鲜红一点。

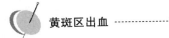

【实验室检查】

1. Amsler 方格表　可辅助早期发现绝对性中心暗点和视物变形,从而早期发现脉络膜新生血管。在视力正常和检眼镜正常时,Amsler 也可表现为异常。

2. 中心视野　早期可检查出相应的暗点。

3. 黄斑阈值　较为敏感的早期指标。黄斑部轻度的视网膜色素上皮损害即有光敏度降低,并随病情的严重性而增加。

【诊断要点】

1. 多有高度近视、年龄相关性黄斑变性、中心性渗出性脉络膜视网膜病变、眼外伤等病史。

2. 中心视力下降,视物变形,眼前暗影遮挡。

3. 黄斑部可见出血灶。

4. 荧光素眼底血管造影可显示黄斑部荧光遮蔽及新生血管灶。

【辨证分型】

1. 阴虚火旺　常见患者头晕耳鸣,腰膝酸软,五心烦热,口苦咽干,眼前黑影遮挡,眼底黄斑部可见新鲜出血斑。舌质红、苔薄,脉细数。

2. 肝郁化火　常见情志不舒,头目作胀,心烦口苦,黄斑部常见新鲜出血斑。舌红、苔薄黄,脉弦数。

3. 精亏痰滞　常见视物模糊,眼目干涩,腰脊酸痛,病程日久或视直为曲。眼底出血新旧并存,常伴有机化渗出或色素紊乱。苔薄、舌质红,脉细。

4. 气不摄血　常见面色少华,四肢乏力,纳食欠佳,视物有黑影,眼底黄斑部有出血斑,苔薄、舌偏淡,脉细。

【针灸治疗】

辨证治疗

治法:分别以滋阴降火;清肝泻火;补肾养精,化痰通络;健脾益气,补血摄血为治则。以取足太阳、手足少阳、手足阳明、足厥阴经穴为主。实证多针少灸,虚证针灸并用。

处方:睛明、球后、丝竹空、风池、四白、光明、太冲、申脉、照海。

方义:睛明、球后、丝竹空、四白以通调眼部经气,开窍明目;照海、太冲、风池以滋阴降火;光明为胆经之络穴,肝胆相表里,可通经明目;照海、申脉为八脉交会穴,通调阴阳跷脉,以开窍明目。

加减:阴虚火旺者,加肝俞、肾俞、太溪以滋补肝肾,降火明目;肝郁化火者,加行间、侠溪、肝俞、胆俞、曲泉,以疏肝解郁,清肝降火;精亏痰滞者,加肝俞、肾俞、养老、中脘、丰隆,以补肾养精,化痰通络,明目开窍;气不摄血者,加脾俞、胃俞、足三里、三阴交、膈俞、气海、承泣,以健脾益气,补血摄血,明目开窍。

操作:睛明、球后、承泣每次只用一穴,三穴交替使用,严格消毒,选用细针,固定眼球,严格掌握进针的角度与深度,不作提插捻转,不留针,出针后用干棉球压迫针孔1~2分钟,以预防局部皮下出血。风池、背俞穴针刺同前,注意掌握方向、角度和深度。其余各穴常规针刺,每日1次,10次为1个疗程。

【验案选粹】

刘某,男,26岁,农民,2007年5月6日就诊。左眼不慎被木块击伤,视物不清1天。眼科检查:视力右眼1.5,左眼0.2。右外眼正常,内眼未窥见异常。左眼睑轻度肿胀,皮色青紫,结膜下大片状出血,角膜尚清亮,前房(-),瞳孔(-),晶状体(-),玻璃体(-)。眼底左眼视神经乳头界清,色泽正常。A∶V=2∶3,颞侧视网膜可见散在点片状出血,黄斑中心凹反光不清。诊断:左眼球钝挫伤、外伤性视网膜出血(撞击伤目)。辨证:外伤目络,血溢络外。治法:止血散瘀,养血明目。方药:丹皮10g,栀子炭10g,生地20g,当归15g,赤芍10g,川芎6g,侧柏叶15g,生炒蒲黄各10g,枳壳10g,田三七3g(冲服)。服药5剂,左眼睑肿胀消退,结膜下出血大部分吸收,眼底视网膜出血部分吸收,视力增至0.4,续上方,去丹皮、栀子炭、侧柏叶,加桃仁10g、红花10g、丹参15g,服药7剂,左眼外眼恢复正常,眼底视网膜出血大部分吸收,视力增至0.8。改用四物五子汤加丹参、田三七调服2周,在此期间用针刺以睛明、丝竹空、光明、风池、申脉、照海为主辨证治疗。左眼视网膜出血全部吸收,黄斑中心凹反光可见,视力恢复至1.2。

【临证点睛与调护】

1. 在治疗过程中患者要保持情绪稳定。情绪不稳可导致气血逆乱,加重出血或复发。

2. 避免过度用眼,以防耗精伤血,可缩短疗程、防止复发。

3. 恢复期尽量少用目力,防止高喊、大怒、咳嗽、呕吐等一过性高压易引起出血,要注意避免。伴有上述症状时必须立即对症治疗。

黄斑变性

【概述】

黄斑变性是局限于黄斑区的一种退行性变性疾病,多见于45岁以上者,且患病率随年龄增长而增高,男女间无差异。通常双眼患病,且多为同时发病,病程缓慢,预后不一,一般表现为视力下降、夜盲、视物变形等。中医属于"视瞻昏渺""青盲""视瞻有异色""视物异形""暴盲"范畴。

【病因病机】

西医认为,本病确切病因尚未明了,可能与遗传因素、黄斑长期慢性光损伤、代谢及营养因素等有关。近视性黄斑变性见于高度近视眼。

中医认为,本病主要责之于肝、脾、肾,以肝肾阴虚、脾气不运为本,痰湿、瘀血内聚为标,属于本虚标实之证。多因年老体衰,肝肾亏损,精血不足,目失所养,或肝肾阴虚,虚火上炎,血溢络外,或脾失健运,痰湿蕴积,或脾肾不足,气阴两虚,脉络瘀滞而成。

【临床表现】

自觉视物模糊,戴眼镜也不能看清,有中心暗点,也就是说注视什么地方反倒看不清楚,周围清楚些。这就给我们阅读工作带来很大困难。由于黄斑区出血渗出造成视网膜的脱离使视网膜失去了原有的平整,看东西就变形了。有的黄斑区反复出血,形成瘢痕,视力往往严重减退,甚至失明。早期症状和中心性渗出

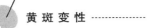

性脉络膜视网膜病变差不多,但对视力的损害要严重得多。

【实验室检查】

视觉电生理检查 本病早期,PERG 表现为振幅降低和峰时延迟,LERG 表现为振幅降低,而与峰时关系不大;晚期则均表现异常。EOG 检查多正常,部分表现为光峰电位降低。PVEP 早期正常,当视力明显下降时,其振幅显著降低,峰时延迟。

【诊断要点】

年龄>45 岁,主要临床表现为视力下降,眼底以黄斑色素脱失或增殖,中心凹反射不清或消失,或存在散在或融合的玻璃膜疣,甚至局部渗出、水肿或出血为特征。

【辨证分型】

1. 肝肾不足 眼内干涩,视物昏蒙,或视物变形,眼底可呈萎缩性改变,兼见头晕耳鸣,夜眠多梦,腰膝酸软,脉细。

2. 脾肾两虚 眼症同前,兼有腰膝酸冷,少气乏力,食少便溏,舌淡苔白,脉沉细。

3. 肝郁火旺 视力下降明显,视物变形,起病较急,兼两眼干涩不适,口干咽燥,烦躁易怒。检眼镜见:黄斑部有较多出血,血色鲜红。舌红,脉数。

4. 气虚血瘀 双眼视力缓慢下降,视物轻度变形,兼见头昏乏力,神疲倦怠。检眼镜见:后极部色素紊乱,伴有少许渗出,或反复发生黄斑部出血。舌淡,边有齿痕,脉细涩。

【针灸治疗】

1. 辨证治疗

治法:分别以滋补肝肾,温补脾肾,清肝泻火,益气活血为治则。以取足太阳膀胱经、足阳明胃经、足少阳胆经、手阳明大肠经穴为主。肝肾不足者,针用补法;脾肾两虚者,针灸并用,用补法;肝郁火旺和气虚血瘀者,用补泻兼施法。

处方:睛明、球后、四白、足三里、瞳子髎、合谷、太阳、丝竹空。

方义:睛明、球后专治眼病,以明目开窍;四白、合谷、足三里以调理阳明经气,补益气血;瞳子髎、太阳、丝竹空以通调少阳经气,通经活络,开窍明目。

加减:肝肾不足者,加肝俞、肾俞、太溪、太冲,以滋补肝肾,养精明目;脾肾两虚者,加三阴交、脾俞、肾俞、太溪,以温补脾肾,明目开窍;肝郁火旺者,加太冲、行间、侠溪、风池,以疏肝解郁,清肝降火,明目开窍;气虚血瘀者,加脾俞、三阴交、膈俞、血海、气海,以益气养血,活血化瘀,明目。

操作:睛明、球后每次只用一穴,二穴交替使用,严格消毒,选用细针,固定眼球,严格掌握进针的角度与深度,不作提插捻转,不留针,出针后用干棉球压迫针孔 1~2 分钟,以预防局部皮下出血。风池、背俞穴针刺同前,注意掌握方向、角度和深度。其余各穴常规针刺,每日 1 次,10 次为 1 个疗程。

2. 其他疗法

穴位注射法:取双侧四白、承泣、太阳、丝竹空、鱼腰、攒竹、瞳子髎(每次选取 4 个穴位)取双侧合谷、足三里、三阴交(每次选取 4 个穴位),取肝俞、肾俞(取 4 个穴位),注入香丹注射液 0.1ml 或莪术注射液 0.1ml 或生脉注射液 0.1ml,间日 1 次。

【验案选粹】

袁某,男,40 岁,干部,1974 年 11 月 15 日入院。右目视物不清 20 余天,眼前有圆形淡黄色暗影,头晕胸闷,口渴不欲饮。检查:右眼 0.4,左眼 1.5,右目神光不舒。眼底:黄斑部有 3 倍乳头大类圆形水肿区,周围有一反射轮,其中有密集的黄白色点状渗出,中心凹反射消失。苔腻,脉滑。此为视瞻有色,为湿痰上蒙清窍,清阳不得上升所致。治以升清降浊汤,服药 8 剂。11 月 23 日检查,右眼视力 1.0。眼底:黄斑部水肿消失,色调略暗,仍有少量黄白色点状渗出物,中心凹反光略暗。胸闷头晕已除,已不口渴,脉转沉细。以上方去半夏、薏苡仁、茯苓,加当归、酒生地各 9g,枸杞子 12g。在此期间针刺以睛明、球后、四白、足三里、瞳子髎、合谷、太阳、丝竹空为主,随证加减。1975 年 1 月 29 日检查,双眼视力均为 1.5,右目眼前有两块粟粒大黑影飘动。眼底:黄斑部中心凹反射清晰,仅上部留有数点灰白色微小的渗出物。停药出院,

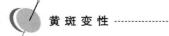

观察2年没见复发。[周奉建,张皆春.眼科证治.济南:山东科学技术出版社,1983:161]

【临证点睛与调护】

本病分干性和湿性,干性者表现为视力缓慢下降,属中医视瞻昏渺的范畴;湿性者表现为黄斑出血而致的视力突然下降,属中医学血证暴盲范畴。饮食要清淡而富有营养,少吃肥肉甜腻食物。病变发展期,尤其在出血时要注意休息,病情稳定时可以打太极拳,做轻柔体操,但不要做剧烈活动。锻炼身体,增强体质,延缓衰老,是预防本病的主要措施。

【现代研究】

1. 针刺治疗少年型遗传性黄斑变性。取双球后、睛明、攒竹、四白、太阳、丝竹空、光明、太溪、三阴交、肝俞、肾俞等,每次取3~5穴,留针30分钟,平补平泻,隔日治疗1次。[窦惠芳,叶增桂,张鸥.针刺治疗少年型遗传性黄斑变性2例.江西中医药,1994,25:122]

2. 取新明Ⅰ穴和新明Ⅱ穴,应用强补或揉针手法,每日1次,交替取穴,1周为1个疗程。174例(324眼),治愈52眼,占16.05%;显效93眼,占28.70%;进步132眼,占40.74%;无效47眼,占14.51%;总有效率85.49%。[聂晓丽,李聘卿,冯庆梅.针灸新明穴治疗老年性黄斑变性174例临床观察.针灸临床杂志,1995,11(1):22-23]

高血压动脉硬化眼底出血

【概述】

高血压动脉硬化眼底出血是心血管疾病的一部分,由高血压动脉硬化引起。中医根据出血多少,对视力影响的轻重分别归于"视瞻昏渺""暴盲"的范畴。

【病因病机】

西医认为高血压患者,血压短时间内迅速升高,或持续高压,容易诱发本病。

中医认为其病理特点为肝阳上亢,阴虚火旺等。《证治准绳·杂病·七窍门》认为本病"有神劳、有血少、有元气弱、有元精亏而昏渺。"结合临床归纳如下:

1. 饮食不节,脾失健运,不能运化水湿,聚湿生痰,浊气上泛,或脾气虚弱,气虚血瘀,视物昏蒙。

2. 暴怒惊恐,气机逆乱,肝阳上犯,血随气逆而发。

3. 老年人肝肾亏虚,精血不足,目失濡养或阴虚火炎,灼烁津液以致神光暗淡。

4. 情志抑郁,肝失调达,气滞血瘀,以致脉络阻塞。

【临床表现】

头痛,头晕,注意力不集中,记忆力减退,心悸,胸闷,乏力,视力下降,视物昏蒙,视物变形,甚至失明。

【实验室检查】

1. 眼底检查　可见湿性老年性黄斑变性的眼底表现。

2. 荧光素眼底血管造影检查　可以发现破裂血管。

3. 血压检查　血压>140/90mmHg。

【诊断要点】

1. 眼底检查可见湿性老年性黄斑变性的眼底表现。

2. 视物昏蒙,视物变形。

3. 视野及荧光素眼底血管造影检查有助于诊断。

【辨证论治】

1. 痰湿阻络　胸闷纳呆,体倦便溏,小便短赤,苔黄腻,脉弦滑。

2. 肝阳上亢　头痛目眩,口苦咽干,急躁易怒,舌红,苔薄黄,脉弦数。

3. 阴虚火旺　头晕耳鸣,腰膝酸痛,五心烦热,口干唇燥,舌红少苔,脉细数等。

4. 气滞血瘀　情志不舒,胸胁胀满,月经不调,舌质紫暗有瘀斑,脉弦涩。

【针灸治疗】

1. 辨证治疗

治法:分别以清热利湿,化痰通络,平肝息风,滋阴潜阳,宣畅气机,疏肝解郁,活血止血为治则。以取足太阳、手足少阳、手足阳明、足厥阴经穴为主。痰湿阻络、肝阳上亢、气滞血瘀者,针用泻法;阴虚火旺者,针用补泻兼施法。

处方:睛明、球后、丝竹空、光明、风池、四白、合谷、太冲、申脉、照海。

方义:睛明、球后、丝竹空、四白以通调眼部经气,开窍明目;四白、合谷以调理阳明经气,开窍明目;照海、太冲、风池以滋阴降火;光明为胆经之络穴,肝胆相表里,可通经明目;照海、申脉为八脉交会穴,通调阴阳跷脉,以开窍明目。

加减:痰湿阻络者,加脾俞、丰隆、中脘、阴陵泉、承泣,以化痰通络,明目开窍;肝阳上亢者,加行间、侠溪、百会、太阳,以平肝潜阳,明目开窍;阴虚火旺者,加肝俞、肾俞、太溪以滋补肝肾,降火明目;气滞血瘀者,加膻中、期门、膈俞、肝俞、三阴交,以疏肝解郁,行气活血,通络明目。

操作:睛明、球后、承泣每次只用一穴,三穴交替使用,严格消毒,选用细针,固定眼球,严格掌握进针的角度与深度,不作提插捻转,不留针,出针后用干棉球压迫针孔1~2分钟,以预防局部皮下出血。风池、背俞穴针刺同前,注意掌握方向、角度和深度。其余各穴常规针刺,每日1次,10次为1个疗程。

2. 其他疗法

三棱针法:用三棱针点刺耳尖、太阳、印堂、耳背静脉5~6滴,两耳交替,每日1次。

【验案选粹】

冀某,男,62岁,干部,1984年3月13日就诊。主诉:左眼出血10余天。病史介绍:患者自1978年5月因左眼突然视物不见,来天津眼科医院检查,诊断为"眼底出血",视力光感,经3个月治疗,视力0.1、矫正视力0.5。1980年12月10日因2周前左眼又突然视物不见(视力:左眼:手动/眼前),又经中药治疗4个多月,左眼眼前呈一片白色光线,仅能见到往来人影及远处的树影等。本次为第3次左眼内出血,要求中医治疗。既往患者两眼交替眼内出血,有高血压、高度近视眼病史。

检查:视力:左眼:指数/眼前,外眼未见异常,晶状体前囊呈数小点状沉着,玻璃体混浊。眼底:窥不见。

脉象沉细稍滑,舌淡红稍嫩、苔白腻,纳佳、寐尚可、二便正常、胸满、右耳鸣、口干。血压160/110mmHg。

诊断:眼底出血(左眼)、两眼屈光不正、玻璃体混浊。

中医诊断:左眼暴盲(肝肾阴虚型)。

治疗:①针灸:主穴:阴谷、关元、肾俞、中封、肝俞。配穴:束骨、京骨、丘墟、飞扬、光明。②中药方:桃仁12g、红花12g、赤芍12g、川芎12g、牡蛎12g、白芍15g、柴胡12g、三七粉(冲)6g、地龙9g、仙鹤草9g、丹参12g、玉竹9g、首乌9g、生地12g、茯苓12g、沙参6g、蒲公英12g、板蓝根15g、石决明(先煎)30g。水煎服。

2个月后,左眼视力:矫正视力0.7,眼底:视乳头边界欠清,色泽正常,血管细红,豹纹状眼底,除乳头颞上方尚可见到一条束状机化物外,未见出血与渗出。已告痊愈,复工上班。[曹仁方.常见眼病针刺疗法.北京:人民卫生出版社,1990:89]

【临证点睛与调护】

饮食合理,戒除烟酒。太阳辐射、可见光均可致黄斑损伤,日光下应戴遮阳帽,雪地、水面应戴滤光镜以保护眼睛免受强光的损害。一眼已患老年性黄斑变性的患者,应严格监测其健眼,一旦发现病变,应立即就诊。在治疗过程中患者要保持情绪稳定,情绪不稳可导致气血逆乱,加重出血或复发;避免过度用眼,以防耗精伤血,可缩短疗程、防止复发。

【现代研究】

常用穴位有睛明、承泣、球后、瞳子髎、丝竹空、攒竹、四白、阳白、翳明、风池、百会、合谷、肝俞、肾俞、脾俞、足三里、光明、三阴交等。一般每次取眼周穴位1~2个,肢体穴位1~2个,分组交替运用,每日或隔日针1次,10次为1个疗程。[曾庆华.中医眼科学.北京:中国中医药出版社,2003]

糖尿病性视网膜病变

【概述】

糖尿病性视网膜病变是糖尿病常见而严重的并发症,为致盲主要原因之一。主要表现为视力下降、眼底视网膜微动脉瘤、出血、渗出、新生血管及增殖性病变等。中医属"消渴目病"范畴。发病率与糖尿病病程长短及控制好坏有关。

【病因病机】

西医认为,本病发病与男女性别无关,年龄大小与眼底发病也无关系。但与糖尿病病程关系密切,眼底病变随糖尿病病程加长而发病率逐渐升高。

《秘传证治要诀·三消》认为:"三消久之,精血既亏,或目无视,或手足偏废如风……"结合临床归纳如下:

1. 病久伤阴或素体阴亏,虚火内生,火性炎上,灼伤目中血络,血溢络外。

2. 气阴两亏,目失所养;或因虚致瘀,血络不畅而成内障。

3. 饮食不节,脾胃受损,或情志伤肝,肝郁犯脾,致脾虚失运,痰湿内生,上蒙清窍。

4. 禀赋不足,脏腑柔弱,或劳伤过度,伤耗肾精,脾肾两虚,目失濡养。

【临床表现】

早期可以没有任何症状,也不影响视力。后极部有圆点状出血、微动脉瘤,可以出现眼前黑影;当眼底视网膜玻璃体有大量出

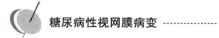

血时,可以使视力突然丧失。

【实验室检查】

1. 有糖尿病史,早晨空腹血糖大于 6.1mmol/L,尿糖可阳性。

2. 眼底检查　一般分为 2 型。单纯型视网膜病变可见①微动脉瘤:为本病最早期的表现,为边界清楚的圆形小红点,散布于黄斑区及其周围,可经数月或数年不退。②出血:呈圆点状及不规则形散布于眼底,位于视网膜深层。③渗出:有棉絮状渗出及边界清楚的硬性渗出。以上出血、渗出早期多沿动脉分布,好像树枝上的梅花,以后可以逐渐增多,布满后极部。④静脉充盈扩张,有时呈腊肠状、串珠状。增殖型视网膜病变除上述改变外,还有新生血管及机化物,而且容易反复发生玻璃体出血,不能看清眼底。玻璃体出血可以机化而成纤维条索,条索收缩可以把视网膜扯下来引起视网膜脱离。

3. 眼底荧光血管造影　微动脉瘤为诊断糖尿病性视网膜病变最早期的特征性改变,检眼镜下它与点状出血不易区分,但是作荧光血管造影很容易区别。微动脉瘤充盈染料后呈亮点,荧光血管造影所见到的微动脉瘤远比检眼镜查眼底时所见要多得多。如果是小出血点则无荧光可见。

【诊断要点】

1. 确诊为糖尿病患者。

2. 眼底查见视网膜微动脉瘤、出血、渗出、水肿、新生血管形成,或发生增殖性玻璃体视网膜病变。

3. 荧光素眼底血管造影反视觉电生理检查有助于诊断。

【辨证分型】

1. 阴虚燥热　眼底查见微动脉瘤、出血、渗出等;兼见口渴多饮,消谷善饥,或口干舌燥,腰膝酸软,心烦失眠,舌红苔薄白,脉细数。

2. 气阴两虚　视力下降,或眼前有黑影飘动,眼底可见视网膜、黄斑水肿,视网膜渗出、出血等;面色少华,神疲乏力,少气懒言,咽干,自汗,五心烦热,舌淡,脉虚无力。

3. 瘀血内阻　视力下降,眼前有黑影飘动,眼底可见视网膜新生血管,反复发生大片出血、视网膜增殖膜;兼见胸闷,头昏目眩,肢体麻木,舌质暗有瘀斑,脉弦或细涩。

4. 脾肾两虚　视力下降,或眼前黑影飘动,眼底可见视网膜水肿、棉绒斑、出血;形体消瘦或虚胖,头晕耳鸣,形寒肢冷,面色萎黄或浮肿,阳痿,夜尿频、量多清长或混如脂膏,严重者尿少而面色淡白,舌淡胖,脉沉弱。

5. 痰瘀阻滞　视力下降,眼前有黑影飘动,眼底可见视网膜水肿、渗出,视网膜有新生血管、出血,玻璃体可有灰白增殖条索或与视网膜相牵,视网膜增殖膜;形盛体胖,头身沉重,身体某部位固定刺痛,口唇或肢端紫暗,舌紫有瘀斑,苔浮腻,脉弦滑。

【针灸治疗】

1. 辨证治疗

治法:以补益肝肾,养精明目,健脾益气,滋养阴血,温补脾肾,祛痰化瘀为治则。以眼区局部和足少阳胆经、足阳明胃经、足厥阴肝经腧穴为主。气阴两虚者,针用补法;脾肾两虚者,针灸并用,用补法;瘀血内阻和痰瘀阻滞者,针用泻法;阴虚燥热者,补泻兼施。

处方:睛明、球后、翳明、风池、养老、足三里、太冲、光明。

方义:睛明、球后二穴均为眼部腧穴,可疏通眼部气血而明目;翳明、风池为邻近取穴,加强疏通眼部气血的作用;养老是治疗眼疾的经验效穴;足三里既可疏通眼部的经络以行气活血,又可补养脾胃以益气明目;目为肝之窍,肝经原穴太冲配胆经络穴光明为原络配穴,滋养肝血而明目。

加减:阴虚燥热者,加太溪、照海、行间以滋阴降火;气阴两虚者,加气海、脾俞、三阴交、太溪,以益气养阴;瘀血内阻者,加血海、内关、膈俞、三阴交,以活血通络;脾肾两虚者,加脾俞、肾俞、太白、太溪,以补脾益肾;痰瘀阻滞者,加太白、丰隆、血海、三阴交,以健脾化痰,化瘀通络。另外,眼周的攒竹、丝竹空、瞳子髎、承泣、四白等穴均可与上述眼部穴位交替使用。

操作:睛明、球后二穴按眼区腧穴操作常规谨慎针刺,以免伤及眼球和血管;翳明、风池二穴的针感最好能向眼部传导。

2. 其他疗法

耳针法:取目$_1$、目$_2$、脾、肝、肾、内分泌、神庭等穴位,或用王不留行籽贴压。

【验案选粹】

患者,女,60岁,患糖尿病8年,近来自觉双眼视力明显减退,眼前有时有黑影飞舞。西医检查:视力右眼0.5,左眼0.3,双眼外眼正常;眼底:双侧视乳头边界清楚,颜色正常,视网膜血管A:V=2:3,静脉扩张,后极部可见散在小出血灶。诊断为糖尿病视网膜病变。伴腰酸乏力,心慌气短,咽干口燥,舌红少津,苔薄。辨证:气阴两虚。治则:益气养阴,散瘀明目。取穴:双侧睛明、球后、太阳、膈俞、足三里、三阴交,用补法,每日1次,每次留针30分钟。治疗20次后,自觉好转,查视力右眼0.7,左眼0.6,视网膜出血消失,又针10次以巩固疗效。随访2年未复发。[吴护平.糖尿病眼病的针灸治疗.中西医结合眼科杂志,1986,4(1):28]

【临证点睛与调护】

1. 严格而合理地控制血糖、血压、血脂是防治糖尿病视网膜病变发生发展的基础。

2. 定期作眼科检查,早期采取针对性治疗。

3. 在日常生活中要慎起居,调情志,戒烟限酒,合理饮食,适当运动。

【现代研究】

1. 用调理脾胃针法治疗糖尿病性视网膜病变。穴取中脘、曲池、合谷、阴陵泉、足三里、三阴交、太冲、血海、地机,加用风池、瞳子髎、四白。留针30分钟,每日2次,1个月为1个疗程,疗效显著。[张智龙,吉学群.调理脾胃针法治疗糖尿病性视网膜病变对

照研究.中国针灸,2006,26(12):839]

2. 针刺治疗糖尿病性视网膜病变。取肝俞、肾俞、脾俞、球后、睛明、足三里、风池及颈部 $C_3 \sim C_7$ 夹脊穴,平补平泻法,留针30分钟,10 天为 1 个疗程。结果显示眼血流增快。[孙建西,孙建西,金庆文,等.针刺对糖尿病性视网膜病变并发高血压患者眼部血流影响的研究.中国中医药科技,2005,12(50):270]

3. 中药及针灸治疗糖尿病性视网膜病变。取承泣、上睛明(睛明上 0.3 寸)、球后、风池、合谷,手法平补平泻,每日 1 次,连续治疗 90 天。中药自拟益气养阴、活血化瘀中药汤剂(基本方药:黄芪、葛根、玄参、枸杞、女贞子、麦冬、五味子、丹参、三七粉等)。按比例做中药面,每次 10g 另加三七粉 1g,冲服,每日 2 次,连续治疗 90 天。86 眼中显效 36 眼,总有效率 92%。[王海彬,董微丽.中药针灸治疗糖尿病性视网膜病变的临床观察.辽宁中医杂志,2008,35(11):1737]

4. 针药结合治疗糖尿病视网膜病变。治疗组予针刺太阳、阳白透鱼腰、攒竹等穴和口服中药明目五子汤,对照组给予静脉滴注维脑路通及口服维生素 E,进行对照观察。结果治疗组总有效率为 92.5%,对照组总有效率为 55.0%,疗效相比有非常显著性差异($P<0.01$),可见针刺结合中药汤剂有较好疗效。[呼永河,吴深涛,李静,等.针药结合治疗糖尿病视网膜病变 40 例临床观察.中国针灸,2003,23(5):259-260]

5. 针药并用治疗糖尿病视网膜病变。取双侧睛明、太阳、神庭、曲池、足三里、血海、阴陵泉、太冲、太溪等,再予自拟中药镇拗汤(生地、白茅根、大蓟、茜草、天冬、麦冬等)并随证加减。治疗总有效率为 90.0%,治疗前后比较有非常显著性差异($P<0.01$)。[刘学敏.针药并用治疗糖尿病视网膜病变 60 例临床观察.上海中医药杂志,2002,36(21):23]

6. 耳针及中药治疗糖尿病性视网膜病变。选耳穴胰腺点、胰胆、肾、丘脑、缘中、内分泌、皮质下、口、渴点、眼、三焦,每次选取 4 个穴位,加服中药沙参、麦冬、枸杞、三七、郁金等。对照组采用口服优降糖、维脑路通治疗。结果:治疗组显效 7 例,有效 4 例,无效 2 例,总有效率 84.6%;对照组显效 2 例,有效 4 例,无效 2 例,总有效率 75.0%。[李菊琦.耳针中药治疗糖尿病性视网膜病变近期观察.河北中医,1998,20(2):73]

交感性眼炎

【概述】

交感性眼炎是指当一眼受穿通性外伤或手术后发生慢性或亚急性肉芽肿性葡萄膜炎,继之健眼也发生同样性质的病变。受伤眼称为刺激眼(或诱发眼),未受伤眼称为交感眼。从眼部受伤或手术至健眼出现炎症的间隔时间从2周到2年不等,但大多数在2个月以内发病,90%病例发生在1年内,最危险时期是伤后4~8周,超过2年发病的概率随时间的延长而减少。本病好发于青壮年,治疗不当常导致失明。本病属于中医学"物损真睛"或"真睛破损"的范畴。

【病因病机】

西医学认为当一侧眼因外伤或手术造成正常葡萄膜的结构损伤发生炎症,致使色素膜退化,色素蛋白进入体液循环(如血液、淋巴系统),自身免疫系统将其识别为自身抗原,引起抗原-抗体反应引起对侧眼发生葡萄膜反应。另外尚有病毒感染学说。还有学者认为有免疫遗传因素影响。

中医认为,本病多因禀赋不足,正气虚衰。当一眼受穿通伤(如锐器刺破眼珠;高速飞溅之金石碎屑、破片穿破眼珠;过猛钝力碰撞挤压致真睛破损)或眼内手术之后,致使毒邪乘虚而入,导致局部气滞血瘀,遏郁化热,热与毒邪相结,上犯于目,日久伤阴,后期可出现阴虚火旺之表现。

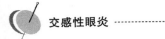

【临床表现】

交感性眼炎在外伤后的潜伏时间,短者几小时,长者可达 40 年以上,90% 发生在 1 年以内,最危险的时间是受伤后 4~8 周。特别是伤及睫状体或伤口内有葡萄膜嵌顿,或眼内有异物,则更容易发生。

1. 刺激眼 眼球受伤后伤口愈合不良,或愈合后炎症持续不退,顽固性睫状充血,同时出现急性刺激症状,眼底后极部水肿,视盘充血,角膜后有羊脂状 KP,房水混浊,虹膜变厚发暗。

2. 交感眼 起初有轻微的自觉症状,眼痛、畏光、流泪、视物模糊,刺激症状逐渐明显,轻度睫状充血,房水混浊,细小 KP。随着病情发展逐渐出现炎症反应,虹膜纹理不清,瞳孔缩小而虹膜后粘连,瞳孔缘结节、瞳孔闭锁,玻璃体混浊,视乳头充血、水肿。周边部脉络膜可见细小黄白色类似玻璃膜疣样病灶,逐渐融合扩大,并散布到整个脉络膜。恢复期后眼底遗留色素沉着、色素脱色和色素紊乱,眼底可能出现晚霞样"夕阳红"。

【实验室检查】

1. 眼底镜 可见 RPE 和脉络膜水平的多灶性渗漏及染料积存现象,可伴有视盘染色。

2. 影像学 若考虑眼内异物,应作眼部 X 线拍片或超声波检查,必要时行 MRI 检查,以明确异物属性和部位。

3. 血常规 可见白细胞及中性粒细胞增高。

【诊断要点】

1. 眼球穿通伤或内眼手术史对此病诊断有重要价值。眼球有破损伤口;伤眼视力障碍,并有相应症状;部分患者可有眼内异物。

2. FFA 可见 RPE 和脉络膜水平的多灶性渗漏及染料积存现象,可伴有视盘染色。

【辨证分型】

1. 内热挟风 发病急,眼痛羞明流泪,视物不清,头痛发热,目赤涩难睁,口苦舌燥,大便秘结,小便短赤,舌质红苔薄白或薄黄,脉弦数。

2. 肝经郁热　发病急,眼痛头痛,目赤肿痛,羞明流泪,视物模糊,伴有口苦咽干,烦躁易怒,舌质红苔黄,脉弦数。

3. 阴虚内热　病程较长反复发作,头痛眼痛,视物不清,羞明流泪,口干欲饮,舌红少苔,脉细数。

【针灸治疗】

1. 辨证治疗

治则:疏风清热,清肝泻火,养阴生津。取穴以眼区局部和足三阳经、足厥阴经腧穴为主。内热挟风、肝经郁热证针用泻法;阴虚内热证用补泻兼施法。

处方:承泣、攒竹、太阳、风池、太冲。

方义:承泣、攒竹可调理眼周围经络气血而明目、止痛;攒竹还可通调太阳经气,配太阳、风池以加强疏风清热、消肿止痛、明目之功;太冲配风池清泻肝经郁热,以利窍明目。全方共奏疏风清热,泻肝解郁,消肿止痛之功。

加减:内热挟风者加合谷、丝竹空以疏风清热,通络止痛;肝经郁热者加耳尖、行间、侠溪以清泻肝胆,利窍明目;阴虚内热者加太溪、三阴交、光明滋补肾阴,养肝明目。

操作:各穴均用针法,常规消毒,选用28~30号毫针。针刺承泣时,以左手拇指向上轻推眼球,紧靠眶缘缓慢直刺0.5~1.5寸,不宜提插,以防刺破血管引起血肿;出针时稍加按压,以防出血。针刺攒竹时可向眉中或向眼眶内缘平刺或斜刺0.5~0.8寸。其余各穴,常规针刺,每次留针15~30分钟,每日针刺1次;耳尖、太阳均采用三棱针刺血,刺血1~2ml,隔日1次。

2. 其他治疗

(1)刺血疗法:用三棱针点刺少冲、少泽、印堂、耳背静脉。每穴放血5~10滴。耳背静脉放血时,以手揉耳,使之充血,用三棱针针刺小静脉,挤血数滴。

(2)耳针疗法:选取耳穴眼、心、小肠、内分泌。用耳穴埋针

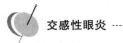

法,留针 3~5 日,每日按压针具,加强刺激;或电针刺激 10 分钟,每日 1 次。

【临证点睛与调护】

1. 针灸治疗有一定疗效,但病情严重者应采用中西医结合治疗。

2. 正确处理好眼球穿通伤,避免葡萄膜嵌顿并预防感染。

电光性眼炎

【概述】

电光性眼炎是指眼部受紫外线过度照射后引起的眼表浅层病变，又称紫外线眼炎。引起眼部致伤的紫外线波长范围在 320~250nm 之间。常见于未使用防护用具的电焊、气焊工人或在高山、雪地、沙漠、海面等耀眼眩目的环境下工作者。大多经过 1~2 日症状消失，预后一般良好。

【病因病机】

因紫外线照射时，眼部无防护用具，紫外线被结膜、角膜上皮细胞核蛋白吸收，细胞核膨胀、碎裂及细胞死亡所致。结合现代临床病因病机归纳为以下几个方面：

1. 多由电焊、气焊时，电弧、乙炔焰、熔化金属产生的紫外线照射后引起。

2. 用紫外线灯防护不佳而受伤。

3. 在雪地、冰川、海面、沙漠等环境工作，长期受日光中大量反射的紫外线照射而伤。眼被紫外线照射后，可引起胞睑、白睛、黑睛浅层病变。

中医认为是风火之邪外袭伤目而发本病。

【临床表现】

电光性眼炎的发作，需要一定的潜伏期，潜伏期最短的 30 分钟，最长的不会超过 24 小时，一般多在 6~8 小时发病。发病时轻症或早期患者，眼部仅有轻度涩痛不适；重症患者，眼部烧灼疼

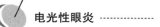

痛,强烈的畏光羞明,热泪如汤,眼睑紧闭难睁,视物模糊不清。检查时可见胞睑皮肤红肿甚或起水疱,白睛红赤肿胀或白睛混赤,黑睛呈密集点状或片状剥脱、混浊,有的瞳神紧缩变小。若紫外线屡次重复照射,可导致睑弦赤烂、白睛涩痛、赤丝虬脉及黑睛生翳等目病。症情轻重与受紫外线照射的强度及照射时间的长短有关。

【实验室检查】

用荧光素滴眼,可见黑睛呈点状、片状着色,尤以常暴露于强光的黑睛部分最明显。

【诊断要点】

1. 有接受紫外线照射病史。

2. 潜伏期一般为 6~8 小时,不超过 24 小时。

3. 眼部异物感、畏光、流泪、剧烈疼痛。

4. 胞睑痉挛,白睛混赤、水肿,黑睛点状星翳。

【针灸治疗】

1. 辨证治疗

治法:分别以清热凉血、消肿止痛为治则。以取膀胱经、胃经、大肠经、胆经、三焦经穴为主。多针少灸,针用泻法,后期适当配合灸法。

处方:睛明、四白、手三里、风池、中渚、太阳。

方义:睛明通调太阳经气,配太阳、风池以加强疏风清热,凉血消肿,通络止痛之功;四白、手三里以泻阳明邪热,通络止痛;中渚以调理三焦气机,泻热通络以止痛。全方共奏清热凉血,活血通络,清热解毒,消肿止痛之功。

加减:邪轻病浅,目涩而痛者,加攒竹、合谷、丝竹空、太冲以疏风清热,通络止痛;眼灼剧痛,胞睑红肿者,加耳尖、印堂、肝俞、少冲、中冲、太冲、肩井、关冲、合谷,以清热凉血,活血通络止痛。

操作:睛明、风池针法同前,严格注意针的角度及操作方法。耳尖、印堂、攒竹、少冲、关冲、中冲均采用三棱针刺血,每次只选用 2 穴、轮流使用,严格消毒,刺血 1~2 滴即可。肩井刺血拔罐。

其余各穴常规针刺。

2. 其他疗法

（1）刺血疗法：刺太阳、攒竹、内迎香，后挤出血少许，隔日1次。

（2）耳穴疗法：取肝、肺、心、脾、眼，采用耳穴压丸，丸用王不留行籽，胶布固定，嘱患者每日用手按压4~6次，每次3~5分钟，保留1周。

【验案选粹】

林某，男，41岁，工人。下午偶尔焊接40余分钟，于半夜始感两眼内沙涩不适、灼热疼痛、怕光、泪热如汤，视物模糊，不能入睡，来诊要求针灸治疗。查体可见双眼睑红肿，结膜轻度充血，巩膜红赤，流泪。诊断为电光性眼炎。急取一侧耳尖点刺放血10滴，顿感症状减轻，再取两侧眼与肝穴，找出良导点针刺，电针30分钟，用密波。晨起症状消除告痊愈。[谢松林.耳尖放血在临床中的应用.针灸临床杂志,1999,15(9):25]

【临证点睛与调护】

1. 若眼睛剧烈疼痛，可滴用0.25%~0.5%地卡因眼液，但不能多滴，或者采用局部冷敷的方法来止痛。

2. 本病的预防主要是使用防护用具。焊接操作者和10m范围以内的工作人员，应戴防护面罩，车间用可吸收紫外线涂料粉刷墙壁。在雪地、冰川、沙漠、海面作业的人员，应戴好防护眼镜。

【现代研究】

1. 针刺治疗电光性眼炎

（1）采用针刺少商、少冲的方法，治疗10例患者，均取得满意疗效。[蒋吉林.针刺医治电光性眼炎.新中医,1991,(6):34]

（2）针刺治疗电光性眼炎。取丝竹空（向太阳穴方向沿皮刺5分）、阳白（向鱼腰穴方向沿皮刺五分）、攒竹（向睛明穴方向沿皮刺5分），留针30分钟，每隔10分钟行针1次，治疗50例，均1次治愈。[薛浩.针刺治疗电光性眼炎50例.中国针灸,1987,(1):28]

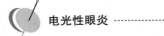

（3）取攒竹、丝竹空、太阳、风池、合谷,可选 1 对或 2 对六,或诸穴合用,治疗 13 例,均 1 次获愈。[周兆章.毫针针刺治疗电光性眼炎 13 例.上海中医药杂志,1981,(8):31]

2. 运用穴位封闭疗法治疗电光性眼炎。取穴丝竹空、阳白、攒竹等穴,穴位常规消毒后,注入 2%普鲁卡因各 0.5ml,症状重者加肾上腺素微量。共治疗 120 例,均获良效。[王茂春.穴位封闭疗法治疗电光性眼炎.中国农村医学,1990,(12):38-39]

3. 三棱针疗法治疗电光性眼炎。采用三棱针点刺太阳、攒竹、内迎香的方法治疗电光性眼炎 52 例,其中痊愈 49 例,有效 3 例。[韩瑞国.三棱针治疗电光性眼炎 52 例.中国针灸,1986,(3):27]

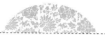

主要参考书目

［1］葛坚.眼科学.北京:人民卫生出版社,2002.
［2］彭清华.中医眼科学.北京:中国中医药出版社,2012.
［3］张彬.针刺治疗眼病图解.北京:北京科学技术出版社,2005.
［4］王华,杜元灏.针灸学.北京:中国中医药出版社,2012.